普通高等教育医学类系列教材

# 精编病理生理学

主　编　王万铁　汪　洋

编　者　（以姓氏笔画为序）

韦　星（南华大学医学院）

王　谦（北京中医药大学）

王万铁（温州医科大学）

邝晓聪（广西医科大学）

刘恭平（华中科技大学同济医学院）

孙鲁宁（中国医科大学）

应　磊（温州医科大学）

汪　洋（温州医科大学）

张伟华（哈尔滨医科大学）

陈莹莹（浙江大学医学院）

孟凡星（承德医学院）

金可可（温州医科大学）

高维娟（河北中医学院）

彭均华（广西医科大学）

科学出版社

北　京

· 版权所有　侵权必究 ·

举报电话:010-64030229;010-64034315;13501151303(打假办)

## 内 容 简 介

　　本教材以阐明疾病发生发展规律、机制及探讨疾病的防治基础为主要内容,与临床关系更直接、更密切,肩负着提高研究生及临床医师对疾病的认识水平,普及临床疾病发病和防治基础方面的新知识、新观点的重要使命,试图在整体、细胞、分子水平上为患病时机体内各器官的功能代谢变化及多种疾病的发生机制提供新资料。全书共设 14 章,既有基础病理生理学内容,如自由基与疾病、钙转运异常与疾病、细胞因子与疾病等;又有细胞分子病理生理学的内容,如细胞信号转导异常与疾病、基因组学与疾病、细胞凋亡与疾病等;此外,还有一些与临床疾病密切相关的进展性章节,如代谢组学与疾病、心肌缺血-再灌注损伤、多器官功能障碍综合征等。

　　本书可供医药院校研究生使用,也可供住院医师规范化培训使用。

**图书在版编目(CIP)数据**

精编病理生理学 / 王万铁,汪洋主编 . —北京:科学出版社,2015.1
ISBN 978-7-03-042747-2

Ⅰ.①精… Ⅱ.①王… ②汪… Ⅲ.①病理生理学-医学院校-教材
Ⅳ.①R363

中国版本图书馆 CIP 数据核字(2014)第 291678 号

责任编辑:王　颖　胡治国 / 责任校对:张怡君
责任印制:赵　博 / 封面设计:范璧合

**版权所有,违者必究。未经本社许可,数字图书馆不得使用**

**科 学 出 版 社** 出版
北京东黄城根北街 16 号
邮政编码:100717
http://www.sciencep.com
天津市新科印刷有限公司印刷
科学出版社发行　各地新华书店经销
*
2015 年 2 月第 一 版　　开本:787×1092　1/16
2024 年 11 月第六次印刷　　印张:13
字数:312 000
定价:55.00 元
(如有印装质量问题,我社负责调换)

# 前　言

　　病理生理学在医学教育体系中占有特殊、重要的位置,是一门年轻的综合性边缘学科的课程。它的理论和技术不仅对医学专、本科学生的教育很重要,而且对培养有创造性科学思维和自觉实践的研究生及临床医生也十分重要。由于分子生物学和相关前沿生命科学的迅速发展,近年来病理生理学的理论体系和研究技术正在发生重大变革,建立了细胞和分子水平、神经-内分泌-免疫网络揭示疾病本质及其发生发展机制的许多新观点和新理论,为临床诊断、防治、治疗开辟了新思路和新方向。

　　本教材以阐明疾病发生发展规律、机制及探讨疾病的防治基础为主要内容,与临床关系更直接、更密切,肩负着提高研究生及临床医师对疾病的认识水平,普及临床疾病发病和防治基础方面的新知识、新观点的重要使命,试图在整体、细胞、分子水平上为患病时机体内各器官的功能代谢变化及多种疾病的发生机制提供新资料。全书共设十四章,既有基础病理生理学内容,如自由基与疾病、钙转运异常与疾病、细胞因子与疾病等;又有细胞分子病理生理学的内容,如细胞信号转导异常与疾病、基因组学与疾病、细胞凋亡与疾病等;此外,还有一些与临床疾病密切相关的进展性章节,如代谢组学与疾病、心肌缺血-再灌注损伤、多器官功能障碍综合征等。

　　本教材在编写过程中主要参考了金惠铭教授主编的高等医学院校临床研究生教材《高级临床病理生理学》(复旦大学出版社,2010)、卢建教授等主编的全国高等医药院校教材《新编病理生理学》第三版(中国协和医科大学出版社,2011)、王万铁教授主编的全国高等医药院校教材《精编病理生理学》(清华大学出版社,2011),在此谨向各位编者表示衷心的感谢。

　　参加本教材编写的,除主编外,还有北京中医药大学病理学教研室王谦、浙江大学医学院病理生理学教研室陈莹莹、承德医学院病理生理学教研室孟凡星、华中科技大学同济医学院病理生理学教研室刘恭平、河北中医学院病理生理学教研室高维娟、南华大学医学院病理生理学教研室韦星、中国医科大学病理生理学教研室孙鲁宁、哈尔滨医科大学病理生理学教研室张伟华、广西医科大学病理生理学教研室邝晓聪、彭均华及温州医科大学病理生理学教研室金可可、应磊。本教材编写过程中得到了温州医科大学研究生院的关怀、指导和支持,在此深表谢意!

　　本教材虽经全体编写人员反复讨论、修改,但由于我们水平有限,不妥、疏漏之处在所难免,恳请同仁和读者不吝批评指正。

王万铁　汪　洋

2014 年 10 月

# 目　　录

# 第一章　细胞信号转导异常与疾病

机体所有生命活动都与细胞信号转导(cellular signal transduction)有关,细胞信号转导系统具有调节细胞增殖、分化、代谢、适应、防御和凋亡等多方面的作用,它们的异常与肿瘤、心血管病、糖尿病、某些神经精神性疾病等及多种遗传病的发生发展密切相关。细胞信号转导是指细胞外信号通过与细胞表面或细胞内受体的结合,引发胞内级联反应,进而调节胞内特定蛋白质的活性或诱导特定基因的表达,使细胞发生应答反应的过程。细胞信号转导一般经过以下步骤:①外界刺激激活受体,这种刺激包括化学信号和物理信号,化学信号如激素、神经递质、细胞因子、药物等,又被称为配体(ligand);各种射线、光信号、电信号、机械信号等属于物理信号。②被激活的受体在细胞内将该刺激转导为一个化学信号,通常体现为一种信号分子的浓度(如 cAMP 和 $Ca^{2+}$)或一种信号蛋白(如钙调蛋白)的活性变化;生物体通过将一种信号(刺激)转变为另一种信号,可以将刺激信号不断放大。③细胞内化学信使对效应器系统起作用,导致细胞的行为发生改变。

配体是生物体内能特异结合并激活受体的小分子化合物或多肽,也称为第一信使,包括激素、神经递质、细胞因子、淋巴因子、生长因子和化学诱导剂等物质。受体是指能识别和特异结合特定的信号(配体)并引起生物效应的蛋白质,根据其亚细胞定位可分为 3 种:①膜受体,这类受体位于细胞膜上,如胰高血糖素、生长激素和生长激素释放激素等多肽类激素受体及儿茶酚胺类的受体;②胞质受体,存在于细胞质内,如肾上腺皮质激素的受体;③核受体,存在于细胞核内,如甲状腺素的受体。当细胞信号转导途径中任何环节出现异常时,都可以导致细胞代谢及功能紊乱或生长发育异常等。

## 第一节　细胞信号转导的主要途径

近年来的研究发现,细胞受体介导的细胞内信号转导通路很多,其中较常见的有:G 蛋白介导的细胞信号转导途径、受体及非受体酪氨酸蛋白激酶介导的信号转导途径、丝/苏氨酸蛋白激酶介导的信号转导途径、死亡受体介导的信号转导途径、鸟苷酸环化酶介导的信号转导途径,黏附分子介导的信号转导途径、离子通道型受体介导的信号转导途径、Wnt 蛋白介导的信号转导途径、Hedgehog 蛋白介导的信号转导途径、糖皮质激素受体介导的信号转导途径、甲状腺激素受体介导的信号转导途径等。以下介绍其中几条常见的细胞信号转导途径。

## 一、G 蛋白介导的细胞信号转导途径

20 世纪 80 年代,Rodbell 等发现跨膜信号转导需要 GTP 的存在,后来,Gilman 等发现激动型 G 蛋白(Gs)在细胞信号转导途径中的作用及其功能。Rodbell 和 Gilman 因此获得 1994 年诺贝尔医学或生理学奖。G 蛋白是指可与鸟嘌呤核苷酸可逆性结合的蛋白质家族,包括异源三聚体和小 G 蛋白两类:①由 α、β 和 γ 亚单位组成的异源三聚体,Gα 亚基可分为 Gs、Gi、Gq、G12 四个亚家族,其中 Gα 能与 GTP 或 GDP 结合,并具有内在的 GTP 酶活性。G 蛋白通过与 GTP 结合

(激活态)和 GDP 结合(失活态)状态的转换导致信号的转导或终止。G 蛋白是信号跨膜转导过程中的"分子开关",而操纵这个分子开关的就是受体。目前发现的 G 蛋白耦联受体(G protein coupling receptors,GPCR)已达 2000 多种,它们在结构上的共同特征是单一肽链 7 次穿越细胞膜,称为 7 次跨膜受体。GPCR 的配体包括多种激素(去甲肾上腺素、抗利尿激素、促甲状腺激素释放激素等)、神经递质、神经肽、趋化因子及光、气味等,它们在细胞生长、分化、代谢和组织器官的功能调控中发挥重要作用。此外,GPCR 还介导多种药物,如 β 肾上腺素受体阻断剂、组胺拮抗剂、抗胆碱能药物、阿片制剂等的作用。当受体被配体激活后,Gα 上的 GDP 为 GTP 所取代,这是 G 蛋白激活的关键步骤。此时 G 蛋白解离成 GTP-Gα 和 Gβγ 两部分,它们可分别与效应蛋白作用,直接改变其功能,如离子通道的开闭;或通过产生第二信使影响细胞的反应。Gα 上的 GTP 酶水解 GTP,终止 G 蛋白介导的信号转导。此时,Gα 与 Gβγ 又结合成无活性的三聚体(图 1-1)。②小 G 蛋白,只具有 G 蛋白 α 亚基的功能,参与细胞内信号转导。G 蛋白耦联的信号转导系统由 G 蛋白耦联受体、G 蛋白和效应器(如腺苷酸环化酶和磷脂酶 C)等组成。

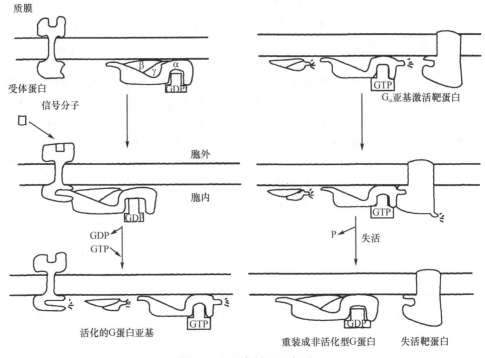

图 1-1 G 蛋白循环示意图

## (一) 腺苷酸环化酶途径

在腺苷酸环化酶(AC)信号转导途径中存在着两种作用相反的 G 蛋白:刺激型 G 蛋白(Gs)与抑制型 G 蛋白(Gi)。Gs 可激活 AC,产生第二信使 cAMP,而 Gi 抑制 AC 活性,导致 cAMP 水平降低。β 肾上腺素受体、胰高血糖素受体等激活后与 Gs 耦联,活化的 Gsα 增加 AC 活性,促进 cAMP 生成。而 $\alpha_2$ 肾上腺素受体、$M_2$ 胆碱受体及血管紧张素 Ⅱ(Ang Ⅱ)受体等激活则与 Gi 耦联,抑制 cAMP 的生成。cAMP 可激活蛋白激酶 A(PKA),引起多种靶蛋白磷酸化,调节其功能。例如,肾上腺素引起肝细胞内 cAMP 增加,通过 PKA 促进磷酸化酶激酶活化,增加糖原分解;如心肌细胞膜上的 L 型 $Ca^{2+}$ 通道磷酸化,促进心肌钙转运,提高心肌收缩力;进入核内的 PKA 还能磷酸化作为转录因子的 cAMP 反应元件结合蛋白（cAMP response element binding protein,CREB）,促进该蛋白与靶基因中的 cAMP 反应元件（CRE）结合,激活靶基因转录(图 1-2)。

### （二）磷脂酶 C 途径

$\alpha_1$ 肾上腺素受体、内皮素受体和 Ang II 受体等激活可与 Gq 结合,激活细胞膜磷脂酶 C（PLC）β 亚型,催化质膜磷脂酰肌醇二磷酸（$PIP_2$）水解,生成三磷酸肌醇（$IP_3$）和甘油二酯（DAG）。$IP_3$ 促进肌质网或内质网储存的 $Ca^{2+}$ 释放,$Ca^{2+}$ 可作为第二信使启动多种细胞反应。例如,激发胰岛 β 细胞的胞吐作用,促进胰岛素释放;与心肌和骨骼肌的肌钙蛋白结合,触发肌肉收缩。$Ca^{2+}$ 还可与钙调蛋白（calmodulin,CaM）结合,激活 $Ca^{2+}$-CaM 依赖性蛋白激酶,经磷酸化靶蛋白或转录因子产生生物学作用。DAG 与 $Ca^{2+}$ 协调活化蛋白激酶 C（PKC）,激活的 PKC 催化靶蛋白磷酸化,改变其生物活性。例如,PKC 促进细胞膜 $Na^+$-$H^+$ 交换蛋白磷酸化,增加 $H^+$ 外流;促进表皮生长因子受体磷酸化,参与受体的下调。激活的 PKC 也可通过磷酸化转录因子 AP-1、NF-κB 等,促进靶基因转录和细胞的增殖与肥大(图 1-2)。

除上述外,G 蛋白调控的信号分子还有磷脂酶 $A_2$（$PLA_2$）、磷脂酶 D（PLD）、鸟苷酸环化酶（GC）、MAKP 家族成员、核因子-κB（NF-κB）、磷脂酰肌醇-3 激酶（PI-3K）及直接或间接地调控某些离子通道活性等,产生广泛复杂的生物学效应。

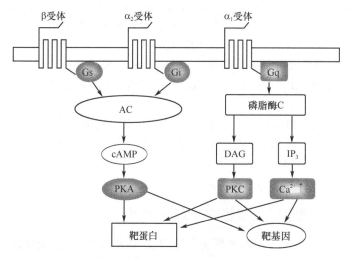

图 1-2　G 蛋白介导的细胞信号转导途径

## 二、酪氨酸蛋白激酶介导的信号转导途径

酪氨酸蛋白激酶（tyrosine protein kinase,TPK）是一类能催化蛋白质酪氨酸磷酸化的蛋白激酶,其共同结构特征是羧基端有典型的 TPK 结构和自身磷酸化位点。该酶可催化自身或底物的酪氨酸磷酸化。通过蛋白质磷酸化的级联反应传递信息,导致生物效应。TPK 介导的信号转导分受体途径和非受体途经两大类。

### （一）受体酪氨酸蛋白激酶（RTPK）信号转导途径

RTPK 是由 50 多种受体组成的超家族，其共同的结构特征是单次跨膜受体，胞内区含有 TPK。配体以生长因子为代表，主要有表皮生长因子（EGF）、血小板源生长因子（PDGF）、血管内皮细胞生长因子（VEGF）等，与生长发育、分化、免疫、肿瘤等有密切关系。生长因子与受体结合，使受体发生二聚化后 TPK 激活，激活后可自身磷酸化，磷酸化的酪氨酸可被一类含有 $SH_2$ 区的蛋白质识别，通过级联反应向细胞内进行信号转导。

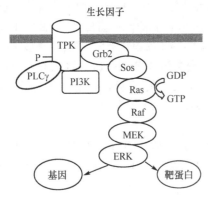

图 1-3　酪氨酸蛋白激酶（TPK）介导的信号转导途径

**1. 经 Ras 蛋白激活丝裂原活化蛋白激酶**（mitogen activated protein kinase，MAPK）　MAPK 家族是与细胞生长、分化、凋亡等密切相关的信号转导途径中的关键物质，可由多种方式激活，其中研究较多的是 Ras-Raf-MEK-ERK 途径。如 EGF 与其受体结合激活 TPK 后，进一步级联活化 Ras、Raf（又称 MAPKKK）、MEK（又称 MAPKK），最终导致 MAPK 家族中的细胞外信号调节激酶（ERK）激活。激活的 ERK 可促进胞质靶蛋白磷酸化或调节其他蛋白激酶的活性，如激活磷脂酶 A2；激活调节蛋白质翻译的激酶等。ERK 入核可使多种转录因子磷酸化，如促进血清反应因子（SRF）磷酸化，使其与含有血清反应元件（SRE）的靶基因启动子相结合，增强转录活性（图 1-3）。

**2. 经磷脂酶 Cγ 激活蛋白激酶 C**（PKC）　受体 TPK 的磷酸化酪氨酸位点可与 PLC γ 亚型结合，经激活 PLCγ 水解 $PIP_2$，生成 $IP_3$ 和 DAG，$IP_3$ 引起胞内 $Ca^{2+}$ 浓度升高；DAG 则激活 PKC，进而引发相应的下游细胞信号转导。

**3. 激活磷脂酰肌醇 3 激酶**（PI3K）　PI3K 是由 p85 调节亚单位和 p110 催化亚单位组成的异二聚体。PI3K 的 p85 与受体磷酸化的酪氨酸相结合，调节 p110 催化亚单位的活性，促进底物蛋白磷酸化，在细胞生长与代谢的调节中发挥重要作用。例如，PI3K 可促进细胞由 $G_1$ 期进入 S 期；p110 能与 Ras-GTP 结合，参与细胞生长的调节。

### （二）非受体酪氨酸蛋白激酶信号转导途径

非受体 TPK 信号转导途径指的是膜受体本身无 TPK 活性，但膜受体的胞内区有与胞内 TPK 结合的位点。此途径配体以细胞因子为代表，包括白介素（IL）、干扰素（INF）、红细胞生成素（EPO）及生长激素（GH）等，主要参与免疫、造血和生长的调节。非受体 TPK 的调节机制差异较大，JAK 激酶是起重要作用的非受体酪氨酸蛋白激酶之一，JAK 激酶家族包括 JAK1、JAK2、JAK3 和 TYK2。以下以生长激素为例说明其信号转导途径（图 1-4）。生长激素与受体结合并使受体发生二聚化，激活受体的胞内区与胞质 JAK 家族结合，并使 JAK2 和生长激素受体上的酪氨酸磷酸化。GH 受体/JAK2 复合体进而催化信号转导和转录激活因子（signal transducer and activator of transcription，STAT）中的酪氨酸磷酸化，并形成 STAT 二聚体转移入核，与靶基因 DNA 上游的相应序列结合，诱导 c-fos、c-myc、c-jun、胰岛素和细胞色素 p450 等基因的表达，促进多种蛋白质和激素的合成，进而促进机体的生长和发育。

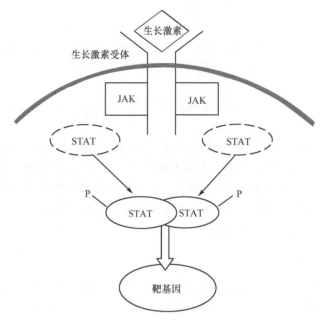

图 1-4　生长激素受体信号转导通路

## 三、核受体介导的信号转导途径

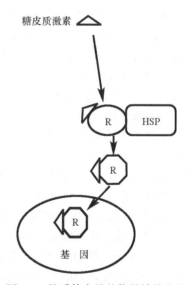

按其结构与功能分为：①类固醇激素受体家族，包括糖皮质激素、盐皮质激素、性激素受体等。类固醇激素受体（除雌激素受体位于核内）位于胞质，未与配体结合前与热休克蛋白（HSP）结合存在，处于非活化状态。配体与受体的结合使 HSP 与受体解离，暴露 DNA 结合区。激活的受体二聚化并转移入核，与 DNA 上的激素反应元件（HRE）相结合或与其他转录因子相互作用，增强或抑制靶基因转录（图1-5）。②甲状腺素受体家族，包括甲状腺素、维生素 D 和维A 酸受体等。此类受体位于核内，不与 HSP 结合，多以同源或异源二聚体的形式与 DNA 或其他蛋白质结合，配体入核与受体结合后，激活受体并经 HRE 调节基因转录。

图 1-5　核受体介导的信号转导途径

近年来的研究表明，不同信息分子、不同信号转导途径之间还存在交叉对话（cross-talk），即相互调节，从而构成复杂的信号转导网络。例如，Giβγ 可通过激活 PLCβ，引起腺苷酸环化酶及 PLC 介导的信号转导途径之间的交互调节。某些 GPCRs 也可激活 ERK。因此，在细胞信号转导的研究中，不但要注意单个信号转导途径中的信号传递，更要注意众多信号转导途径之间的网络调节。

## 第二节　细胞信号转导异常与疾病

细胞信号转导异常与疾病的关系十分复杂，涉及受体、信号转导蛋白、效应蛋白、转录因子等多个水平的变化。无论任何环节出现异常,都可使相应的信号转导过程受阻,导致细胞的应答反应减弱或丧失,或者发生过度反应,这些均可导致疾病的发生。在某些疾病,可因信号转导系统的单个环节原发性损伤引起疾病的发生;而在大多数情况下,细胞信号转导系统的改变可以继发于某种疾病或病理过程,而其功能紊乱又促进了疾病的发展。

# 一、受体异常与疾病

因受体的数量、结构或调节功能变化,使受体不能正常介导配体在靶细胞中应有的效应所引起的疾病称为受体病或受体异常症。按其功能状态可以分为:①功能丧失性改变;由于受体数量减少引起的下调,或靶细胞对配体刺激的反应性减弱造成的减敏,使细胞的应答反应减弱或丧失;②功能增强性改变:受体上调、在缺乏配体时自发激活、对正常配体发生增敏,以及对其他配体发生反应,均可使受体功能增强。

## (一) 遗传性受体病

由于编码受体的基因突变使受体缺失、减少或结构异常而引起的遗传性疾病。

**1. 家族性高胆固醇血症**(FH) 是由于编码低密度脂蛋白(LDL)受体的基因突变,使细胞表面 LDL 受体减少或缺失,引起的脂质代谢紊乱和动脉粥样硬化。

人编码 LDL 受体的基因位于 19 号染色体短臂,含 18 个外显子和 17 个内含子,编码 839 个氨基酸残基组成的受体蛋白和由 21 个氨基酸残基组成的信号肽。LDL 受体前体由粗面内质网合成,在高尔基体经装配和修饰成为成熟的受体,再转移到细胞膜表面。LDL 受体能特异性识别载脂蛋白的某些亚类,与血浆中富含胆固醇的 LDL 颗粒相结合。与 LDL 结合的受体聚集成簇,经内吞作用进入核内体。在核内体内,受体与 LDL 解离,经再循环回到细胞膜表面。LDL 被转运到溶酶体内降解并释放出胆固醇,用于合成细胞膜和参与含胆固醇物质的代谢,从而降低血浆胆固醇含量。

按 LDL 受体突变的类型及分子机制可分为:①受体合成障碍,最常见,约占 50%;②受体转运障碍,在内质网合成的受体前体不能正常转运至高尔基体;③受体与配体结合障碍,受体的配体结合区缺乏或变异;④受体成簇和内吞缺陷,因编码受体胞质区的基因突变,与 LDL 结合的受体不能聚集成簇,或不能携带 LDL 进入细胞;⑤受体再循环障碍,基因突变使内吞的受体不能在酸性 pH 下与 LDL 解离,受体在细胞内降解,不能参与再循环。

FH 为常染色体显性遗传,由于 LDL 受体数量减少或功能异常,对血浆 LDL 的清除能力降低,患者出生后血浆 LDL 含量即高于正常,发生动脉粥样硬化的危险也显著升高。纯合子发病率为 1/100 万,患者 LDL 受体极低甚至完全缺失,血浆 LDL 水平明显升高,有早发的动脉粥样硬化,在儿童期即可出现冠状动脉狭窄和心肌梗死。杂合子发病率为 1/500,患者 LDL 受体约为正常人的一半,血浆 LDL 含量升高和症状比纯合子轻微,患者多于 40~50 岁发生冠心病。

**2. 家族性肾性尿崩症** 因遗传性 ADH 受体及受体后信号转导异常造成肾小管对 ADH 反应性降低引起的尿崩症称为家族性肾性尿崩症。

ADH$V_2$ 受体位于远曲小管和集合管上皮细胞膜。当 ADH 与 $V_2$ 受体结合后,经激活 Gs 增加 AC 活性,在 PKA 的催化下,促进位于胞质内的水通道蛋白向细胞管腔侧膜移动并插入膜内,远曲小管和集合管上皮细胞膜对水的通透性增加,管腔内水进入细胞,并按渗透梯度转移到肾间质,使肾小管腔内尿液浓缩。

编码人 ADH 受体的基因位于 X 染色体长臂,绝大多数家族性肾性尿崩症系性连锁隐性遗传,其发病机制是由于基因突变使 ADH V$_2$受体合成减少或受体结构异常,造成受体数量减少或亲和力降低,使 ADH 对远曲小管和集合管上皮细胞的刺激作用减弱,cAMP 生成减少,对水的重吸收降低。家族性肾性尿崩症患者多在 1 岁以内发病,男性显示症状,具有口渴、多饮、多尿等尿崩症的临床特征,但血中 ADH 水平在正常水平以上,女性携带者一般无症状。

部分家族性肾性尿崩症是由 ADH 受体后缺陷。因编码水通道蛋白-2 的基因突变,使肾小管对 ADH 敏感性降低。其为常染色体隐性遗传,临床表现与 ADH 受体缺陷很难区分。

**3. 甲状腺素抵抗综合征**　因靶细胞对激素反应性降低或丧失而引起的一系列病理过程称为激素抵抗综合征(hormone resistance syndrome)。临床表现以相应激素的作用减弱为特征,但血中该激素水平升高。

甲状腺素受体有 α 和 β 两型,分别由独立基因编码。目前已发现编码 β 型受体的基因突变使外周组织对甲状腺素抵抗。突变主要影响受体 C-末端的配体结合域,有缺陷的甲状腺素受体不能与 T$_3$结合,或无转录活性的受体与有活性的受体竞争性结合到甲状腺素反应元件序列上,但难以调节靶基因转录。患者的临床表现取决于突变受体的数量,可从轻微的甲状腺素不足到严重的甲状腺功能减退,甚至影响生长发育,主要为甲状腺肿大、发育不良、智力低下及自主神经紊乱等,血中 T$_3$和 T$_4$水平升高。

## (二)自身免疫性受体病

因体内免疫功能紊乱产生抗受体的自身抗体而引起的疾病,称为自身免疫性受体病。

**1. 重症肌无力**　是一种神经肌肉间传递功能障碍的自身免疫病,主要特征为受累横纹肌稍行活动后即迅速疲乏无力,经休息后肌力有程度不同的恢复。轻者仅累及眼肌,重者可波及全身肌肉,甚至因呼吸肌受累而危及生命。

正常情况下,当神经冲动抵达运动神经末梢时,后者释放乙酰胆碱(Ach),Ach 与骨骼肌的运动终板膜表面的烟碱型乙酰胆碱(N-Ach)受体结合,使受体构型改变,离子通道开放,Na$^+$内流形成动作电位,肌纤维收缩。在实验性重症肌无力动物或重症肌无力患者的血清中可检测到抗 N-Ach 受体的抗体,其含量与疾病的严重程度呈平行关系。抗 N-Ach 受体抗体通过干扰 Ach 与受体的结合;或是加速受体的内吞与破坏,最终导致运动神经末梢释放的 Ach 不能充分与运动终板上的 N-Ach 受体结合,使兴奋从神经传递到肌肉的过程发生障碍,从而影响肌肉的收缩。

**2. 自身免疫性甲状腺病**　自身免疫性甲状腺病是最常见的自身免疫病之一,因患者体内生成多种自身抗体引起甲状腺功能紊乱而得名。促甲状腺激素(TSH)受体抗体是主要的自身抗体之一。临床上常见的表现形式为毒性甲状腺肿(Graves 病,表现为甲状腺功能亢进)及慢性淋巴细胞性甲状腺炎(桥本病,表现为甲状腺功能低下)。

TSH 是腺垂体合成和释放的糖蛋白激素,由 747 个氨基酸组成,作用于甲状腺滤泡上皮细胞膜上的 TSH 受体,主要经 Gs 激活腺苷酸环化酶,增加 cAMP 生成;亦可经 Gq 介导的 PLC 增加 PKC 活性和 IP$_3$生成,其生物学效应是调节甲状腺细胞生长和甲状腺素分泌。

TSH 受体抗体可分为两种。①刺激性抗体(TSH receptor stimulating antibody):抗体与 TSH 受体结合后能模拟 TSH 的作用,通过激活 G 蛋白,增加 cAMP 含量,促进甲状腺素分泌和甲状腺腺体生长,称为 Graves 病。多发于女性,患者甲状腺弥漫性肿大,甲状腺功能亢进,代谢率增加,约 90%的患者有突眼。②阻断性抗体(TSH receptor-blocking antibody):阻断性抗体可存在于桥本病和特发性黏液性水肿患者血中,其与 TSH 受体的结合减弱或消除了 TSH 的作用,抑制甲状腺素分泌,造成甲状腺功能减退。近年来的研究表明,刺激性和阻断性抗体都可与 TSH 受体的胞外区结合,但刺激性抗体与 TSH 受体 N-末端结合,而阻断性抗体则与受体 C-末端结合,这种与 TSH 受体结合部位的不同为解释 Graves 病和桥本病临床特征的差异提供了分子基础。

### (三) 继发性受体异常

许多疾病过程中,可因配体的含量、pH、磷脂膜环境及细胞合成与分解蛋白质的能力等变化引起受体数量及亲和力的继发性改变。其中有的是损伤性变化,如膜磷脂分解引起受体功能降低;有的是代偿性调节,如配体含量增高引起的受体减敏,以减轻配体对细胞的过度刺激。继发性受体异常又可进一步影响疾病的进程。

例如,肾上腺素受体及其细胞内信号转导是介导正常及心力衰竭时心功能调控的重要途径。正常人心肌细胞膜含 $\beta_1$、$\beta_2$ 和 $\alpha_1$ 肾上腺素受体,其中 $\beta_1$ 受体占 70% ~ 80%,是调节正常心功能的主要的肾上腺素受体亚型。已有大量研究表明,心力衰竭患者及动物的心脏对异丙肾上腺素引起的正性肌力反应明显减弱,即 $\beta$ 受体对儿茶酚胺刺激发生了减敏。心力衰竭时,$\beta$ 受体下调,特别是 $\beta_1$ 受体数量减少,可降至 50% 以下;$\beta_2$ 受体数量变化不明显,但对配体的敏感性亦有降低。$\beta$ 受体减敏是对过量儿茶酚胺刺激的代偿反应,可抑制心肌收缩力,减轻心肌的损伤,但也是促进心力衰竭发展的原因之一。此外,受体后信号转导异常,如 Gi/Gs 比例升高,亦在心功能障碍中起作用。

## 二、G 蛋白异常与疾病

### (一) 霍乱

霍乱是由霍乱弧菌引起的烈性肠道传染病。患者起病急骤,剧烈腹泻,常有严重脱水、电解质紊乱和代谢性酸中毒,如无适当治疗可因循环衰竭而死亡。霍乱弧菌通过分泌毒性极强的霍乱毒素干扰细胞内信号转导过程。霍乱毒素选择性催化 Gsα 亚基的精氨酸[201]核糖化,使 GTP 酶活性丧失,不能将结合的 GTP 水解成 GDP,从而使 Gsα 处于不可逆性激活状态,不断刺激 AC 生成 cAMP,胞质中的 cAMP 含量可增加至正常的 100 倍以上,小肠上皮细胞内 $Cl^-$、$Na^+$ 和水持续转运入肠腔,引起严重的腹泻和脱水。

### (二) 肢端肥大症和巨人症

生长激素(GH)是腺垂体分泌的多肽激素,其功能是促进机体生长。GH 的分泌受丘脑下部 GH 释放激素(GHRH)和生长抑素的调节,GHRH 与垂体细胞上的受体结合后经激活 Gs,导致 AC 活性升高和 cAMP 积聚,促进腺垂体分泌 GH。在分泌 GH 过多的垂体腺瘤中,有 30% ~ 40% 是由于编码 Gsα 的基因点突变,其特征是 Gsα 的精氨酸[201]为半胱氨酸或组氨酸所取代,或谷氨酰胺[227]为精氨酸或亮氨酸所取代,这些突变抑制了 GTP 酶活性,使 Gsα 处于持续激活状态,AC 活性升高,cAMP 含量增加,垂体细胞生长和分泌功能活跃。GH 分泌增多可刺激骨骼过度生长,在成人引起肢端肥大症,在儿童引起巨人症。

### (三) 假性甲状旁腺功能减退症

假性甲状旁腺功能减退症(PHP)是由于靶器官对甲状旁腺激素(PTH)反应性降低而引起的遗传性疾病。PTH 与受体结合后激活 Gs,经 AC 催化 cAMP 生成,其生理作用为:①促进远曲小管重吸收钙;②抑制近曲小管重吸收磷酸盐;③促进肾小管产生 1,25(OH)$_2$D$_3$,后者作用于肠黏膜细胞,增加钙的吸收;④促进骨钙和骨磷酸盐释放,维持细胞外液钙浓度。

根据发病机制,PHP 可分为Ⅰ型和Ⅱ型。Ⅰ型指外源性 PTH 刺激后肾源性 cAMP 和磷酸盐尿的反应迟钝。Ⅱ型是指肾源性 cAMP 对 PTH 的反应正常,但对磷酸盐尿的反应降低。Ⅰ型中又分为 a、b、c 三型,与 G 蛋白有关的是Ⅰa 亚型。其发病机制是由于编码 Gsα 的基因突变,患者靶细胞膜 Gsα mRNA 可比正常人低 50%,导致 PTH 受体与腺苷酸环化酶之间的信号转导脱耦联。Gs 基因突变还可合并先天性生长和骨骼发育缺陷,称为奥尔布赖特遗传性骨营养不良（Albright's hereditary osteodystrophy,AHO）,患者表现为身材矮小、肥胖、短颈、圆脸和短指畸形等。由于近曲小管对磷重吸收增加,血磷升高。远曲小管及肠道对钙重吸收减少使血钙降低,尿钙升高,患者血浆 PTH 继发性升高。

# 三、多个环节细胞信号转导障碍与疾病

在许多疾病过程中,细胞信号转导异常不仅可发生在某一信息分子或单一信号转导途径,亦可先后或同时涉及多个信息分子并影响多个信号转导过程,导致复杂的网络调节失衡,促进疾病的发生与发展。

## （一）非胰岛素依赖型糖尿病

非胰岛素依赖型糖尿病（NIDDM）又称 2 型糖尿病,占糖尿病患者总数的 90% 以上。患者胰岛 β 细胞能分泌一定量的胰岛素,由于胰岛素受体和受体后信号转导异常造成靶细胞对胰岛素抵抗。除血糖升高外,血中胰岛素含量可增高、正常或轻度降低。2 型糖尿病的发病机制尚不清楚,但已知涉及多个信号转导障碍。

**1. 胰岛素受体异常** 胰岛素受体属于受体 TPK 家族,由 α、β 亚单位组成。根据胰岛素受体异常的原因可分为:①遗传性胰岛素受体异常,因基因突变导致受体合成减少、与配体的亲和力降低或受体 TPK 活性降低,如受体精氨酸$^{735}$突变为丝氨酸、受体肽链不能正确折叠、与胰岛素亲和力下降;②自身免疫性胰岛素受体异常,血液中存在抗胰岛素受体的自身抗体;③继发性胰岛素受体异常,任何原因引起的高胰岛素血症均可使胰岛素受体继发性下调,引起胰岛素抵抗综合征。

**2. 受体后信号转导异常** 目前认为 PI3K 作为一个传递受体 TPK 活性到调节丝/苏氨酸蛋白激酶的级联反应的分子开关,在胰岛素上游信号转导中具有重要作用。2 型糖尿病患者的肌肉和脂肪组织也可见胰岛素对 PI3K 的激活作用减弱。PI3K 基因突变可产生胰岛素抵抗,目前已发现在 p85 基因有突变,但尚未发现 p110 的改变。此外还有 IRS-1 和 IRS-2 的下调使胰岛素引起的经 PI3K 介导的信号转导过程受阻。

## （二）高血压心肌肥厚

信号转导异常不仅参与了疾病的发生,还参与疾病的发展,以下以高血压导致心肌肥厚为例,说明信号转导在疾病发展中的作用。

高血压血管的改变主要为血管收缩、血管平滑肌细胞的增殖及肥大、结缔组织含量增加所致的血管阻力增加。长期的血管阻力增加可使左心压力负荷过重,导致左心肌细胞基因表达增强、RNA 和蛋白质合成增加,使心肌细胞肥大。在心肌细胞肥大的同时还可有细胞外基质成分及血管的结构改变,称为心肌重建或重塑（remodeling）,它们的发生都与高血压时促进细胞增殖的信号转导异常有关。

高血压时心肌肥厚的发生和发展涉及多种促心肌肥厚的信号。①牵拉刺激:由于左心长期压力超负荷,可使心肌细胞受到过多的牵拉,这种机械性的牵拉刺激不仅可直接导致信号转导和基因表达的改变,造成心肌细胞增殖,还能促进全身或局部分泌血管活性物质、生长因子和细胞因子等。②激素信号:高血压时由于神经内分泌系统激活,可使儿茶酚胺、血管紧张素Ⅱ(Ang Ⅱ)、内皮素1(ET-1)等分泌增多,它们能通过GPCR,发挥很强的促进心肌细胞增殖的作用。③局部体液因子:牵拉刺激和一些激素信号可导致心肌组织中生长因子和细胞因子,如TGFβ、FGF等合成分泌增多。这些信号可激活以下信号转导通路:

**1. 激活PLC-PKC通路**  心肌组织中有多种亚型的PKC存在,它们参与了化学信号和压力负荷所致的心肌肥厚的信号传递。如将自发性高血压大鼠(SHR)腹主动脉缩窄8h后,心肌的PKC活性及$IP_3$明显增高。将心肌细胞培养在硅胶膜上,牵拉膜使心肌细胞伸展,早期即出现磷脂酶C的活性增高,并通过其产物DAG导致PKC的激活。PKC还是上述多种激素如AngⅡ等和生长因子信号传递途径中的一个重要的蛋白激酶。激活的PKC可通过多种机制促进基因表达,刺激细胞的增殖,故在高血压心肌肥厚的形成中发挥重要作用。该酶激活后还可造成心肌细胞基因表达模式的改变,使心肌细胞呈现胚胎期心肌细胞的特点,如PKC可使β-肌球蛋白重链(β-MHC)基因转录增加8倍,使原在成熟心肌中存在的α-MHC转为胚胎期的β-MHC,而β-MHC比α-MHC的收缩力低。

**2. 激活MAPK家族的信号通路**  肾上腺素、血管紧张素Ⅱ和内皮素等化学信号及心肌细胞的牵拉刺激还能激活MAPK家族的ERK、JNK和p38。激活的MAPK家族成员能转入核中,通过使转录因子磷酸化调节基因表达。促进心肌细胞的增殖,参与心肌肥大的形成。

**3. 使细胞内$Na^+$、$Ca^{2+}$等阳离子浓度增高**  高血压时上述胞外信号可通过不同机制使心肌细胞内$Na^+$、$Ca^{2+}$浓度升高。如心肌细胞被拉长,细胞膜变形,可使离子通道异常、$Na^+$内流增多;机械性刺激、血管紧张素Ⅱ和生长因子等分泌增多,还可通过PLC-$IP_3$途径使细胞内$Ca^{2+}$浓度升高。实验还表明,高血压心肌肥厚时心肌细胞上的$Ca^{2+}$受体密度升高,其增加幅度与心肌细胞的肥厚程度呈正相关;细胞外信号还可通过PLC-PKC途径激活细胞膜上的$Na^+/H^+$交换蛋白-1(NHE-1),该蛋白能以等分子的比例进行细胞内外的$Na^+/H^+$交换,使细胞内$Na^+$浓度增高和细胞内碱化。细胞内$Na^+$、$Ca^{2+}$浓度增高和碱化的同时,心肌细胞内的RNA、蛋白质合成增多。

此外,牵拉刺激和化学信号(如生长因子和细胞因子)还能激活心肌细胞中PI3K通路和JAK-STAT通路。它们能促进细胞周期的运行,导致心肌细胞的增殖。

综上所述,引发高血压心肌肥厚的信号转导是非常复杂的,上述激活的信号转导通路可导致基因表达的改变,诱导心肌细胞RNA和蛋白质的合成,最终导致细胞的增生肥大。

心肌肥大能增加心肌的收缩力,有代偿作用。但如心肌过度肥大,可使心肌组织发生不同程度的缺血缺氧,能量生成障碍;而心肌基质成分(如胶原纤维)的增多和沉积则可造成心室重建,降低心肌的收缩性和顺应性。

### (三)肿瘤

正常细胞的生长与分化受到精细的网络调节,细胞癌变最基本的特征是生长失控及分化异常。近年来人们认识到绝大多数的癌基因表达产物都是细胞信号转导系统的组成成分,它们可以从多个环节干扰细胞信号转导过程,导致肿瘤细胞增殖与分化异常。

**1. 促细胞增殖的信号转导过强**

(1)生长因子产生增多:自分泌机制在肿瘤发生发展过程中发挥重要作用。已证明多种肿瘤组织能分泌生长因子,如转化生长因子α(TGF-α)、成纤维细胞生长因子(FGF)、PDGF等。而肿瘤细胞通常具有上述生长因子的受体。因此,肿瘤细胞可通过自分泌机制导致自身的增殖。

(2) 受体的改变:①某些生长因子受体表达异常增多。大量实验表明,恶性肿瘤常伴有某些生长因子受体表达的异常增多,且其表达量与肿瘤的生长速度密切相关。已在多种人的肿瘤细胞,如前列腺癌、乳腺癌、胃肠道肿瘤、卵巢癌中发现有编码表皮生长因子受体(epidermal growth factor receptor,EGFR)的原癌基因 c-erb-B 的扩增及 EGFR 的过度表达。EGFR 既是表皮生长因子(EGF)的受体,也是 TGF-α 的受体。EGFR 增多使肿瘤细胞对 TGFG-α 和 EGF 的反应性增强,促增殖效应更为明显。还有报道神经胶质细胞瘤中神经生长因子受体(NGFR)明显增多,人多发性骨髓瘤细胞及成人 T 细胞白血病(ATL)细胞膜上的 IL-2 受体及 IL-6 受体表达异常增高,且增高值与病情的严重程度呈正相关。此外,已在脑胶质癌、乳腺癌、卵巢癌、结肠癌等多种肿瘤组织中证实有 VEGF 受体、FGF 受体及 PDGF 受体的高表达。这些生长因子受体能介导相应生长因子促进血管生成的作用,在肿瘤的进展过程中也起着重要作用。②突变使受体组成型激活。已在多种肿瘤组织中证实有 RTK 的组成型激活突变,如在肺癌、乳腺癌、卵巢癌中发现一种缺失了 N 端配体结合区的头部截短的 EGFR,这种受体处于配体非依赖性的持续激活状态,能持续刺激细胞的增殖转化。

(3) 细胞内信号转导蛋白的改变:在人类肿瘤中发生频率最高的突变是小 G 蛋白 Ras 的 12 位甘氨酸、13 位甘氨酸或 61 位谷氨酰胺为其他氨基酸残基所取代。导致 Ras 自身 GTP 酶活性下降,而且能抵抗 GTPase 活化蛋白(GTPase activating protein,GAP)的作用,使 RasGTP 不能转变成 RasGDP 而始终处于 GTP 结合的活性态,造成 Ras-Raf-MEK-ERK 通路的过度激活,从而导致细胞的过度增殖与肿瘤的发生。

在肿瘤组织中还发现有某些编码蛋白激酶的癌基因(如 src 癌基因)的表达增加,syc 的产物具有较高的 PTK 活性,可催化下游信号转导蛋白的酪氨酸残基磷酸化,促进细胞异常增殖。

**2. 抑制细胞增殖的信号转导过弱**　细胞癌变过程不仅可由促进细胞增殖的信号转导通路过强所致,还可能是生长抑制因子受体的减少、丧失及受体后的信号转导通路异常,使细胞的生长负调控机制减弱或丧失。转化生长因子 β(transforming growth factor β,TGF-β)对多种肿瘤细胞具有抑制增殖及激活凋亡的作用,TGF-β 受体(TβR)是具有丝/苏氨酸蛋白激酶(PSTK)活性的受体,分为 I 型和 II 型。II 型受体与配体结合后,与 I 型受体形成寡聚体,并使 I 型受体磷酸化,激活的 I 型受体能使 Smad 蛋白家族的丝/苏氨酸残基磷酸化,之后 Smad 以二聚体的形式转入核内,调节靶基因的转录,通过抑制细胞周期素依赖性激酶 4(CDK4)的表达,诱导 P21$^{wafl}$、P27$^{kipl}$ 和 P15$^{ink4b}$ 等 CDK 抑制因子的产生,将细胞阻滞于 $G_1$ 期。

已发现在肿瘤细胞中,如胃肠道癌、肝癌及淋巴瘤中有 TGF-β II 型受体(TβR II)的突变,并在多种肿瘤中证实有 Smad4 的失活、突变或缺失。受体和 Smad 的突变可使 TGF-β 的信号转导障碍,使细胞逃脱 TGF-β 的增殖负调控从而发生肿瘤。

综上所述,细胞信号转导障碍对疾病的发生发展具有多方面的影响。引起细胞信号转导障碍的原因很多,基因突变、细菌毒素、细胞因子、自身抗体和应激等均可以造成细胞信号转导过程的原发性或继发性损伤。细胞信号转导障碍可以局限于单一环节,亦可同时或先后累及多个环节甚至多条信号转导途径,造成调节信号转导的网络失衡,引起复杂多变的表现。细胞信号转导障碍既可以作为疾病的直接原因,引起特定疾病的发生;亦可干扰疾病的某个环节,导致特异性症状或体征的产生。细胞信号转导障碍还可介导某些非特异性反应,出现在不同的疾病过程中。至今人类对于细胞信号转导机制的认识还很不完整,一些重要的调控机制仍然不为人知,因此,目前信号传导异常与疾病的关系是生命科学研究的热点和重点。随着研究的不断深入,已经发现越来越多的疾病或病理过程中存在着信号转导异常,认识其变化规律及其在疾病发生发展中的病理生理意义,不但可以揭示疾病的分子机制,而且为疾病的防治提出了新的方向。

(金可可)

## 参 考 文 献

黄文林,朱孝峰.2005. 信号转导 . 北京:人民卫生出版社,1-49.

李俊发,贺俊崎.2008. 细胞信号转导研究技术 . 北京:中国协和医科大学出版社,3-30.

王建枝,殷莲华.2013. 病理生理学 . 北京:人民卫生出版社,129-140.

吴立玲.2003. 病理生理学 . 北京:北京大学医学出版社,151-164.

Bastien D. Gomperts,Ijsbrand M. Kramer,Peter E. R. Tatham. 2007. Signal Transduction. 北京:科学出版社,71-126.

Stecca B,Ruizi Altaba A. 2010. Context-dependent regulation of the Gli code in cancer by hedgehog and non-hedgehog signals. J Mol Cell Biol,2:84-95.

# 第二章 细胞凋亡与疾病

## 第一节 概 述

人们很早就已经注意到,正常组织的分化和发育过程中除有大量的细胞增殖外,还伴有生理性细胞死亡所引起的细胞丢失。这种生理性细胞死亡对组织器官的正常发育和生理功能的演化极其重要。1972年,英国 Aberdeen 大学病理学系的 Kerr 和 Wyllie 首次详细地描述了这种细胞死亡的超微结构,同时展望了其可能的生物学意义,他们接受该校希腊语系 Cormack 教授的建议,将这种细胞死亡模式命名为凋亡(apoptosis),其意义为"花瓣或树叶的自然枯落",旨在强调细胞的替代、更生和细胞死亡之间的平衡关系。虽然组织的正常分化和发育与细胞凋亡密切相关,但是当细胞凋亡过度和(或)不足时,也会引起疾病的发生。

现在认为细胞凋亡是由体内外因素触发细胞内预存的死亡程序导致的细胞死亡过程,是程序性细胞死亡(programmed cell death,PCD)的形式之一。细胞凋亡不同于细胞坏死(necrosis)。细胞坏死通常由各种严重有害刺激或细胞内环境严重紊乱(如毒物中毒、严重缺血、缺氧、强酸、强碱、强大电流等)导致细胞急剧死亡。而凋亡作为一种主动的细胞死亡方式,在许多方面与坏死有显著的差别(表2-1)。

**表2-1 细胞凋亡与坏死比较**

| | 凋亡 | 坏死 |
|---|---|---|
| 性质 | 生理或病理性,特异性 | 病理性,非特异性 |
| 诱导因素 | 较弱刺激,非随机发生 | 强烈刺激,随机发生 |
| 生化特点 | 主动过程,有新蛋白合成、耗能 | 被动过程,蛋白分解、不耗能 |
| 形态表现 | 胞膜及细胞器相对完整,细胞皱缩,核固缩和形成凋亡小体 | 细胞肿胀、细胞结构全面溶解、破坏 |
| DNA 电泳 | DNA 片段化呈梯形(180~200bp 的倍数) | 有 DNA 碎片、电泳呈弥漫条带 |
| 炎症反应 | 无 | 有 |
| 基因调控 | 有 | 无 |

## 第二节 细胞凋亡的过程与调控

### 一、细胞凋亡的大致过程

从细胞受到凋亡诱导因素的作用到细胞凋亡大致可分为四个阶段(图2-1)。

**1. 凋亡信号转导** 细胞内外的各种凋亡诱导因素通过相应受体作用于细胞后,通过胞内的信号转导途径激活后续凋亡程序。

**2. 凋亡基因激活** 调控凋亡的基因接收由信号转导途径传来的信号后按预定程序启动,并合成为执行凋亡所需的各种酶类及相关物质。

**3. 细胞凋亡的执行** 凋亡细胞在各种凋亡酶类及相关物质作用下进入死亡执行阶段。凋亡主要的执行者是核酸内切酶和凋亡蛋白酶。前者彻底破坏细胞生命活动所必需的全部指令，而后者导致细胞结构的全面解体。

**4. 凋亡细胞的清除** 已经凋亡的细胞可被邻近的巨噬细胞或其他细胞吞噬、分解。

也有学者将细胞凋亡过程分为三期：①诱导期，凋亡相关因素的作用及其启动的相关信号转导；②执行期，相关基因接受死亡信号后按预定程序启动合成执行凋亡所需的各种酶类并降解相关物质，形成凋亡小体；③消亡期，凋亡的细胞被吞噬、降解。

细胞凋亡的全过程需时约数分钟至数小时不等。从凋亡信号转导到凋亡执行的各个阶段都有正、负调控因子存在，以形成完整的反馈环路，使凋亡过程受到精确、严密的调控。

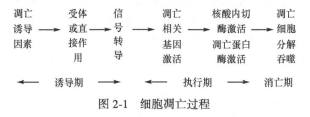

图 2-1 细胞凋亡过程

# 二、凋亡时细胞的主要变化

## （一）细胞凋亡的形态学改变

几乎所有类型的细胞均可发生凋亡，且已证实各种细胞发生凋亡的形态学改变十分相似。发生凋亡的细胞，形态上首先变圆，并逐步与周围细胞脱离，表面微绒毛消失。胞质凝缩，胞膜迅速发生空泡化（blebbing），细胞体积逐渐缩小，出现固缩（condensation）。然后内质网不断扩张、变疏松并与胞膜融合，形成膜表面的芽状突起，称为出芽（budding）。晚期核质高度浓缩融合成团，染色质集中分布在核膜的边缘，呈新月形或马蹄形分布，称为染色质边集（margination）。胞膜皱缩内陷，分割包裹胞质，形成大小不等的、不连续的泡状小体，称为凋亡小体（apoptosis body），这是凋亡细胞特征性的形态学改变。凋亡小体形成后迅即被周围具有吞噬功能的细胞如巨噬细胞、上皮细胞等吞噬、降解（图 2-2）。整个凋亡过程中胞膜保持完整，没有细胞内容物的外漏，因而不伴有局部的炎症反应。

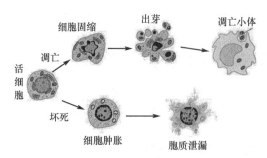

图 2-2 细胞凋亡与坏死的形态学改变比较

## （二）细胞凋亡的生化改变

细胞凋亡过程中可出现各种生化改变,其中 DNA 的片段化断裂及蛋白质的降解尤为重要。

**1. 内源性核酸内切酶激活及其作用**　内源性核酸内切酶是指在细胞内能切割 DNA 链间磷酸二酯键的蛋白分子。在细胞质和细胞核内均含有内源性核酸内切酶酶。正常情况下,它们活性很低甚至没有活性。它们与肌动蛋白单体(或多聚体)结合在一起形成储存颗粒,储存于细胞核(膜)内。细胞发生凋亡时,随着膜结构裂解,内源性核酸内切酶被释放出来,并被 $Ca^{2+}$、$Mg^{2+}$ 激活,然后对 DNA 进行切割。

组成染色质的基本结构单位是核小体,核小体之间的连接区易受内切酶的攻击而发生断裂。DNA 链上每隔 200 个核苷酸就有 1 个核小体,当内切酶在核小体连接区切开 DNA 时,即可形成 180~200bp 或其整倍数的片段。这些片段在琼脂糖凝胶电泳中可呈特征性的"梯状"(ladder pattern)条带,这是判断凋亡发生的客观指标之一。因此,DNA 片段化断裂是细胞凋亡的关键性结局。

**2. 凋亡蛋白酶的激活及其作用**　凋亡蛋白酶是一组对底物天冬氨酸部位有特异水解作用,其活性中心富含半胱氨酸的蛋白酶,全名为含半胱氨酸的天冬氨酸特异蛋白酶(cysteine-containing aspartate-specific protease,caspase)。目前已发现该蛋白酶家族至少有 13 个成员,第一个被发现的 caspase 是 IL-1β 转换酶(interleukin-1β converting enzyme,ICE),即 caspase-1,随后又发现了一系列的 caspase,曾被分别给予了不同的名称,现统称为 caspases,而以序号区分。caspases 成员都具有相似的氨基酸序列、结构和底物特异性,通常以无活性的酶原形式存在。

caspase 在凋亡中所起的主要作用是:灭活细胞凋亡的抑制物(如 Bcl-2);直接作用于细胞结构并使之解体,促使凋亡小体形成;在凋亡级联反应中水解相关活性蛋白,从而使该蛋白获得或丧失某种生物学功能,如 caspase-9 可使 caspase-3 酶原水解形成具有分解蛋白质活性的 caspase-3。

**3. 其他变化**　细胞发生凋亡时,线粒体内膜的跨膜电位降低、呼吸链中断、活性氧产生增加。蛋白激酶 C 激活,细胞色素 c(cytochrome c,Cyto c)、凋亡诱导因子(apoptosis inducing factor,AIF)、凋亡蛋白酶激活因子(apoptotic protease activating factor,Apaf)等产生,对凋亡的进展起重要促进作用。

# 三、细胞凋亡的分子机制

## （一）凋亡信号

凋亡信号可大致分成生理性凋亡信号和病理性凋亡信号两大类。

**1. 生理性凋亡信号**

(1) 某些激素和细胞因子:糖皮质激素是淋巴细胞凋亡的典型信号;甲状腺素被证实在蝌蚪转变为青蛙的器官凋亡性退化过程中起重要作用;肿瘤坏死因子(TNF)可诱导多种细胞发生凋亡;某些兴奋性神经递质也能诱导某些神经元凋亡,如谷氨酸可诱导皮质神经元、海马神经元发生凋亡。

(2) 生存信号的缺乏或不足:细胞生存与细胞增殖一样,需要从其他细胞获得足够的生存信号,当生存信号缺乏或不足时,自杀基因(killer gene)就被激活并引发凋亡。如雄激素分泌不足时,前列腺上皮细胞会发生凋亡;ACTH 不足则肾上腺皮质细胞凋亡;某些细胞因子缺乏或不足时可引起相应的细胞凋亡,如 IL-2、IL-3、IL-6 的缺乏可以触发依赖它们的细胞发生凋亡。

**2. 病理性凋亡信号** 多种生物毒素、化学毒素、病毒感染、射线(如 γ 射线、紫外线)、热应激、肿瘤化疗药物等能对细胞造成伤害的因素都可以诱发凋亡。甚至营养因素的缺乏、过度的功能负荷都能诱导凋亡,如心肌细胞负荷过重导致心肌细胞凋亡可能是心力衰竭逐步恶化的机制之一。

### (二)细胞凋亡信号的转导

大多数情况下,来自于细胞外的细胞凋亡诱导因素作用于细胞后可转化为细胞凋亡信号,并通过胞内不同的信号转导途径,最终激活细胞死亡程序,导致细胞凋亡。因此,凋亡信号转导系统是连接凋亡诱导因素与核 DNA 片段化断裂及细胞结构蛋白降解的中间环节。

**1. 死亡受体介导的凋亡通路** 死亡受体为一类跨膜蛋白,属肿瘤坏死因子受体(tumour necrosis factor receptor,TNFR)基因超家族。其胞外部分都含有一富含半胱氨酸的区域,胞质区有一由同源氨基酸残基构成的结构,具有蛋白水解功能,称为"死亡区域"(death domain)。"死亡区域"使死亡信号得以进一步传递而启动凋亡。Fas 蛋白是细胞膜上的跨膜蛋白,属于 TNF 受体家族成员。作为一个膜受体,Fas 蛋白可以和 T 淋巴细胞表面的 Fas 配体(FasL)结合,然后 Fas 的死亡区域直接与 Fas 相关死亡区域蛋白(Fas-associated death domain protein,FADD)结合,FADD 激活 caspase-8,进而活化下游效应 caspase(如 caspase-3,-7),导致细胞凋亡。

TNF 与 TNFR1 结合可诱导受体死亡结构域的聚集,然后,TNF 受体相关的死亡区域(TNFR-associated death domain,TRADD)通过自身的死亡结构域使 FADD 汇聚并导致 caspase-8 前体的寡聚化,激发 caspases 的级联反应,最终诱导细胞凋亡。肿瘤坏死因子相关的凋亡诱导配体(TNF-related apoptosis inducing ligand,TRAIL)也是一个可诱导细胞凋亡的 TNF 超家族成员。TRAIL 作用的主要途径是通过 TRAIL 活性三聚体诱发细胞膜的表面死亡受体 DR4 和 DR5 三聚体化,并与死亡受体胞外富含半胱氨酸区域相结合,激活 DR4、DR5 分子中的死亡结构域,使其死亡结构域相互聚集,并进一步通过同嗜作用招募 FADD,FADD 再结合凋亡信号的起始因子胱冬酶原(pro-caspase-8)。这个由"死亡配体-死亡受体-FADD-胱冬酶原"以串联形式组合而成的复合物称之为死亡诱导信号复合体(death-inducing signal complex,DISC)(图 2-3)。随后 pro-caspase-8 发生分子内水解,成为 caspase-8,从而引发了细胞凋亡的流程。

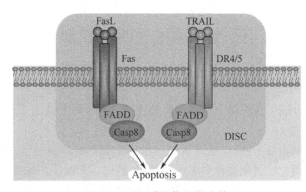

图 2-3 死亡诱导信号复合体

(引自 Lee Ew,SeoJ,Jeong M. 2012)

**2. 线粒体损伤** 线粒体是细胞有氧氧化、产生 ATP 的场所。凋亡信号可使线粒体出现多种结构或功能的改变,如使线粒体上形成孔道,致线粒体出现肿胀,使线粒体膜通透性增加,凋亡效应因子从线粒体漏出等,从而引发细胞凋亡。

线粒体膜通透性增加后,其内含的第二个源于线粒体的胱冬酶原激活因子(second second mitochondria-derived activator of caspases,SMAC)/DIABLO 释放到细胞质中,并与凋亡蛋白抑制因子(inhibitor of apoptosis protein,IAP)结合,并使之失活(正常情况下,IAP 可抑制 caspase 的活性),从而凋亡过程得以继续。

由于线粒体外膜的线粒体凋亡诱导通道(mitochondrial apoptosis-inducing channel,MAC)打开,Cyto c 从线粒体内释放出来。一方面,Cyto c 的释放使线粒体呼吸链中断,ATP 产生减少。另一方面,释放出的 Cyto c 与 Apaf-1 和 ATP 结合,然后再结合 pro-caspase-9,形成凋亡复合体(apoptosome)。凋亡复合体首先裂解 pro-caspase-9 成为有活性的 caspase-9,再激活 caspase-3,诱导细胞凋亡。而 Bcl-2 家族成员可直接或间接地作用于 MAC,阻止 Cyto c 从线粒体向外释放,从而发挥其抗细胞凋亡的作用(图 2-4)。

**3. 内质网途径** 近年来发现内质网应激(endoplasmic reticulum stress,ERS)可启动细胞凋亡。在多种生理或病理条件下,如氧化应激、$Ca^{2+}$ 稳态失衡等,可引起未折叠蛋白或错误折叠蛋白在内质网聚集,损伤内质网的正常生理功能,称为 ERS。ERS 介导的细胞凋亡至少包括非折叠蛋白反应(unfolded protein reaction,UPR)和 $Ca^{2+}$ 起始信号机制。内质网 $Ca^{2+}$ 平衡的破坏

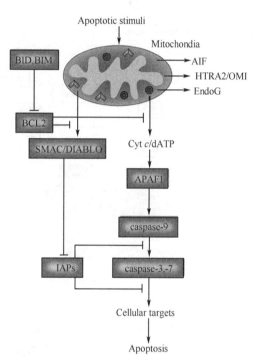

图 2-4 哺乳动物细胞凋亡线粒体途径示意图
(引自 Riedl SJ,Shi Y. 2004)

或内质网蛋白的过量积累都会诱导 cfaspase-12 表达,同时也导致细胞质的 caspase-7 转移到内质网表面。caspase-7 激活 caspase-12,激活的 caspase-12 可进一步剪切 caspase-3 而引发细胞凋亡。

总之,细胞凋亡的信号转导途径是一个非常复杂的网络(图 2-5)。各个凋亡转导途径之间存在相互作用的复杂关系。如在许多细胞的凋亡早期,由于 $Ca^{2+}$ 的内流及内质网释放 $Ca^{2+}$,细胞质内 $Ca^{2+}$ 浓度迅速持续地升高。高浓度的 $Ca^{2+}$ 可作用于线粒体,影响其通透性并导致其膜电位的改变,从而促进凋亡。

### (三) 细胞凋亡的执行

**1. caspases** 根据 caspases 在凋亡中的作用可将其分为两类,启动型 caspases(initiator caspases)和效应型 caspases(effector caspases),前者如 caspase-8、caspase-9、caspase-10,后者如 caspase-3、caspase-6、caspase-7。以 caspase-8 为例,凋亡信号结合死亡受体 Fas 后,Fas 的胞内死亡结构域与接头蛋白 FADD 结合,并进一步激活 caspase-8,caspase-8 具自身催化功能,进一步活化本身,在局部形成高浓度的启动型 caspase,后者再活化其他效应型 caspase,引起细胞凋亡。

目前已知的 caspase 功能有:①灭活凋亡抑制蛋白。如在正常细胞中,caspase 激活的脱氧核糖核酸酶(caspase-activated deoxyribonuclease,CAD)与其抑制剂(inhibitor of CAD,ICAD)结合在一起而不表现催化活性。当发生凋亡时,ICAD 被 caspase 灭活并与 CAD 分离,此时 CAD 即表现

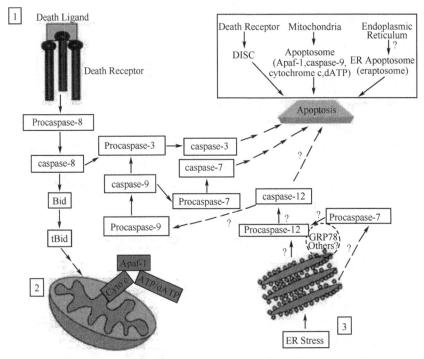

图 2-5　细胞凋亡的三个信号转导途径示意图

(引自 Rao RV,Ellerby HM,Bredesen DE. 2004)

出核酸酶活性,使 DNA 片段化。再如 Bcl-2、Bcl-2 是凋亡抑制蛋白,是另一种由 caspase 负调控的蛋白。caspase 不仅可以抑制 Bcl-2,同时还可产生一些可促进凋亡的片段。②直接作用于细胞结构并使之解体。在核膜下有一层由 lamins 物质构成的板层结构,它参与染色质构成。凋亡细胞中,lamins 被 caspase 裂解,从而使板层结构崩解并导致染色质浓缩。③分解与细胞骨架构成相关的蛋白如 FAK、PAK2,从而使细胞结构重组、凋亡。④caspase 可使一些与 DNA 修复、复制和 mRNA 剪接有关蛋白的调节区和催化区解离,瓦解核结构,使细胞降解为凋亡小体。

**2. 内源性核酸内切酶**　可分为二价金属离子依赖性核酸内切酶和二价金属离子非依赖性核酸内切酶。前者主要以 $Mg^{2+}$、$Ca^{2+}$ 或 $Mn^{2+}$ 为其辅离子,主要有 DUC18、DNase I、NUC40、NUC58、DNaseγ 等;后者主要为 DNase II 及其类似核酸内切酶。内源性核酸内切酶切割 DNA 产生的单链缺口优先发生于核小体连接区,这导致 DNA 断裂成核小体倍数大小的片段,即 180～200bp 倍数大小的片段,在琼脂糖凝胶电泳上出现典型的阶梯状 DNA 区带。

**3. 组织型转谷氨酰胺酶**(tissue-type transglutaminase)　该酶与凋亡小体的形成有关,它催化 γ 谷氨酰与 ε 赖氨基交联(cross-linking),造成的蛋白质交联形成稳定的构架,使内容物保留在凋亡小体内而不至于外泄。该酶也是 $Ca^{2+}$ 依赖性的。

**4. Calpains**　这也是一类 $Ca^{2+}$ 依赖性半胱氨酸蛋白酶,以酶原形式存在于细胞质内。其功能非常复杂,约 100 多种蛋白是其剪切底物。包括细胞骨架蛋白、膜相关蛋白、激酶和磷酸酶类、一些转录因子等。1993 年发现其参与细胞凋亡,但具体机制至今仍不清楚。一般认为,当胞质 $Ca^{2+}$ 增加时,Calpains 可被活化,参与分解细胞骨架、膜蛋白及激活 caspases 等,参与凋亡的执行。

## （四）细胞凋亡的基因调控

细胞凋亡是在基因调控下的细胞自我消亡过程。细胞凋亡相关基因多达数十种，根据功能的不同可将其分为三类：抑制凋亡基因，如 IAP、Bcl-2 等；促进凋亡基因，如 Bax、ICE、p53 等；双向调控基因，如 c-myc、Bcl-x 等。

**1. Bcl-2 家族**　Bcl-2 是 B 细胞淋巴瘤/白血病-2（B cell lymphoma/leukemia-2，Bcl-2）基因的缩写形式，它是第一个被确认有抑制凋亡作用的基因。人的 Bcl-2 蛋白由 229 个氨基酸组成，小鼠为 236 个。它们具有单个或数个保守的功能区（Bcl-2 homologous domain，BH），最多的有 4 个（BH1-4）。按其对细胞凋亡的作用及同源结构可分为 3 个亚家族：①具有 BH1-4 保守结构区域，对细胞凋亡起抑制作用，如 Bcl-2、Bcl-$X_L$、Mcl-1 等；②具有 BH1-3 结构区域，对细胞凋亡起促进作用，如 Bax、Bad、Bcl-$X_S$ 等；③只有 BH3 结构区域，对细胞凋亡起促进作用，如 Bid、Bim 等（图 2-6）。

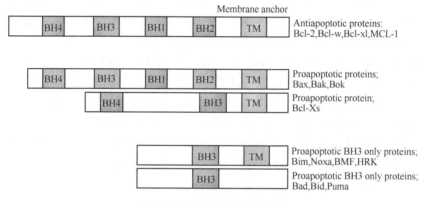

图 2-6　Bcl-2 家族成员结构

（引自 XiOng S，Mo T，Wang G，et al. 2014）

Bcl-2 蛋白主要分布在线粒体内膜、细胞膜内表面、内质网、核膜等处。广泛存在于造血细胞、上皮细胞、淋巴细胞、神经细胞及肿瘤细胞。Bcl-2 的高表达能阻抑多种凋亡诱导因素所引发的细胞凋亡。如依赖神经生长因子（nerve growth factor，NGF）的神经细胞，当撤除 NGF 后，细胞会迅速发生凋亡。如果将表达 Bcl-2 的基因质粒注入细胞中，则可防止神经细胞凋亡。临床研究发现，当淋巴细胞性白血病患者外周淋巴细胞有 20% 以上呈 Bcl-2 阳性时，其预后不佳，因为 Bcl-2 的过高表达，可导致肿瘤细胞对射线、抗癌药物的耐受性增强，不容易发生凋亡。

目前认为，Bcl-2 抗凋亡的主要机制有：①直接的抗氧化；②抑制线粒体释放促凋亡的蛋白质，如 Cyto $c$、AIF；③抑制促凋亡性调节蛋白 Bax、Bak 的细胞毒作用；④抑制凋亡蛋白酶的激活；⑤维持细胞钙稳态等。

Bax（Bcl-2 assaciated X protein）是 Bcl-2 家族的另一个重要成员。它是 Oltvai 在研究 Bcl-2 蛋白时发现的 Bcl-2 相关蛋白，分子量约为 21kD，共有三个亚型：Bax-α、Bax-β 和 Bax-γ。Bax 与 Bcl-2 有很高的同源性，并可形成蛋白二聚体。而特定的蛋白二聚体则可作为在细胞凋亡信号通路上的分子开关。如果 Bax 相对量高于 Bcl-2 时，则 Bax 同二聚体的数量增多，从而促进细胞凋亡；而如果 Bcl-2 相对量高于 Bax，则促进形成 Bcl-2/Bax 异二聚体，并使 Bcl-2 同二聚体的量增多，从而抑制细胞凋亡。

Bcl-X 也是与 Bcl-2 同源的蛋白，Bcl-X 基因通过 mRNA 的不同剪切形成 Bcl-$X_L$ 和 Bcl-$X_S$ 两

种蛋白,Bcl-X$_L$可不依赖 Bcl-2 而抑制细胞凋亡,Bcl-X$_S$则相反能诱导细胞凋亡。

**2. p53** p53 基因分为两种类型:一种为野生型,可使细胞周期停在 G$_1$ 期,抑制细胞繁殖;另一种是为突变型,具有突变能力。野生型 p53 基因编码的 p53 蛋白是一种 DNA 结合蛋白,该蛋白在细胞周期的 G$_1$ 期发挥检查点(checkpoint)的功能,负责检查染色体 DNA 是否有损伤,一旦发现有缺陷的 DNA,它就刺激 CIP(CDK-interacting protein-1,CDK 是 cyclin dependent kinase 的缩写)的表达,阻止细胞进入细胞周期,并启动 DNA 修复机制;如果修复失败,p53 则启动细胞凋亡机制。因此,p53 有"分子警察"(molecular policeman)的美誉。而突变型 p53 丧失了野生型 p53 诱导细胞凋亡的能力,它可以抑制细胞凋亡,同时使野生型 p53 的活性受到抑制,导致细胞的恶性转化。

**3. c-myc** 是一种癌基因,它能诱导细胞增殖,也能诱导细胞凋亡,具有双向调节作用。c-myc 蛋白作为重要的转录调节因子,既可激活介导细胞增殖的基因,也可激活介导细胞凋亡的基因,因此,细胞何去何从,取决于细胞接受何种信号及细胞所处的生长环境。如在 c-myc 基因表达后,如果没有足够的生长因子持续作用细胞就发生凋亡;反之,细胞就处于增殖状态。也就是说,c-myc 和生长因子均阴性时,细胞生长停顿;两者均阳性时,细胞群体增殖;c-myc 阳性而生长因子阴性时,细胞凋亡。

**4. 其他** FLIPs(FLICE-like inhibitory proteins)能抑制 Fas/TNFR1 介导的细胞凋亡。FLIPs 可与 FADD 和 caspase-8、caspase-10 结合,拮抗它们之间的相互作用,从抑制凋亡。视网膜母细胞瘤基因(retinoblastoma,Rb)和 p16 基因是在细胞周期调控中起重要作用的基因。野生型 Rb 能阻止辐射诱导的骨瘤细胞发生凋亡,且无需野生型 p53 表达;而突变型 Rb 具有阻止细胞凋亡的新功能。p16 基因产物是 CDK4/6 的特异性抑制蛋白,推测它在细胞凋亡发生中可能具有更重要作用。另外,c-jun、c-fos、myb、asy、Ras 等基因也与细胞凋亡有密切关系。

## (五)吞噬细胞对凋亡细胞的识别与吞噬

正在凋亡的细胞及凋亡小体的最终结局是被邻近的吞噬细胞或正常细胞迅速识别和吞噬,进而被吞噬细胞内的溶酶体酶彻底消灭。这是机体保持正常生理功能的需要。否则,吞噬细胞内的内涵物外泄,就会引起炎症反应和次级损伤。体外研究表明,吞噬细胞上至少有 3 类受体,可对凋亡细胞进行识别。而凋亡细胞上也有相应的死亡标记,表明其"可食性"(图 2-7)。

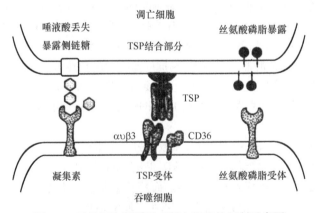

图 2-7 吞噬细胞识别吞噬凋亡细胞的机制示意图

**1. 吞噬细胞凝集素**(lectin) 细胞黏着依赖于细胞表面的糖类分子结合于另一细胞的凝集

素,并且这种结合作用是可被凝集素所识别的单糖抑制。凋亡细胞中,细胞表面糖蛋白失去唾液酸侧链时,原来处于隐蔽状态的 $N$-乙酰葡萄糖胺、$N$-乙酰半乳糖和半乳糖等单糖暴露出来,这些残基可与吞噬细胞表面的植物凝集素结合并发生相互作用。

**2. 血小板反应蛋白(thrombospondin,TSP)中介吞噬** 吞噬细胞分泌的 TSP 可介导吞噬细胞上的 victronectin 受体(即 αυβ3 整合素)对凋亡细胞的吞噬。TSP 是一个多功能的三聚体式的并含有 RGD 序列的黏附糖蛋白。许多细胞都能分泌,它与血小板凝集、肿瘤转移、胚胎发生等细胞间和细胞与基质的相互作用有关。TSP 由巨噬细胞合成并分泌入外周血,TSP 结合到 αυβ3 和 CD36 上在巨噬细胞表面形成粘连复合物,使在巨噬细胞表面和凋亡的中性粒细胞之间形成分子桥,介导巨噬细胞对凋亡细胞的清除。

**3. 磷脂酰丝氨酸受体** 正常血细胞膜上的磷脂是不对称分布。中性磷脂如鞘磷脂与磷脂酰胆碱在外层,磷脂酰丝氨酸(PS)在内层。在细胞凋亡时,这种磷脂的不对称分布被破坏,从而导致这些细胞被巨噬细胞上的磷脂酰丝氨酸受体识别和吞噬。

以上介绍了吞噬细胞参与凋亡细胞的识别和吞噬的三类分子,对于不同识别机制的选择和在吞噬识别过程中的相互作用知之甚少。在吞噬识别中,一类吞噬细胞中的不同个体可能使用了不同的识别机制,或者不同的吞噬细胞使用了相同的吞噬识别机制。因此,如果明确吞噬细胞清除凋亡细胞的机制,通过给药促进特异的吞噬清除功能,具有潜在的医疗价值。

# 第三节　细胞凋亡与疾病

生物体的健康取决于系统器官组织细胞保持正常的数量和功能。各系统的细胞均有一定的寿命,所以必须不断地进行自我更新以保持细胞池的稳态,细胞凋亡就是维持机体正常生理功能和自身稳定性的重要机制。当细胞凋亡与细胞增殖大致相当时,可维持细胞池的稳态。当细胞凋亡功能不足或过度时,可使生物体失去正常的稳定性,从而导致许多疾病的发生。现在已认识到许多疾病与细胞凋亡规律失常[凋亡不足和(或)凋亡过度]有关。

## 一、细胞凋亡不足

这类疾病无论细胞增殖的状态如何,其共同特点是细胞凋亡相对不足,细胞生死相抵之后仍然是生大于死,导致细胞群体的稳态被破坏,于是病变细胞异常增多或病变组织体积增大,器官功能异常。

### (一)肿瘤

肿瘤的发生普遍被认为是由于细胞原癌基因的激活和抑癌基因的失活,导致细胞增殖过度和分化不足所致。现在认为肿瘤的发生是多途径多步骤的,增殖过度是一种途径,细胞死亡减弱是另一途径,这两种途径可以并存。细胞凋亡受抑制存活延长,死亡率下降,导致肿瘤的发生,即应该天然凋亡的细胞,若使之不发生凋亡,而让其继续存活则可能会转化为肿瘤细胞。如在 T 淋巴细胞发育成熟过程中,95% 的前 T 淋巴细胞在胸腺通过凋亡形式而去除,如果在发育过程中出现凋亡过程障碍,大量幼稚细胞会堆积而容易转化为肿瘤;Bcl-2 是普遍存在的细胞凋亡强抑制基因,免疫组化显示 Bcl-2 基因的蛋白产物在前列腺癌中的表达比周围组织高。而且前列腺癌、结肠癌、神经母细胞瘤、白血病的 Bcl-2 基因过表达均提示预后不良。又如,"老化"细胞或错误复制的细胞都应死亡,如果让本该凋亡的细胞继续存活下去,则这种"老化"细胞的染色体不稳定,即脆性增大,基因易突变,染色体容易易位,对致癌性物质的敏感性升高,增加了癌变的机会。因此,从发病学角度来看,细胞凋亡实际上是机体天然的抗癌机制之一。

根据上述观点,设法在肿瘤细胞中诱导细胞凋亡,增加死亡与增殖的比值将是新的肿瘤治疗途径。研究发现,降低存活因子的水平和降低癌细胞突变型 p53 和 Bcl-2 基因的表达和活性都是对肿瘤的有效治疗方法。据报道,将野生型 p53 基因导入人头颈部鳞癌细胞株,体内外都有抑制生长的作用。Kitada 将反义 Bcl-2 导入一种淋巴瘤细胞株,逆转了它对化疗的抗性。此外,抗癌药物的疗效也不仅取决于它们对靶细胞的直接作用,也取决于它们诱导肿瘤细胞凋亡的能力。Lotem 等发现粒细胞性白血病中 Bcl-2 的表达水平与细胞对凋亡诱导剂的敏感性有关,如烷化剂、氮芥作用于 Burkitt 淋巴瘤细胞系 JLP119,与细胞中 DNA 或蛋白质分子中的氨基、巯基、羟基等起作用,导致肿瘤细胞 DNA 结构和功能损伤,诱发细胞凋亡,从而达到杀伤肿瘤细胞的目的。此外,常用的抗代谢药,如甲氨蝶呤、5-氟尿嘧啶、阿糖胞苷、激素类药物(糖皮质激素)等都具有诱导某些肿瘤细胞凋亡的功效。

## (二) 自身免疫病

免疫系统的主要功能是对异种抗原的识别并产生免疫应答,以消除入侵的有害微生物、衰老或畸变的细胞,发挥免疫防御、免疫监视和自身稳定的生理功能。正常情况下,免疫系统对自身成分不产生免疫应答,或只产生微弱的免疫应答。但当自身耐受性因为某种原因而遭受破坏或丧失时,免疫系统就会对自身成分产生免疫应答,成为自身免疫性疾病。在生理条件下,细胞凋亡参与免疫细胞的发育,通过细胞凋亡过程可清除被病毒感染的或衰老的细胞,参与淋巴细胞的选择和免疫监控,因而在自身免疫中发挥重要作用。1994 年 Mountz 提出自身免疫病的发病可能与细胞凋亡紊乱有关,为自身免疫病的研究提供了新的方向。

系统性红斑狼疮(SLE)是典型的自身免疫病。近来的研究表明,SLE 患者及小鼠体内细胞凋亡紊乱,提示细胞凋亡过程参与 SLE 的发病。当 SLE 患者吞噬细胞功能降低,吞噬细胞不能迅速吞噬患者体内凋亡淋巴细胞产生的大量凋亡小体时,凋亡小体膜破裂,核小体释放入血,刺激机体产生诸如抗 DNA 抗体、抗组蛋白抗体等众多的自身抗体,这些抗体引起 SLE 的发生或加重疾病的发展。到目前为止,糖皮质激素仍是治疗自身免疫性疾病的有效药物之一,其主要机制就是诱导那些异常存活的自身免疫性 T 细胞凋亡。

# 二、细胞凋亡过度

## (一) 心血管疾病

大量的研究发现,许多心血管疾病的发生发展与细胞凋亡有关。已经证实出现细胞凋亡的心血管疾病有:扩张性心肌病、缺血性心肌病、致心律失常的右心室发育不全、急性心肌梗死、心肌炎和预激综合征等。

**1. 心肌缺血与缺血-再灌注损伤** 既往认为,心肌细胞是终末分化细胞,不具备再生能力,心肌缺血或缺血-再灌注损伤造成的心肌细胞死亡形式只有坏死,不会发生凋亡反应。直至1993 年,Engler 等首次从形态学和生物化学方面证实,缺血-再灌注心肌中存有凋亡细胞。1994年 Gottlieb 等利用家兔离体心脏灌注模型,发现持续 0.5~4h 的缺血均无心肌细胞凋亡发生,而缺血 30min 后再灌注 4h 则出现明显的心肌细胞凋亡,该实验说明心肌细胞发生凋亡不但要求缺血达一定时间,而且再灌注是促进凋亡发生的因素。Kajstura 等发现实验大鼠心肌梗死区及周边区有特殊标记的 DNA 片段,并且指出心肌细胞凋亡是急性心肌梗死时心肌损伤的主要形式,而心肌细胞坏死是随后发生的。Fliss 等在大鼠心肌缺血前给予抑制凋亡的 Bcl-2 基因产物,结果使再灌注损伤引起的细胞凋亡明显减轻,从另一方面证实了细胞凋亡在缺血-再灌注损伤中的作用。

缺血或缺血-再灌注损伤引起的心肌细胞凋亡有如下特点:①缺血早期以细胞凋亡为主,晚期以坏死为主;②在梗死灶的中央通常以细胞坏死为主,梗死灶周边部分以凋亡为主;③轻度缺血以细胞凋亡为主,重度缺血通常以坏死为主;④在一定时间范围内,缺血-再灌注损伤时发生的细胞凋亡比相同时间的单纯缺血更严重;⑤急性、严重的心肌缺血(如心肌梗死)以心肌坏死为主,而慢性、轻度的心肌缺血(如心肌冬眠)则发生细胞凋亡。

心肌缺血或缺血-再灌注损伤引起细胞凋亡的机制目前尚不清楚,可能与下列因素有关:①中性粒细胞浸润、氧化应激增强、细胞内 $Ca^{2+}$ 超载等因素的作用;②相关调控基因的作用:提高 Bcl-2/Bax 比例能减少心肌细胞凋亡。缺血或缺氧可引起心肌细胞死亡受体 Fas 显著上调,使心肌细胞有可能通过与 FasL 反应而导致细胞凋亡。缺氧可增加 p53 基因的转录,因此,心肌缺血所引起的细胞凋亡可能与 p53 基因的激活有关。

缺血预处理具有抑制缺血-再灌注心肌细胞凋亡的作用,其机制与激活 PKC 和减轻缺血期细胞内酸化有关。此外,缺血预处理还可通过减轻炎症细胞与内皮细胞的相互作用,抑制 Bax 在缺血区的表达,减少线粒体 Cyto c 释放和抑制 caspases 的活性,从而减少细胞凋亡的发生。

**2. 心力衰竭** 1995 年 Sharov 等首次在充血性心力衰竭的心脏发现凋亡的证据。他们利用冠状动脉微栓塞制作狗的心力衰竭模型,并使用透射电镜直接观察到一些心肌细胞发生皱缩、核染色质浓缩成团且有核膜包裹,细胞内质膜皱缩、起泡,核碎裂及凋亡小体的形成等细胞凋亡特征,并观察到一个巨噬细胞正在吞噬一个凋亡小体的现象。此后不断有人在其他实验动物模型和充血性心力衰竭患者的心肌细胞发现凋亡现象。近年来研究表明,心肌细胞凋亡造成心肌细胞数量减少可能是心力衰竭发生、发展的原因之一。在心力衰竭发生、发展过程中出现的许多病理因素,如氧化应激、压力或容量负荷过重、神经-内分泌失调(细胞凋亡水平升高)、细胞因子(如 TNF)、缺血、缺氧等都可诱导心肌细胞凋亡。如在压力负荷过重引起的心力衰竭动物模型上已观察到左心肥大的同时,心肌细胞数量减少,经分析是由细胞凋亡造成的。由此可见,细胞凋亡在心力衰竭的病理生理变化中起一定作用。阻断刺激凋亡的信号或阻断连接这些信号与细胞死亡有关的通道,减少细胞的缺失或促进心肌重构可能具有治疗价值。因此,心肌细胞凋亡的研究可为预防和控制心力衰竭提供新途径。

## (二)神经元退行性疾病

许多神经元疾病是以特定神经元的慢性进行性丢失为重要特征。如阿尔茨海默病(Alzheimer's disease,AD)、帕金森病(Parkinson's disease)、多发性硬化症等。现有研究表明,AD 患者以皮质神经元(尤其是额顶叶)丢失为主,由于大量神经元发生凋亡,大脑皮质出现广泛萎缩,脑沟变宽,脑回变窄,脑室扩大,脑实质有大量 β-淀粉样蛋白沉积及神经纤维缠结。近年研究显示,有多种因素可引起神经元凋亡,包括 β-淀粉样蛋白、$Ca^{2+}$ 超载、氧化应激及 NGF 分泌不足等。因此,若能阻抑胞内游离钙浓度的上升或清除氧自由基,就有可能阻断细胞凋亡。目前临床上广泛采用钙拮抗剂(如尼莫地平)治疗,确能延缓神经元的死亡,AD 症状可得到改善。而抗氧化剂维生素 E 也有类似作用。

## (三)获得性免疫缺陷综合征

获得性免疫缺陷综合征(acquired immunodeficiency syndrome,AIDS)是由人免疫缺陷病毒

(HIV)感染引起的。具有无特效疗法和死亡率高等特点。其关键的发病机制是 CD4$^+$淋巴细胞被选择性破坏,导致 CD4$^+$淋巴细胞数目显著减少,相关免疫功能缺陷。研究表明,细胞凋亡在 CD4$^+$淋巴细胞减少中扮演了非常重要的角色。

根据目前研究,HIV 感染导致 CD4$^+$淋巴细胞发生凋亡与下列因素有关:

**1. gp$^{120}$糖蛋白的表达**　感染 HIV 的宿主细胞膜上可表达一种名为 gp$^{120}$的糖蛋白,CD4$^+$淋巴细胞的表面存有这种蛋白的受体,当 gp$^{120}$与 CD4$^+$受体分子结合后即可触发 CD4$^+$淋巴细胞发生凋亡。

**2. 合胞体形成**　受 HIV 感染的大部分 CD4$^+$淋巴细胞(80%~90%)逐步融合形成合胞体(syncytia)或多核巨细胞,合胞体在形成过程中或形成后即可发生凋亡而解体。

**3. Fas 基因表达上调**　HIV 感染可引起 CD4$^+$淋巴细胞的 Fas 基因表达上调,因而使 CD4$^+$淋巴细胞对 Fas 介导的凋亡敏感性提高。

**4. T 细胞激活**　HIV 感染可引起 CD4$^+$淋巴细胞处于被激活状态。正常情况下被激活的细胞会迅速发生增殖反应,但在 HIV 感染时被激活的 CD4$^+$淋巴细胞不但不发生增殖,反而发生凋亡。这种发生在细胞激活以后的 T 淋巴细胞死亡又称为激活诱导的细胞死亡(activation-induced cell death,AICD)。这是因为 T 淋巴细胞的激活与凋亡有部分共同的信号传递系统,一旦该系统被启动后,细胞是增殖还是凋亡,取决于所处环境中是否有足够的淋巴细胞生长因子,有则发生增殖,否则发生凋亡。由于 HIV 的侵袭,淋巴细胞生长因子的生成通常减少,这样就导致已激活的 CD4$^+$淋巴细胞发生凋亡。

**5. 细胞因子**　受 HIV 感染的巨噬细胞分泌 TNF 增多,TNF 可通过与 TNFR1 结合而启动死亡程序,也可刺激 CD4$^+$淋巴细胞大量产生氧自由基,通过氧化应激而触发细胞凋亡。

**6. tat 蛋白**　受 HIV 感染的细胞可产生 tat 蛋白,这种蛋白可自由透过细胞膜。tat 蛋白进入 CD4$^+$淋巴细胞后,可诱导细胞产生氧自由基,增强 Fas 抗原表达而提高对细胞凋亡的易感性。

**7.** 在 HIV 慢性感染阶段,受感染的 CD4$^+$淋巴细胞可作为效应细胞,未受 HIV 感染的 CD4$^+$淋巴细胞作为其靶细胞而被诱导产生凋亡。这是慢性 HIV 感染时 CD4$^+$淋巴细胞数量减少的主要原因。

从上述可知,HIV 感染可通过多因素、多途径诱导 CD4$^+$T 淋巴细胞发生细胞凋亡,从而导致 CD4$^+$T 淋巴细胞大量减少。除此之外,HIV 也可诱导其他免疫细胞如 B 细胞、CD8$^+$淋巴细胞、巨噬细胞发生细胞凋亡。

在 AIDS 发病过程中,细胞凋亡也具有一定的保护意义。因为凋亡可使宿主细胞的 DNA 发生降解,整合于其中的病毒 DNA 也随之被破坏,因此可有效地终止病毒的复制和表达,从而阻止其进一步向周围扩散。但是细胞凋亡在 HIV 感染中有限的保护作用不足以补偿它对整个免疫系统的致命性打击。因此,在积极抗病毒治疗的同时,如何阻止免疫细胞的凋亡是 AIDS 患者免疫重建的关键所在。

# 三、细胞凋亡不足与过度并存

人类组织器官通常由不同种类的细胞构成,如心脏的主要细胞是心肌细胞和心肌间质细胞,血管则以内皮细胞和平滑肌细胞为主。由于细胞类型的差异,在致病因素的作用下,有些细胞可以表现为凋亡不足,而另一些细胞则可表现为凋亡过度,因此,在同一疾病或病理过程中两种情况也可同时并存。动脉粥样硬化(atherosclerosis,AS)即属于这种情况,对内皮细胞而言是凋亡过度,对平滑肌细胞来说则是凋亡不足。研究表明,AS 的各种致病因素,如血低密度脂蛋白特别是氧化型低密度脂蛋白升高、血小板激活、血管紧张素Ⅱ、高血压等均可引起内皮细胞凋亡。因此,保护内皮细胞防止其凋亡,促进平滑肌细胞凋亡防止其过度增殖具有积极的抗 AS 作用。

# 第四节 细胞凋亡在疾病防治中的意义

目前人们正通过调节细胞凋亡的各个环节,干预疾病的发生、发展、探索各种新的防治方法。例如:①合理利用凋亡相关因素治疗一些因细胞凋亡不足而引起的疾病。高热或高温是细胞凋亡的诱导因素,在肿瘤局部加热至43℃,30min 可引起大量肿瘤发生凋亡,由此诞生了前列腺癌的热疗。②通过调节凋亡相关基因的表达来治疗有关疾病。目前,人们正在探讨用各种载体将野生型 p53 基因导入 p53 基因发生突变的肿瘤细胞内,重新恢复"分子警察"的职责,从而诱导肿瘤细胞凋亡。还可运用分子生物学手段,人为地控制凋亡相关基因的表达以控制凋亡过程,达到防治疾病的目的。如反义 DNA 是人工合成的与靶 mRNA 某些区段互补的 DNA 片段,它与靶 mRNA 结合形成 DNA-mRNA 杂交链,可抑制或封闭相应基因的表达。③干预、阻断细胞凋亡信号的转导来防治疾病。Fas/FasL 信号系统是重要的凋亡信号转导系统之一,因此,可利用阿霉素刺激肿瘤细胞在其细胞膜上表达 Fas/FasL,导致肿瘤细胞间相互作用、交联,引起凋亡。④通过控制凋亡相关的酶和阻止线粒体跨膜电位的下降等途径寻找合适的措施干预疾病和寻找开发新药。内源性核酸内切酶和 caspases 是细胞凋亡的执行者。若能抑制它们的活性,细胞凋亡过程必然受阻。如将 caspases 酶基因转入白血病细胞并使其高表达,可加速白血病细胞发生凋亡;使用含锌的药物可抑制内源性核酸内切酶的活性,从而治疗某些与细胞凋亡过度有关的疾病,如 AD 和 AIDS 等。

(孟凡星)

## 参 考 文 献

李桂源.2010.病理生理学.第2版.北京:人民卫生出版社,31-50.

王建枝,殷莲华.2013.病理生理学.第8版.北京:人民卫生出版社,141-151.

杨惠玲,潘景轩,吴伟康.2006.高级病理生理学.第2版.北京:科学出版社,437-452.

Aleksandrushkina NI, Vanyushin BF. 2012. Endonucleases and apoptosis in animals. Biochemistry(Mosc), 77(13):1436-1451.

Chen L, Knowlton AA. 2011. Mitochondrial dynamics in heart failure. Congest Heart Fail,17(6):257-261.

Chi X, Kale J, Leber B, et al. 2014. Regulating cell death at, on, and in membranes. Biochim Biophys Acta,1843 (9):2100-2113.

Falschlehner C, Emmerich CH, Gerlach B, et al. 2007. TRAIL signalling:decisions between life and death. Int J Biochem Cell Biol,39(7-8):1462-1475.

Lee EW, Seo J, Jeong M, et al. 2012. The roles of FADD in extrinsic apoptosis and necroptosis. BMB Rep,45(9): 496-508.

Llambi F, Green DR. 2011. Apoptosis and oncogenesis:give and take in the BCL-2 family. Curr Opin Genet Dev, 21(1):12-20.

Xiong S, Mu T, Wang G, et al. 2014. Mitochondria-mediated apoptosis in mammals. Protein Cell,5(10):737-749.

# 第三章　自由基与疾病

化合物的分子在光热等外界条件下,共价键发生均裂,可形成自由基。自由基的外层轨道含有不成对的电子,化学性质非常活泼,因而极易发生化学反应。目前研究认为,在生理情况下,自由基作为机体的正常代谢产物,具有抗菌、消炎和抑制肿瘤等作用。但是各种病因引起的自由基产生增多和(或)清除减少,使其代谢过程中产生的有害化合物增多,这些化合物具有强氧化性,可造成生物膜的脂质过氧化损伤,引起蛋白质、酶、DNA 等生物大分子的氧化破坏,从而使组织、器官的形态、结构发生异常,最终导致人体疾病和衰老的发生。

## 第一节　概　　述

### 一、自由基的概念、分类和组成

自由基(free radical,FR),又称游离基,是指化合物的分子在光热等外界条件下,共价键发生均裂而形成的具有不成对电子的离子、原子、原子团或分子。书写时以一圆点表示未配对的电子(unpaired electron),如羟自由基(OH·)、甲基自由基($CH_3$·)和氯自由基(Cl·)等。有些分子如一氧化氮(NO),虽然在书写时并没有圆点表示,但其分子中存在奇数电子,因而也是自由基。氧分子($O_2$)由于其特殊的电子排列结构,极容易形成自由基,由 $O_2$ 形成的自由基统称为氧自由基(oxygen-derived free radicals,OFR)。氧自由基和其他含氧的具有化学活性的分子,包括 $H_2O_2$、单线态氧($^1O_2$)和臭氧等,统称为活性氧(reactive oxygen species,ROS)。NO 与活性氧等化合物相互作用,衍生出一系列包括 ONOO·、HOONO 等具有高度氧化活性的自由基和硝基类化合物,这些以 NO 为中心的衍生物称为活性氮(reactive nitrogen species,RNS)。目前对生物自由基的研究主要集中于活性氧和活性氮两大类。

#### (一) 活性氧

生物体内的活性氧主要包括:氧自由基如超氧阴离子自由基($O_2^-$)、羟自由基(OH·)及其衍生物如过氧化氢($H_2O_2$)、单线态氧($^1O_2$),以及 LO·、LOO· 和 LOOH 等脂质过氧化物。

**1. 超氧阴离子自由基($O_2^-$)** 　其产生部位为细胞的线粒体、微粒体、浆膜和细胞质等。$O_2^-$ 既可通过黄嘌呤氧化酶、醛氧化酶、过氧化物酶、NADH 氧化酶等酶促氧化还原反应产生,也可通过氢醌、核黄素(维生素 $B_2$)、儿茶酚胺、铁硫蛋白、亚铁血红素、谷胱甘肽等非酶促的氧化还原反应产生。$O_2^-$ 除了其本身具有的氧化作用,还是引起自由基连锁反应的始动环节,从而促进活性更强、对细胞毒性更大的 OH· 的形成。

**2. 羟自由基(OH·)** 　可由 $O_2^-$ 的自然歧化反应生成,$O_2^- + H_2O_2 \longrightarrow O_2 + OH· + OH^-$,但反应速度缓慢。在 $Fe^{2+}$、$Cu^{2+}$ 等金属离子的催化作用下,可使歧化反应加速,$O_2^- + H_2O_2 \xrightarrow{Fe^{2+}} O_2 + OH· + OH^-$,这种由金属离子催化的歧化反应,称为 Fenton 反应。OH· 是毒性最强、性质最活泼的自由

基,可作用于脂质、蛋白质、核酸等有机大分子。OH·通过引发膜脂质过氧化链式反应,不仅可以直接导致膜系统的严重损伤,还可通过脂质过氧化反应过程中产生的活性氧对细胞造成损伤。此外,脂质过氧化物的分解代谢产物特别是丙二醛(malondialdehyde,MDA),也对细胞具有毒性作用,其生成量的多少反映了过氧化的程度。OH·还可通过与 DNA 或 RNA 上的嘌呤和嘧啶碱(双键)相互作用,引起 RNA 和 DNA 分子内部或分子之间的交联,从而影响 DNA 和 RNA 的正常功能。

**3. 过氧化氢($H_2O_2$)**　可通过 $O_2^{\bar{}}$ 的歧化反应生成,$2O_2^{\bar{}} + 2H^+ \longrightarrow H_2O_2 + O_2$,在有超氧化物歧化酶(superoxidc dismutase,SOD)存在的情况下,该反应速度可增加 109 倍。$H_2O_2$ 还可由尿酸氧化酶、单胺氧化酶、葡萄糖氧化酶及黄嘌呤氧化酶等催化 $O_2$ 双电子还原生成。$H_2O_2$ 不是氧自由基,其分子结构中不含有未配对的电子,但是它可以通过 Fenton 反应生成化学性质最活泼的 OH·,因此也属于强氧化剂。

**4. 单线态氧($^1O_2$)**　普通 $O_2$ 的外层轨道中有 2 个同向自旋的电子,其自旋多重度为 3[自旋多重度=各轨道电子自旋量子数的代数和×2+1,即(1/2+1/2)×2+1=3],称为三线态氧($^3O_2$)。当 $^3O_2$ 吸收一定能量被激活时,2 个电子的自旋方向相反,这时的电子自旋多重度为 1[(-1/2+1/2)×2+1=1],称为单线态氧($^1O_2$)。$^1O_2$ 可在某些自由基反应中形成,如 $O_2^{\bar{}} + OH \cdot \longrightarrow {}^1O_2 + OH^-$;某些光敏剂如核黄素、胆红素和视黄醛等,在一定波长光线的照射下,可吸收能量至"激发态",该激发能可传递给 $O_2$ 生成 $^1O_2$;某些酶促歧化反应如细胞色素 p450 可作用于 R 基过氧化物(—ROOH、烷或脂自由基)生成 $^1O_2$。$^1O_2$ 除了可引发脂质过氧化反应之外,还可触发其他自由基的损伤作用。

## (二)活性氮

活性氮以 NO 为主,还包括在其合成和代谢过程中生成的含氮自由基,如 NO 与 $O_2$ 反应生成的 ONOO·;NO 与 $O_2^{\bar{}}$ 生成的 $ONOO^-$ 及其质子化产物 ONOOH,后者还可继续转变为 ONOOH·。

**1. 一氧化氮(NO)**　是一种活性很强的气体自由基,在体内由一氧化氮合酶(nitric oxide synthase,NOS)催化底物 L-精氨酸生成,该反应需要 NADPH 和 $O_2$ 参与,辅助因子为 FAD、FMN 等,总反应式如下:

$$L\text{-}精氨酸 + O_2 \xrightarrow[\ NADPH \quad NADP^+\ ]{NOS} L\text{-}瓜氨酸 + NO$$

不同组织可表达不同的 NOS,目前已证实有三种亚型的 NOS,分别为神经元型 NOS(nNOS),内皮型 NOS(eNOS)和诱导型 NOS(iNOS)。前两种又称为内生型 NOS(cNOS),为 $Ca^{2+}$/钙调蛋白依赖型,在生理情况下可催化少量 NO 的生成,具有舒张血管和调节细胞信号转导的作用。诱导型 NOS(iNOS)为非 $Ca^{2+}$ 依赖型,广泛存在于巨噬细胞、中性粒细胞、肝细胞中,可诱导大量 NO 生成,具有细胞毒性作用。

**2. 过氧亚硝基阴离子($ONOO^-$)**　$ONOO^-$ 是 NO 的衍生物,由 NO 与 $O_2^{\bar{}}$ 反应生成,$NO + O_2^{\bar{}} \longrightarrow ONOO^-$。$ONOO^-$ 及其质子化产物 ONOOH 可使谷胱甘肽与抗坏血酸等丧失其抗氧化作用,具有比 NO 更大的潜在毒性。

# 二、自由基的生物学作用

正常生理情况下,体内存在少量的自由基,可参与调节许多重要的生理生化反应,但在某些致病因子的作用下,可使自由基大量产生,从而对机体造成损害。

## (一) 活性氧的生物学作用

活性氧参与了机体的正常代谢过程,与体内一些重要活性物质的合成和代谢有着密切的关系。如 $O_2^-$ 与 ATP 的生成有关,还可作为基质或中间体(inter-mediate)参与药物或毒物羟化反应等解毒过程;OH· 与前列腺素的合成有关。中性粒细胞和单核吞噬细胞被激活后,耗氧量明显增加,称为呼吸爆发(respiration burst)。其增加的耗氧量主要用于产生活性氧,从而杀灭病原微生物和肿瘤细胞等,与机体的防御功能有关。

**1. 清除病原微生物** 通过呼吸爆发,白细胞产生了大量的活性氧,包括 $O_2^-$、OH·、$^1O_2$ 和 $H_2O_2$,其中 $O_2^-$ 产生的过程为:

$$NADPH + 2O_2 \xrightarrow{\text{NADPH 氧化酶}} NADP^+ + H^+ + 2 O_2^-$$

上式中的 NADPH 氧化酶以跨膜形式存在于细胞膜上,反应产生的 $O_2^-$ 也是部分位于胞膜外,部分位于胞膜内。白细胞吞噬了细菌等病原微生物后,由胞膜将其包裹,形成吞噬小体。随之,胞膜的内外层发生翻转,使产生的 $O_2^-$ 全部释放于吞噬小体内,从而在局部形成高浓度的活性氧环境,不仅有利于杀灭致病微生物,还可使活性氧被局限于吞噬小体内,避免造成细胞其他结构的损伤。当白细胞不能够通过呼吸爆发产生大量活性氧时,其杀菌能力显著下降,成为许多慢性感染性疾病久治不愈的重要原因之一。

**2. 杀伤肿瘤细胞** 目前的研究结果提示,活性氧主要通过以下机制发挥其抑癌作用:①促进肿瘤细胞凋亡,细胞凋亡的死亡受体途径 Fas-FasL 和线粒体途径在很大程度上都依赖于活性氧;②引起肿瘤细胞坏死,由于肿瘤细胞对活性氧的敏感性较正常细胞高,所以活性氧能够选择性杀伤肿瘤细胞;③参与肿瘤细胞自噬性死亡过程,自噬(autophagy)也是一种细胞程序性死亡方式,氧化应激在某些特定条件下能够诱导细胞自噬。近年的研究发现,产生于线粒体中的活性氧可作为信号分子在肿瘤细胞的自噬过程中起重要作用。

**3. 解毒作用** 在细胞色素 P450 的作用下,NADPH 与 $O_2$ 相互作用产生的活性氧可以使部分有毒物质发生羟化反应,从而降低其毒性,并增加其极性,最终使代谢产物随尿液或胆汁排出体外。具体反应如下:

$$\text{有毒物质(SH)} + NADPH + H^+ + O_2 \xrightarrow{\text{Cyto P450}} SOH + NADP^+ + H_2O$$

## (二) 活性氮的生物学作用

氮自由基 NO 可激活鸟苷酸环化酶(GC),产生第二信使 cGMP,从而发挥广泛的生物学作用。

**1. 内皮依赖的血管舒张因子** 20 世纪 80 年代初,美国科学院院士、前药理学和实验治疗学学会主席 Robert F. Furchgott 发现血管内皮细胞通过释放一种被他命名为内皮源性舒张因子(endothelium-derived relaxing factor,EDRF)的物质来维持血管张力。此后,Furchgott 和 Louis J. Ignarro 发现 EDRF 实际上就是 NO。NO 舒张血管的基本机制为:血管神经末梢释放的乙酰胆碱作用于血管内皮细胞的 G 蛋白耦联受体,通过第二信使 $IP_3$ 引起细胞内 $Ca^{2+}$ 浓度增高,$Ca^{2+}$ 与钙调蛋白结合后刺激 NOS 催化 L-精氨酸氧化为瓜氨酸并释放 NO,NO 扩散进入附近的平滑肌细胞,刺激生成第二信使 cGMP,后者通过抑制平滑肌细胞收缩,最终导致血管舒张。

**2. 神经信使分子**　NO 可作为非肾上腺能、非胆碱能神经递质,在支配胃肠道、盆腔器官、气管、心血管平滑肌的自主神经系统中,参与胃肠蠕动和排尿控制等生理功能的调节;NO 还可以作为学习和记忆的信使分子,在相关的诸多神经活动中,如海马的长时程增强机制(long-term potentiation,LPT),发挥重要的作用。

**3. 免疫效应分子**　单核/巨噬细胞和中性粒细胞等非特异性免疫细胞中的 NOS 为 iNOS,可受致病微生物和 TNF 等细胞因子的诱导,从而引起 NO 的大量合成。此时合成的 NO 可以杀伤致病微生物和肿瘤细胞,成为一种重要的免疫效应分子。

因此,自由基对机体的作用具有双面性:一方面,体内的新陈代谢和许多生命活动都与自由基有着各种各样的联系,适量的自由基可参与调节机体的防御、解毒等过程,对于维持正常的生理结构和功能是必不可少的;另一方面,当某些因素打破了体内自由基生成和清除的动态平衡时,就会使自由基异常增多,并引起蛋白质和酶等生物大分子的损伤,进而引起疾病或者加速机体的老化。

# 三、自由基的清除

机体在产生自由基的同时,也通过抗氧化防御系统清除多余的自由基,以防止其对机体产生毒性作用。该系统包括抗氧化酶系统(SOD、CAT、GSH-PX 等)和脂溶性或水溶性的非酶性抗氧化剂。

## (一)抗氧化酶系统

**1. 超氧化物歧化酶**(superoxidc dismutase,SOD)　存在于所有有氧代谢的细胞内,以肝、肾、肾上腺和脾等器官中含量最高,是机体防御自由基损伤主要的抗氧化酶,对维持体内氧化与抗氧化的平衡具有重要作用。SOD 属于金属酶,其活性中心含有 Mn、Cu、Zn 或 Fe 等金属离子,主要功能是催化 $O_2^-$ 的歧化反应。因为 $O_2^-$ 通常为活性氧生成过程中的初始产物,SOD 也就被视为机体抵抗自由基损伤的第一道防线。

**2. 过氧化氢酶**(catalase,CAT)　广泛存在于各种组织细胞内,以肝和红细胞中最多,但脑组织和精子中缺乏该酶。CAT 亦属于金属酶,其活性中心含有 Fe-原卟啉辅基,其主要功能为催化 $H_2O_2$ 分解为 $H_2O$ 和 $O_2$,$2H_2O_2 \xrightarrow{CAT} 2H_2O + O_2$。

**3. 谷胱甘肽过氧化物酶**(glutathione peroxidase,GSH-Px)　是机体内广泛存在的一种过氧化物分解酶,它的活性中心是硒半胱氨酸。GSH-Px 的主要功能在于清除各种生物大分子的过氧化物,它能催化还原型谷胱甘肽(GSH)转变为氧化型谷胱甘肽(GSSG),使有毒的过氧化物还原成无毒的羟基化合物,从而保护细胞膜的结构和功能不受过氧化物的损害,其反应式为:

$$LOOH + 2GSH \xrightarrow{GSH-Px} GSSG + LOH + H_2O$$

GSH-Px 还具有与 CAT 相似的功能,可催化 $H_2O_2$ 分解为 $H_2O$ 和 $O_2$,但其效率远低于 CAT。在缺乏 CAT 的脑和精子中可替代该酶的作用。

## (二)非酶性抗氧化剂

**1. β-胡萝卜素**(β-cartenoids)　是维生素 A 的前体,为脂溶性抗氧化剂,对 $^1O_2$ 的清除具有较强的作用,可保护细胞免受光和光敏损伤。

**2. 维生素 E**　又名生育酚,属于脂溶性维生素,其主要的生理功能是阻断脂质过氧化反应,因而成为机体脂质相(细胞膜和脂蛋白)中重要的自由基清除剂。

**3. 维生素 C** 为水溶性维生素,是组织水相中主要的自由基清除剂,可清除 $O_2^-$、$OH \cdot$ 和 $^1O_2$;维生素 C 还可以与膜表面的维生素 E 耦联,从而还原已被氧化的维生素 E。但是维生素 C 作为一种还原剂,可将 $Fe^{3+}$ 还原为 $Fe^{2+}$,有可能通过促进 Fenton 反应,生成大量 $OH \cdot$,对机体造成损伤。

**4. 谷胱甘肽**(glutathione,GSH) 是细胞合成的水溶性抗氧化剂,通过其巯基氧化-还原态的转换,作为可逆的供氢体,主要在细胞内的水相中起到抗氧化的保护作用。

机体上述的抗氧化系统从预防、阻断和修复三个水平发挥防御作用,不断地清除自由基,使体内自由基的产生和清除处于动态平衡。若机体的抗氧化防御系统出现异常,可使自由基无法正常清除,并在体内堆积,从而导致生物大分子的损伤或相关疾病的发生。

# 第二节 自由基损伤

如前所述,在正常的生理情况下,体内自由基的生成和清除处于动态平衡。但是,当某些原因使自由基在体内生成过多和(或)清除不足时,自由基水平明显升高,则会引起细胞的损伤。如果损伤主要是由活性氧引起的,通常称为氧化应激(oxidative stress)。氧化应激是指活性氧的产生过多和(或)机体抗氧化能力减弱,导致体内活性氧增多,破坏了氧化/还原平衡,并引起细胞氧化损伤的病理过程。

# 一、活性氧对生物膜的损伤

生物膜的主要组成成分是脂质、蛋白质和糖类,其中脂质以磷脂为主,而磷脂多由多聚不饱和脂肪酸(polyunsaturated fatty acid,PUFA)组成,PUFA 有多个弱键和不饱和键,对自由基有很高的亲和力,因此,生物膜易受自由基的攻击而发生过氧化反应。

## (一)膜脂质过氧化反应

氧自由基作为主要的自由基,可引起细胞膜、线粒体膜、微粒体膜和溶酶体膜发生脂质过氧化反应,生成脂质过氧化物(lipid peroxidation,LPO),LPO 及其降解产物(醛类及烃类)可加重生物膜的损伤,造成以下结果。

**1. 生物膜损伤** 生物膜是脂质过氧化反应受损的主要部位。反应破坏了膜结构的稳定性和完整性,导致膜的液态性和流动性降低,而通透性增加,最终引起细胞坏死。

**2. 膜蛋白活性丧失** 脂质过氧化反应使膜脂质之间形成交联和聚合,抑制了位于膜上或细胞内蛋白的活性,如抑制钙泵、钠泵及 $Na^+/Ca^{2+}$ 交换系统等的功能,导致胞质中 $Ca^{2+}$、$Na^+$ 浓度升高,造成细胞内 $Ca^{2+}$ 超载和细胞水肿。脂质过氧化反应导致的膜液态性降低和膜成分的改变还可影响细胞信号转导分子在膜内的移动,造成细胞信号转导功能障碍,从而影响细胞的正常功能。

**3. 促进炎症反应** 膜脂质过氧化可激活磷脂酶 C、磷脂酶 D,分解膜磷脂并催化花生四烯酸的代谢反应,生成前列腺素、血栓素、白三烯等多种生物活性物质,促进细胞炎症反应的发生。

**4. 线粒体膜脂质过氧化** 线粒体膜的脂质过氧化反应可导致线粒体功能抑制,使 ATP 合成减少,维持细胞正常功能所需的能量不足,从而加重细胞损伤。此外,自由基可作用于细胞膜上的寡糖链中糖分子的羟基碳使之氧化成为不饱和碳基或二聚体引起细胞的多糖链破坏造成细胞自溶。如红细胞膜发生脂质过氧化损伤后,通透性增加,细胞变脆,易发生溶血。

## （二）多糖分子的氧化还原反应

细胞膜的表面除了镶嵌有各种蛋白质之外，有的蛋白质和脂质表面还连接着一些具有抗原性的多糖分子，这些多糖分子在细胞的抗原识别方面有着重要的功能。但由于多糖分子多是天然的还原剂，在自由基的作用下易发生氧化还原反应，导致多糖分子间的键氧化和断裂，使细胞的抗原识别能力受到严重的影响。

# 二、活性氧对蛋白质的损伤

蛋白质是自由基攻击的主要目标，引起氨基酸残基的修饰、交联，肽链的断裂和蛋白质变性等，从而使其丧失原有的结构和功能。

**1. 活性部位的修饰和交联** 蛋白质最易被氧化修饰的部位是巯基，活性氧可使巯基氧化，形成二硫键，不但破坏蛋白质的活性中心，还可通过交联反应形成二聚体或更大的聚合物，直接损伤蛋白质的功能，并导致酶的活性异常。

**2. 肽链断裂** 活性氧，尤其是 OH· 攻击蛋白质通常是夺电子反应（亦称为氢抽提），然后与 $O_2^-$ 反应，引起肽链断裂。

**3. 蛋白质变性** 变性蛋白质发生聚集，使分子量增大，可溶性降低，并可形成沉淀。

# 三、活性氧对核酸的损伤

自由基可使碱基羟化或造成 DNA 断裂，这种作用的 80% 由 OH· 所致，活性氧破坏了核酸分子的完整性，可引起遗传突变或造成细胞死亡。

## （一）细胞核 DNA 损伤

**1. 碱基修饰** 活性氧可与碱基发生加成反应，从而改变 DNA 的结构，影响遗传信息的正确表达。OH· 能与碱基杂环的双键加成，在嘧啶碱基的 $C^5$ 和 $C^6$ 位，分别生成 $C^5$·OH 和 $C^6$·OH 加合物自由基；也有研究表明，当 OH· 攻击嘌呤碱基时，加成反应可发生在 $C^4$、$C^5$ 和 $C^8$ 位上。OH· 还能与碱基发生电子转移，使 OH· 转变为 $OH_2^-$ 的同时，碱基变为相应的碱基自由基，从而造成碱基的损伤。

**2. DNA 断裂** DNA 链的断裂也是 DNA 损伤的主要表现之一。在 OH· 的攻击下，脱氧核糖遭到破坏，磷酸二酯键发生断裂或碱基破坏、脱落，从而引起 DNA 链的断裂。

**3. DNA-DNA、DNA-蛋白交联** 自由基对 DNA 的化学修饰可在 DNA 与 DNA 之间，也可在 DNA 与蛋白质之间形成共价结合，引起交联，从而导致 DNA 复制、转录障碍，使遗传信息的表达受阻。

## （二）线粒体 DNA 损伤

线粒体 DNA(mitochondrial DNA,mtDNA)是裸露的，没有跟组蛋白结合，因而对氧化应激和线粒体膜的脂质过氧化反应非常敏感，易造成碱基片段丢失、碱基修饰及插入突变等，从而导致线粒体的结构和功能障碍。线粒体是活性氧产生的主要部位，而 mtDNA 与线粒体的活性氧产生部位非常接近，有研究表明机体内的自由基水平与 mtDNA 的 8-羟基鸟嘌呤水平密切相关。

# 第三节　自由基与缺血-再灌注损伤

正常的血液循环是组织、细胞获得充足的氧和营养物质并排出代谢产物的保证,各种原因造成的组织血流量减少可引起缺血性损伤(ischemia injury),因此,及时恢复缺血组织的血液供应是减轻缺血性损伤的根本措施。但是,临床实践和动物实验观察到,在某些情况下,当组织恢复血液灌注后,细胞的结构损伤和功能代谢障碍反而加重。这种缺血组织恢复血液灌注后,缺血性损伤进一步加重的现象称为缺血-再灌注损伤(ischemia-reperfusion injury),简称再灌注损伤(reperfusion injury)。

## 一、概　述

### (一)自由基与缺血-再灌注损伤的发生机制

缺血-再灌注损伤的发生机制目前尚未完全阐明,自由基损伤、$Ca^{2+}$超载、白细胞的激活和微血管损伤等均被认为与缺血-再灌注损伤的发生有关。实验研究发现,缺血组织恢复血液灌注时,$O_2^-$、$OH\cdot$和$^1O_2$等活性氧产生增多,与此同时,机体对活性氧的清除能力也下降,使活性氧的水平明显增高,增多的活性氧造成了组织细胞的氧化损伤,这是缺血-再灌注损伤的主要发生机制之一。

### (二)缺血-再灌注时活性氧增多的机制

**1. 线粒体内氧自由基增多**　线粒体是活性氧产生的主要部位,在正常的生理情况下,98%的氧分子通过细胞色素氧化酶系统接受 4 个电子还原成水,同时释放能量(图 3-1)。

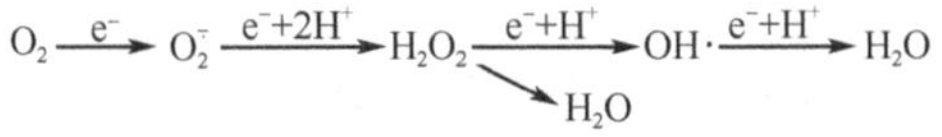

$$O_2 \xrightarrow{e^-} O_2^- \xrightarrow{e^-+2H^+} H_2O_2 \xrightarrow{e^-+H^+} OH\cdot \xrightarrow{e^-+H^+} H_2O$$
$$\searrow H_2O$$

图 3-1　线粒体电子传递过程

余下约 2% 的 $O_2$ 还原为 $O_2^-$、$H_2O_2$ 和 $OH\cdot$ 等活性氧,这些活性氧很快被体内的自由基清除系统清除。组织细胞缺血缺氧时,线粒体呼吸链酶复合体的电子传递能力下降,恢复血液灌注时为机体提供了大量的 $O_2$,但线粒体呼吸链上的酶活性却不能迅速恢复,更多的 $O_2$ 不能够接受四个电子还原成水,而是生成各种活性氧;此时,抗氧化酶的活性降低使活性氧的清除减少,也导致了活性氧的增多。因此,线粒体是缺血-再灌注时活性氧的主要来源。

**2. 血管内皮细胞内黄嘌呤氧化酶增多**　血管内皮细胞中富含黄嘌呤酶类,正常时以黄嘌呤脱氢酶(xanthine dehydrogenase,XD)为主。组织缺血缺氧时,细胞内 $Ca^{2+}$ 增加,激活了 $Ca^{2+}$ 依赖的蛋白酶,使 XD 转变为黄嘌呤氧化酶(xanthine oxidase XO);同时,因缺血缺氧能量合成障碍,ATP 发生降解,使其代谢产物次黄嘌呤生成增加。再灌注为组织提供了大量的 $O_2$,使缺血时积聚的次黄嘌呤在 XO 作用下生成黄嘌呤,后者继续生成尿酸,$O_2$ 接受了这两个过程释放的电子,生成了大量的 $O_2^-$ 和 $H_2O_2$,后者在金属离子的作用下形成更为活跃的 $OH\cdot$,从而造成组织损伤(图 3-2)。

**3. 白细胞的呼吸爆发**　组织缺血时,补体系统激活,同时,细胞膜分解产生 C3 片段、白三烯

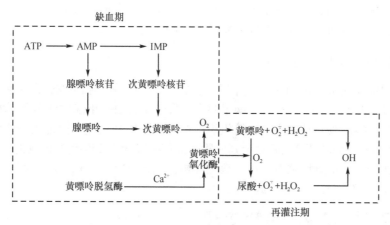

图3-2　黄嘌呤氧化酶途径引起活性氧生成增多的机制

等具有趋化活性的物质,可吸引并激活白细胞。再灌注时为白细胞的呼吸爆发提供了大量的 $O_2$,使活性氧的产生明显增加,从而对机体造成损伤。

**4. 儿茶酚胺的自氧化**　缺血-再灌注作为一种应激原,可以激活交感-肾上腺髓质系统,使儿茶酚胺释放增多,后者在自氧化过程中产生大量 $O_2^{\cdot-}$。

**5. iNOS 表达增强**　单核细胞和中性粒细胞中含有 iNOS,缺血-再灌注导致白细胞活化,在 iNOS 的作用下,生成大量 NO,其代谢产物 $ONOO^-$、HOONO 和 OH· 也增多,从而造成组织损伤。

## (三)活性氧增多引起组织损伤

如前所述,体内的活性氧明显增多时,可通过攻击生物膜、蛋白质和核酸,最终引起组织损伤(详见第三章第二节自由基损伤)。

# 二、不同器官的缺血-再灌注损伤

缺血-再灌注损伤可累计全身多个器官,其临床表现多样,个体差异很大,既可以表现为短暂的再灌注性心律失常,也可以发展至致死性多器官功能障碍综合征(multiple organ dysfunction syndrome,MODS)。

## (一)心肌缺血-再灌注损伤

心肌缺血-再灌注损伤最为常见。溶栓疗法、经皮冠状动脉介入治疗(percutaneous coronary intervention,PCI)、冠状动脉搭桥术(coronary artery bypass grafting,CABG)等都可能成为心肌缺血-再灌注损伤的发病原因。缺血心肌恢复血液灌流后,增加了氧自由基的生成,不但可以通过氧化应激直接造成心肌细胞的损伤,还可以触发心肌细胞的凋亡,引起细胞基底膜缺失、肌原纤维出现收缩带、肌丝断裂,以及线粒体肿胀和嵴断裂等超微结构的改变,最终导致心功能障碍。

**1. 心肌舒缩功能障碍**　主要表现为心排血量降低,左心室舒张末期压力(LVEDP)升高等。其机制除与活性氧、$Ca^{2+}$ 超载、能量代谢障碍等有关外,TNF-α 产生增多也是一个重要原因。临床研究发现,心肌再灌注损伤的患者血清 TNF-α 水平和心肌细胞 TNF-α mRNA 表达均有所增加,且心肌收缩力降低的程度与之呈剂量依赖关系。

**2. 再灌注性心律失常**(reperfusion arrhythmia)　心肌缺血-再灌注所致的心律失常发生率可

高达 80%,以室性心动过速和心室颤动最为常见。再灌注性心律失常的发生与再灌注前心肌缺血的时间长短有关,缺血时间过短或过长都不易发生再灌注损伤。

### (二) 脑缺血-再灌注损伤

脑缺血-再灌注损伤可见于脑外伤、中风、脑血管介入治疗等。脑组织代谢旺盛,对氧的需求量高,故对缺血、缺氧极为敏感。而且,脑组织中富含催化自由基生成的铁离子,却缺乏过氧化氢酶等抗氧化酶系统,使活性氧容易在脑组织中产生和聚集,加之神经细胞膜结构中又富含胆固醇和多种不饱和脂肪酸,因而,相对于其他器官,脑组织更易受到活性氧的攻击。脑缺血-再灌注损伤的主要表现为脑水肿、脑电图出现病理性慢波,以及梗死后出血等。临床表现包括为感觉、运动或意识的严重障碍,甚至引起死亡。

### (三) 其他器官的缺血-再灌注损伤

肺移植术和肺梗死等可引起肺缺血-再灌注损伤,主要表现为肺出血、肺动脉高压、肺水肿和急性呼吸功能衰竭等;肾移植、体外震波碎石等可引起肾缺血-再灌注损伤,主要表现为血清肌酐明显增高,肾功能不全等;肝切除术和肝移植等可引起肝缺血-再灌注损伤,主要表现为肝功能不全、转氨酶升高和凝血功能障碍等;肠套叠、肠扭转外科手术等可引起肠缺血-再灌注损伤,表现为黏膜损伤和屏障功能障碍,可引起全身性炎症反应综合征。

# 第四节 自由基与疾病

## 一、自由基与动脉粥样硬化

动脉粥样硬化是一种常见的动脉硬化性血管病。表现为大、中动脉内膜的脂质沉积、平滑肌细胞和基质增生、炎细胞浸润,内膜增厚和血栓形成,最终导致管腔狭窄,甚至完全闭塞,由于在动脉内膜积聚的脂质外观呈黄色粥样,因此称为动脉粥样硬化。目前研究认为,动脉粥样硬化从本质上是大、中动脉内膜的慢性炎性病变。近年来,自由基在该病中的作用受到越来越多的关注。自由基主要通过对脂蛋白的氧化修饰、氧化应激引起的血管内皮细胞损伤和细胞增殖几个方面参与动脉粥样硬化的发生与发展。

### (一) 脂蛋白的氧化修饰

氧自由基可氧化修饰脂蛋白,尤其是低密度脂蛋白(low density lipoprotein,LDL)产生氧化低密度脂蛋白(oxidized low density lipoprotein,ox-LDL)和丙二醛-低密度脂蛋白(MDA-LDL),在动脉粥样硬化的发病机制中起到重要的作用。

**1. 促进泡沫细胞的形成** 大量脂质沉积在吞噬细胞和平滑肌细胞中,使细胞内充满了形如泡沫的脂肪颗粒,并将细胞核和各种细胞器挤到细胞的一角,称为泡沫细胞。正常情况下,LDL被细胞表面的 LDL 受体识别后,通过内吞被摄入细胞内,摄入的脂质对 LDL 受体的表达具有负反馈调节作用,从而避免细胞摄入过多的脂质。但是,ox-LDL 不能够被 LDL 受体识别,而是被吞噬细胞表面的清道夫受体(scavenger)识别,该受体不受细胞内摄入脂质的负反馈调节,致使吞噬细胞过度摄入脂质,形成大量的泡沫细胞沉积于血管内膜。泡沫细胞脆性增大,极易破碎、死亡,其中的脂质释放到血管内膜中,形成脂质斑块。

**2. 血管内皮细胞损伤** ox-LDL 本身就是一种趋化因子,可吸引吞噬细胞积聚在血管内膜中;ox-LDL还可通过刺激黏附分子表达,使单核细胞、中性粒细胞和淋巴细胞黏附于内皮细胞,并诱导单核细胞和T淋巴细胞进入内皮层,从而导致血管内膜的炎性损伤,并通过白细胞的呼吸爆发,使$O_2^-$产生增加,内皮损伤进一步加重。

### (二)血管重构

自由基还可增加血管平滑肌细胞(vascular smooth muscle cell,VSMC)内神经鞘磷脂酶的活性、促进血管平滑肌细胞释放成纤维细胞生长因子(fibroblast growth factor,FGF),从而诱导平滑肌细胞和巨噬细胞的增殖,使血管发生重构,管壁增厚、变硬。自由基还可激活基质金属蛋白酶和基质降解酶,促进细胞外基质和胶原降解,严重时可导致粥样斑块破裂,从而引发不稳定心绞痛、急性心肌梗死,甚至猝死。

## 二、自由基与阿尔茨海默病

阿尔茨海默病(Alzhemier's disease,AD)是一种起病隐匿的进行性发展的神经退行性疾病。主要临床表现包括记忆障碍、失语、失用、失认及人格和行为改变,65岁以前发病者称早老性痴呆;65岁以后发病者称老年性痴呆。目前,全世界已有超过3500万AD患者,我国AD患者已超500万,随着人口老龄化的进程,AD患病人数将逐渐增多。AD患者脑组织的主要病理改变为大脑皮质和海马区出现β-淀粉样(β-amyloid,Aβ)斑块、神经元纤维缠结和突触丧失,其中Aβ斑块沉积为最主要的病理改变。AD的发病机制尚不明确,目前认为,氧化应激是引起AD发病的重要环节之一。

### (一)活性氧增多

脑组织的耗氧量约占机体总耗氧量的20%,在生理状态下即可产生大量活性氧,使神经元经常处于比其他组织细胞浓度更高的活性氧环境中,而脑组织缺乏过氧化氢酶等抗氧化酶系统。AD时,脑组织的抗氧化能力进一步减弱,从而使$O_2^-$、$H_2O_2$和$OH·$等活性氧明显增多。

### (二)脑组织损伤

活性氧可攻击蛋白质、核酸和脂质等各种生物大分子,造成脑细胞膜和细胞器的损伤,脑组织为拮抗自由基的作用,代偿性加速Aβ斑块的沉积,沉积的Aβ又继续产生活性氧,形成恶性循环。此外,Aβ本身也可引起膜脂质、蛋白和核酸等的过氧化反应,造成脑细胞损伤。活性氧还可直接氧化修饰p53,参与神经元的变性过程。此外,慢性氧化应激还可诱导tau蛋白磷酸化,参与神经元的损伤进程,从而促进了AD的进展。

### (三)神经元细胞凋亡

在小鼠皮质和海马细胞中加入Aβ物质后,神经元出现凋亡小体,电泳可见DNA梯状条带,说明AD患者神经元细胞发生了凋亡。已有的研究结果提示,AD早期时,活性氧进入神经元细胞核的过程中,可激活应激活化的蛋白激酶(stress-activated protein kinase,SAPK)通路。c-jun氨基端激酶(c-jun N-terminal kinases,JNK)/SAPK1和p38/SAPK 2是两种主要的SAPKs,活性氧可激活JNK和p38,引起蛋白水解和神经元细胞凋亡。AD晚期时,SAPK的激活在胞质内,主要与tau蛋白磷酸化和神经纤维缠结有关。

# 三、自由基与肿瘤

在引起肿瘤发生的多种因素中,化学因素是最为重要的因素。国际癌症研究中心曾提出80% ~ 90%的人类肿瘤是由化学物质引起的,而大部分化学致癌物在其代谢过程中都伴有自由基的产生。化学致癌物可通过单电子转移产生以 C、H、O 或 S 原子为中心的自由基,这些自由基攻击 DNA,造成多种形式的损伤,从而诱发肿瘤的形成。

## (一)肿瘤组织中自由基增多的机制

**1. 自由基产生增多** 各种化学物致癌物代谢过程中可产生大量自由基,自由基引起的细胞线粒体损伤可影响细胞色素电子传递链的功能,进一步促进自由基和活性氧的产生。

**2. 自由基清除不足** 肿瘤患者体内的抗氧化防御系统可发生异常,许多肿瘤患者的瘤细胞中缺乏氧自由基的清除系统。

## (二)自由基引起肿瘤发生发展的机制

**1. 自由基损伤** 自由基能引起致癌物质在人体内的扩展和连锁反应,过多的自由基可以和细胞内的生物大分子(如核酸、蛋白质、脂和糖类等)相互作用,尤其是自由基攻击核酸,造成遗传物质的损伤或结构改变,从而诱发肿瘤形成。

**2. 肿瘤细胞的过度增殖和转移** 自由基通过干扰正常的细胞信号转导系统,使细胞丧失了正常的接触抑制,从而发生过度增殖;自由基还能够促进肿瘤血管的生成,进而促进肿瘤的发生和转移。

**3. 自由基与免疫抑制** 已知某些致癌剂如二甲基亚硝胺及射线等都是强烈的脂质过氧化引发剂,可启动生物体内的脂质过氧化反应,过氧化反应及其代谢产物可直接或间接地引起免疫系统的损伤,造成免疫功能紊乱。研究表明,自由基还可抑制淋巴细胞的增殖和分化,并抑制其对刺激原的反应性。自由基作用于 K 细胞,可抑制其对靶细胞的识别能力和抗体依赖性细胞介导的细胞毒作用。此外,受自由基的影响,NK 细胞对肿瘤细胞的杀伤能力也显著减弱。因而,肿瘤患者的细胞免疫功能降低,而体液免疫功能亢进,导致"免疫监视"作用减弱或丧失,由此引起和促进肿瘤的发生和发展。

# 四、自由基与衰老

衰老是一个受多因素影响的、复杂的生理变化过程,是每个个体在成长过程中必然经历的阶段。研究表明,人类自 30 岁以后,各器官、组织和细胞的生理机制开始随年龄的增大出现不同程度的下降。衰老的过程是不可逆的,经过多年的研究,学者对衰老机制提出了诸如自由基学说、大脑衰退学说、免疫学说、神经内分泌学说、代谢废物积累学说、遗传学说、分子交联学说和营养学说等十几种学说。在众多学说中,较为主要和得到公认的是衰老的自由基学说。衰老的自由基学说是 Denham Harman 在 1956 年提出的,并因此获得诺贝尔奖提名。该学说认为衰老过程中的退行性变化是由细胞正常代谢过程中产生的自由基的有害作用造成的。

很多研究结果证明,许多物种 $O_2^-$ 和 $H_2O_2$ 的产生速率与其衰老密切相关,那些氧自由基产生速率低而清除机制完备的机体存活时间较长。对 7 种哺乳动物肾和心肌线粒体产生 OH· 和 $H_2O_2$ 的速率和最大寿命间关系的研究发现,自由基与最大寿命间呈高度负相关($r = -0.83 \sim -0.92$),在肝线粒体的相关实验中也发现了类似的现象,上述结果进一步证实自由基促进衰老。因此,自由基生成量越少,清除能力越强,最大寿命就越大,反之亦然。

## (一)衰老时自由基增多的机制

**1. 自由基产生增多** 线粒体是细胞代谢网络的中心枢纽。糖类、脂类及蛋白质代谢的最后阶段都在线粒体内经三羧酸循环完成氧化,同时利用线粒体内膜中一系列的电子载体(呼吸链),将能量储存在 ATP 的高能磷酸键,为生命提供约 90% 的能量。与此同时,线粒体也是自由基产生的主要场所。线粒体的功能随着年龄的增长而逐渐减退,电子传递链和 ATP 酶的活性降低,使更多的 $O_2$ 不能接受 4 个电子还原为水,而是生成 $O_2^-$、$H_2O_2$ 和 $OH \cdot$ 等活性氧,在哺乳动物和昆虫体内都发现了线粒体产成的自由基随年龄增加而增多。

**2. 自由基清除障碍** 研究发现,随着年龄的增长,机体对自由基的清除能力越来越弱,而使用自由基抑制剂和抗氧化剂可以延长细胞和动物的寿命。但导致自由基清除能力下降的具体机制目前并不清楚。

## (二)自由基损伤

**1. 脂质过氧化反应** 如前所述,生物膜富含脂质,是自由基最先攻击的部位。生物膜的脂质过氧化反应造成脂质双分子层结构破坏,使细胞膜功能受损,通透性增大,部分细胞器的功能也发生障碍。脂质过氧化物的降解产物丙二醛(MDA)可与氨基酸、核酸、蛋白质和磷脂等的游离氨基反应形成脂褐素,使生物分子内部或之间发生交联,蛋白质交联后形成无定型沉淀物,可蓄积于细胞质中,进一步加重损伤。

**2. 自由基对核酸的破坏作用** 自由基使 DNA 分子发生氧化、交联、断裂、突变及热稳定性改变等,可引起复制错误或无法分裂,进而严重影响遗传信息的正常表达。近年来,大量的研究证实 DNA 的氧化损伤与衰老有着密切的关系:①研究发现,DNA 氧化性损伤程度越严重,寿命越短,提示自由基引起的 DNA 损伤可导致衰老;②研究发现,机体对 DNA 损伤的修复能力随年龄增长而逐渐下降,致使 DNA 的损伤呈加重趋势,最终影响遗传信息的正确表达,引起衰老和死亡;③一些常见的老化相关疾病,如阿尔茨海默病、帕金森病,以及糖尿病患者的 DNA 极易受到自由基的攻击而发生损伤,而其 DNA 的修复能力通常明显降低,从而进一步证明了 DNA 损伤与衰老的关系。

**3. 自由基对蛋白质的破坏作用** 自由基造成的 DNA 损伤,使遗传信息无法正常表达,蛋白质的合成量减少甚至消失,这是老年性记忆力减退、智力障碍及肌肉萎缩等的重要原因之一。自由基还可直接引起蛋白质的氧化损伤,使蛋白质肽链断裂、蛋白质发生分子内或分子间的交联,以及蛋白质二级、三级和四级结构的破坏。自由基对蛋白质破坏作用的另一个表现就是使酶活性降低或丧失。此外,DNA 损伤造成的异常蛋白质表达和蛋白质的氧化修饰,可引起异常免疫应答,出现自身免疫反应,进一步加速了组织、器官的衰老。

**4. 线粒体功能障碍** mtDNA 没有组蛋白或其他蛋白的保护,又与活性氧的产生部位非常接近,因而极易受到自由基的攻击;另外,线粒体对损伤 DNA 缺乏修复功能,使得自由基引起的 mtDNA 损伤非常严重,由此产生的 DNA 突变比细胞核 DNA 大 17 倍。而且自由基的增多还可能引起 mtDNA 丢失,造成线粒体结构和功能的异常。其中尤为突出的是线粒体的氧化磷酸化功能逐渐减退,影响了细胞的能量代谢,造成组织、器官的功能衰退,而这正是生物衰老的重要特征之一。

总之,自由基在衰老进程中起着非常重要的作用。因此,如能减少自由基的生成并提高机体的抗氧化能力,有效维持两者之间的动态平衡,将会在一定程度上抑制衰老的进程。

# 第五节　自由基相关疾病的防治原则

合理应用抗氧化治疗减少自由基的产生、加快自由基的清除能够有效地抑制自由基对机体的损害作用,保护细胞的正常功能,从而预防和治疗自由基相关疾病。

## (一) 阻断自由基的来源

使用单克隆抗体清除循环中的 TNF,可以抑制白细胞的呼吸爆发,减少自由基的产生;使用肾上腺素能抑制剂可抑制交感-肾上腺髓质系统,有助于抑制氧化应激,减少自由基的产生;钙拮抗剂可减轻细胞内钙超载,抑制花生四烯酸的代谢强度,阻止黄嘌呤氧化酶的激活,也可减少自由基的产生。

## (二) 加快自由基的清除

**1. 抗氧化酶**　包括 SOD、CAT、GSH-PX 等。

**2. 小分子抗氧化剂**　主要是指非酶类清除剂,如维生素 C、维生素 A、维生素 E、胡萝卜素等。有研究还发现,中草药等天然产物中含有大量抗氧化有效成分,如人参皂苷 Rb1 和 Rg1 均有很强的抗氧化作用;海洋生物如螺旋藻的主要成分多糖能增加抗氧化酶的表达,减轻氧化应激情。

**3. 微量元素类**　硒(Se)为稀有微量元素,是谷胱甘肽过氧化物酶(GSH-PX)的活性部位。硒缺乏时 GSH-PX 的含量和活性降低,不利于体内自由基的清除;提高血清中硒的水平可使GSH-PX 的含量和活性提高。此外,有报道称青络锗(Ge-M10)和青络铜(Cu-M5)有较强的抑制氧自由基生成的作用,基础和临床试验证明,它们均具有较强的抗癌作用。

需要指出的是,自由基对机体的作用具有两面性,它既可以造成机体的氧化损伤,还可以通过其杀伤作用清除肿瘤等有害细胞。因此,在对肿瘤的过程中,应该注意把握时机,充分利用自由基的杀伤作用,变害为利,清除肿瘤细胞。已有研究报道,在肿瘤的综合治疗中采用"三氧疗法",利用氧自由基有效杀伤肿瘤细胞,取得了良好的治疗效果。

(孙鲁宁)

## 参 考 文 献

李素云,王立芹,郑稼琳,等 . 2007. 自由基与衰老的研究进展 . 中国老年学杂志,27(10):2046-2048.

李文斌 . 2013. 脑功能不全//王建枝,殷莲华 . 病理生理学 . 第八版 . 北京:人民卫生出版社,264-279.

李扬 . 2009. 缺血-再灌注损伤//张海鹏,吴丽玲 . 病理生理学 . 北京:高等教育出版社,243-266.

李勇,孔令青,高洪,等 . 2008. 自由基与疾病研究进展 . 动物医学进展,29(4):85-88.

孙远东,唐新科,刘丽莉 . 2008. 线粒体氧自由基和衰老的研究进展 . 湘潭师范学院学报(自然科学版),30(3):36-38.

王炳娟 . 2007. 氧自由基的分析研究进展 . 北京教育学院学报(自然科学版),2(1):3-7.

吴伟康 . 2005. 自由基与疾病//金惠铭 . 病理生理学 . 上海:复旦大学出版社,80-103.

杨惠玲,谢彦 . 2006. 自由基与肿瘤//杨惠玲,潘景轩,吴伟康 . 高级病理生理学 . 第二版 . 北京:科学出版社,353-368.

Luce K,Weil AC,Osiewacz HD. 2010. Mitochondrial protein quality control systems in aging and disease. Adv Exp Med Biol,694:108-125.

Roberts RA,Smith RA,Safe S,et al. 2010. Toxicological and pathophysiological roles of reactive oxygen and nitrogen species. Toxicology,276(2):85-94.

# 第四章　细胞因子与疾病

## 第一节　概　述

细胞因子(cytokine,CK)又称细胞素,是一类主要由免疫细胞产生和分泌、具有调节细胞功能的、高活性、多功能的蛋白质或小分子多肽。在免疫应答过程中,细胞因子对细胞间的相互作用及细胞的生长、分化和代谢都有主要的调控作用。

20世纪80年代以来有关细胞因子的研究进展迅速,许多新的细胞因子不断被发现和鉴定,作为特异性免疫和非特异性免疫反应的蛋白质,细胞因子是由多种细胞产生的多肽或低分子糖蛋白(<80 000),在人体内含量极微,在Pg水平就发挥作用。它们以自分泌、旁分泌或内分泌方式产生,与相应的细胞表面受体结合,在局部或全身发挥复杂的生物学效应。它们与疾病的关系日益受到人们的重视,它们的代谢异常和疾病的发生、发展有着密切的关系。

迄今已发现的细胞因子有六七十种之多,细胞因子常具有一因子多功能和多因子同功能的现象,这对细胞因子的命名和分类十分不便,目前为人们所公认的命名和分类有以下几类:①白介素(interleukin,IL);②肿瘤坏死因子(tumor necrosis factor,TNF);③干扰素(interfeon,IFN);④生长因子(growth factor);⑤趋化因子(chemokine);⑥集落刺激因子(colony stimulating factor,CSF);⑦神经营养因子(neurotrophin,NT)等。本章就部分细胞因子的定义、特性和作用做一简述。

## 一、白　介　素

白介素(IL)原来是指一类介导白细胞之间相互作用的物质,于1979年在第二次国际淋巴因子会议上将其统一命名为白细胞介素,现称白介素。按其发现的先后以阿拉伯数字排序,目前报道的已有IL-l～IL-18,有些了解尚不多。现简要介绍于表4-1。

**表4-1　IL的种类、特性和主要功能**

| 名称 | 相对分子质量($\times 10^3$) | 主要产生细胞 | 主要功能 |
|---|---|---|---|
| IL-1α | 17.5 | 巨噬细胞 | 活化T细胞、B细胞、内皮细胞、NK细胞,促进黏附分子 |
| IL-1β | 17.3 | 中性粒细胞 T细胞、B细胞 NK细胞 | 的表达,诱导IL-2、IL-8、TNF、IFN和CSF,诱导急性期蛋白 |
| IL-2 | 15.5 | Th1细胞 Tc细胞 NK细胞 | T细胞分化,诱导杀伤性T细胞分化,B细胞增殖和分化,诱导LAK细胞、TNF-β和IFN-γ等 |
| IL-3 | 28 | T细胞 | 诱导T细胞20α羟基类固醇脱氢酶表达,诱导NK细胞分化、B细胞前体细胞增殖分化、破骨细胞分化,具多功能CSP活性 |

续表

| 名称 | 相对分子质量(×10³) | 主要产生细胞 | 主要功能 |
|---|---|---|---|
| IL-4 | 15~19 | CD4⁺T 细胞<br>肥大细胞 | B 细胞活化和增殖,诱导 IgG1 和 IgE 表达,促进肥大细胞增殖,增强巨噬细胞、Tc 细胞功能,诱导 MHC Ⅱ 类抗原,抑制 Th1 细胞 |
| IL-5 | 46(23X2) | CD4⁺T 细胞<br>肥大细胞 | B 细胞增殖并分化为浆细胞,促嗜酸粒细胞分化,诱导 IL-2 受体表达,辅助诱导杀伤 T 细胞 |
| IL-6 | 21~28 | T 细胞<br>B 细胞<br>巨噬细胞<br>成纤维细胞<br>血管内皮细胞<br>胶质细胞<br>肾小球膜细胞 | B 细胞分化为抗体产生细胞,T 细胞增殖分化,诱导杀伤性 T 细胞,诱导急性期反应蛋白,促肾小球细胞增殖,诱导神经细胞分化,促进 ACTH 产生,促进多功能干细胞增殖,诱导巨核细胞分化 |
| IL-7 | 25 | 骨髓基质细胞<br>胸腺基质细胞<br>腺细胞 肾细胞 | 促进 B 细胞前体细胞、T 细胞增殖分化,增强杀伤性 T 细胞的活化,诱导 LAK 细胞,活化单核细胞 |
| IL-8 | 8 | 巨噬细胞<br>成纤维细胞<br>血管内皮细胞<br>中性粒细胞 | 活化中性粒细胞、中性粒细胞趋化因子、T 细胞、嗜酸粒细胞趋化、嗜碱粒细胞 |
| IL-9 | 40 | 肝细胞<br>CD4⁺T 细胞 | 促进 Th 细胞、肥大细胞、胎儿胸腺细胞、巨核性白血病细胞株增殖,红细胞系干细胞分化 |
| IL-10 | 19 | 巨噬细胞<br>Th2 细胞<br>CD8⁺T 细胞<br>B 细胞 | 抑制 Th1 细胞分泌细胞因子(IFN-γ、IL-2、TNF-α、GM-CSF等),促进 B 细胞、肥大细胞增殖和抗体生成 |
| IL-11 | 23 | 肥大细胞<br>骨髓基质细胞<br>成纤维细胞 | 促进浆细胞株增殖、B 细胞分化、造血干细胞增殖,诱导巨噬细胞、巨核细胞分化,抑制脂肪细胞分化 |
| IL-12 | 35~40 | B 细胞<br>巨噬细胞<br>Th2 细胞 | 协同 IL-2 促进 Tc 细胞、NK 细胞、LAK 细胞分化,诱导 Th1 细胞,抑制 Th2 细胞,促进 B 细胞免疫球蛋白产生和转型 |
| IL-13 | 17 | 活化 T 细胞 | 抑制巨噬细胞分泌细胞因子,促进 B 细胞增殖和表达 |
| IL-14 | | 活化 T 细胞 | 抑制 B 细胞增殖,抑制有丝分裂原诱生免疫球蛋白 |
| IL-15 | 14~15 | 除 T 细胞外的多种细胞 | 类似 IL-2 功能,抑制 T 细胞增殖,诱导 Tc 细胞、LAK 细胞增殖 |
| IL-16 | 14 | 外周血单核细胞<br>CD8⁺T 细胞 | 为 CD4⁺T 细胞趋化因子,促进 CD4⁺T 细胞活化 |
| IL-17 | | CD4⁺T 细胞克隆外周血活化 T 细胞 | 与 CD4⁺T 细胞功能有关 |
| IL-18 | | 活化 T 细胞<br>活化巨噬细胞 | 诱发 IFN-γ 和 G-CSF 的生成,抑制 IL-10 和活化 NK 细胞的生成 |

## 二、肿瘤坏死因子

1975 年 Carswell 等在接种了卡介苗(BCG)后再接种 CPS 的小鼠中发现一种能使肿瘤发生出血坏死的物质,并把其称为肿瘤坏死因子(TNF)。后来发现它有两种形式,α 和 β,前者是由巨噬细胞产生的,后者是由 T 细胞产生的,又称淋巴毒素(lymphotoxin,LT)。

重组 TNF-α 由 151 个氨基酸残基组成,相对分子质量为 17 000;TNF-β 由 171 个氨基酸残基组成,相对分子质量为 25 000。虽然两者的同源性仅 35%,但由于结合的受体相同,故其显示的生物学功能亦相同。

TNF-α 主要由激活的单核巨噬细胞产生。现已证明,T 细胞、B 细胞、NK 细胞也能分泌 TNF-α;TNF-β 由活化的 T 细胞产生,主要是 Th0 和 Th1 细胞,而 Th2 细胞不分泌。

TNF 的生物学功能包括:①对肿瘤细胞和病毒感染细胞有生长抑制和细胞毒作用;②激活中性粒细胞、巨噬细胞,增强它们的吞噬功能;③增强 T 细胞、B 细胞对抗原和丝裂原刺激的增殖反应;④诱导血管内皮细胞促进凝血,分泌 II-1、IL-6、CSF 等;⑤致热原、低血压和促炎反应;⑥促进肌肉、脂质分解,引起恶病质。

## 三、干　扰　素

干扰素(IFN)按抗原性分为 3 种,IFN-α、IFN-β 和 IFN-γ,近来发现有第 4 种 IFN-ω。IFN-α 至少又可分为 24 种亚型;IFN-β 有 $β_1$ 和 $β_2$ 两种亚型(IFN-$β_2$ 即 IL-6,无抗病毒活性)。根据 IFN 的受体结合特性,又可将 IFN 分为 I 型(α、β 和 ω)和 II 型(γ)。IFN-α 由 165~166 个氨基酸残基组成,相对分子质量为 15 000~20 000;IFN-β 由 166 个氨基酸残基组成,相对分子质量为 22 000~23 000;IFN-γ 由 146 个氨基酸残基组成,相对分子质量为 20 000(二聚体为 40 000)。

IFN-α 主要由白细胞、B 细胞产生;IFN-β 主要由二倍体成纤维细胞产生;IFN-γ 则由活化的 $CD_8^+T$ 细胞及 Th1 和 Th0 细胞产生。

IFN 的生物学活性很广泛。I 型 IFN 的作用有:①抗病毒作用,IFN-α、IFN-β 具有广谱抗病毒作用,它们并不直接杀灭病毒,而诱导宿主细胞产生多种酶来干扰病毒复制的各个环节,如病毒吸附、脱壳、核酸转录、蛋白合成、成熟释放等;②抑制某些细胞生长,如成纤维细胞、上皮细胞、内皮细胞和造血细胞等,可能机制为下调 c-myc,c-fos 和生长因子受体表达,使细胞停滞于 $G_0/G_1$ 期;③免疫调节作用,诱导主要组织相容性复合物(MHC)I 类分子表达,增强 NK 和 Tc 细胞的活性;④抗肿瘤作用,可能机制为直接抑制肿瘤细胞生长,增强抗肿瘤(MHC)免疫及改变宿主和肿瘤的关系。

II 型 IFN 的作用:主要为免疫调节作用,抗病毒作用较弱:①上调 I 类和 II 类分子表达;②活化巨噬细胞;③增强 Tc 和 NK 细胞活性,协同 IL-2 诱导 LAK 细胞;④上调血管内皮细胞表达 ICAM-1(CD54),促进淋巴细胞穿透血管进入炎区;⑤促进 B 和 Tc 细胞分化,并增强活性,抑制 Th2 细胞和 IL-4 产生并抑制 IL-4 活性;⑥促进 B 细胞分泌 IgG2a,抑制 IgG1、IgG2b、IgG3、IgE 的产生。

## 四、生　长　因　子

生长因子是血液和组织自身形成的多肽物质,通过与特定细胞表面受体结合把愈合所必需的物质聚集到创伤部位(即趋化作用)和诱导新细胞增殖(即促有丝分裂作用),从而促进创伤的愈合,此外,生长因子还具有许多其他的效应。现就部分生长因子及其特性、作用概述如下。

### (一) 表皮生长因子(epidermal growth factor,EGF)

最早发现的生长因子是小鼠 EGF(mEGF),其为一含 53 个氨基酸残基的单链多肽,相对分子质量为 6 045 000,有 3 个二硫键。以后发现的人 EGF(hEGF)与 mEGF 具有相同的生物学活性和抗原性,但理化性质不完全一样。

hEGF 主要由十二指肠腺、颌下腺创伤,并由血小板和巨噬细胞释放,几乎所有的体液中都有 EGF。

EGF 通过细胞膜上的 EGF 受体(EGFR)而发挥作用。EGF 的作用主要是促进细胞增殖并在细胞分化、新生血管形成和胚胎细胞生长方面起一定作用。EGF 的作用方式有以下特点:①EGF 不是由特殊腺体分泌,而是由多种组织细胞分泌;②EGF 无特异性靶细胞,靶细胞谱广;③EGF 通过旁分泌、自分泌和内分泌方式产生;④EGFR 不仅具有受体功能,还具激酶活性,能催化底物蛋白发生酪氨酸磷酸化。

### (二) 转化生长因子(transforming growth factor,TGF)

TGF 可分为五大类,其中研究较多的为 TGF-α、TGF-β。

**1. TGF-α** 其结构和功能与 EGF 密切相关,两者的核苷酸序列有 33% ~ 44% 的结构同源性,但 TGF-α 多肽比 EGF 少 3 个氨基酸,其受体亦为 EGFR。故两者的作用亦相同。因此有人认为两者为同一亚家族。

**2. TGF-β** 有 1~5 种,TGF-$\beta_1$~TGF-$\beta_5$,它们的氨基酸序列有 78% ~80% 的同源性。TGF-β 是由两个各含 112 个氨基酸的单体通过二硫键相连的同源二聚体,此为 TGF-β 的活性形式,相对分子质量为 25 000。

几乎所有细胞可分泌无活性的 TGF-β 前体蛋白。TGF-β 存在于人和哺乳动物的多种正常体细胞、胚胎细胞、造血细胞中。

TGF-β 有 3 种受体:TGF-β-R I 、-R II 和-R III,相对分子质量分别为 53 000、70 000~80 000、300 000,R I 和 R II 与信号传导有关,R III 与 TGF-β 储存有关。

TGF-β 的作用复杂,常表现出双向性。TGF-β 能促进细胞在软琼脂上生长,刺激间质细胞单层生长,对细胞外基质的产生有明显促进作用,如能引起胶原蛋白、Fn 增加;TGF-β 又是一个潜在的各种细胞的生长抑制剂,包括上皮细胞、内皮细胞、淋巴细胞、骨髓细胞等,这种抑制作用是可逆的。TGF-β 可能诱导某些细胞的凋亡。

### (三) 成纤维细胞生长因子(fibroblast frowth factor,FGF)

FGF 是体内分布最广的生长因子之一,有碱性(bFGF)和酸性(aFGF)两大类。它们的分子结构相似,约有 53% 的氨基酸序列相同,两者均为不含糖的 16 000 多肽。bFGF 分布较广,存在于血管内皮、血管平滑肌、心肌细胞及富含血管的组织中;aFGF 分布相对局限。FGF 的受体有两类,一类为高亲和力酪氨酸蛋白激酶类受体,另一类为低亲和力肝素样受体。FGF 在低浓度(1μg/ml)就能起作用,且作用广泛,能影响多种细胞的生长和分化,还具有促有丝分裂作用。

### (四) 胰岛素样生长因子(insuliolike growth faetor,IGF)

IGF 是一类生长激素(GH)依赖性生长因子,其分子结构与胰岛素原相似。IGF 有两种,即

IGF-1 和 IGF-2,前者主要存在于成人,后者存在于胎儿。IGF 由肝脏分泌,在血清中有较高的浓度,以自分泌、旁分泌和内分泌方式起作用。GH 对其起调节作用。

对 IGF-1 的研究较多,其由 70 个氨基酸组成,相对分子质量为 7 649。血中 IGF-1 95% ~ 99% 与 IGF 结合蛋白(IGFBP)结合,并失去活性,游离型 IGF-1 为主要活性形式,结合和游离的 IGF-1 可相互转化。现已知 IGFBP 至少有 6 种,与 IGF 有高度亲和力。

IGF 的作用由其受体介导,其作用包括:①促进生长,已证实 GH 的大部分促生长活性是由 IGF-1 介导完成的;②促物质代谢,在人体,IGF-1 能抑制胰岛素、C 肽、胰高血糖素及 GH 水平,抑制肝糖输出,降低血中游离脂肪酸的氨基酸水平;③促细胞分裂增殖,促进成纤维细胞复制,使成骨细胞和肌细胞进入高分化状态,还可能促进肾脏合成促红细胞生成素、神经轴突生长、肾基底膜蛋白合成、卵细胞成熟,刺激血管内皮细胞及平滑肌细胞增殖等作用。

### (五)血小板源性生长因子(plateet-drive growth raetor,PDGF)

PDGF 为一血小板释放物质,在血液凝固时由血小板 α 颗粒释放,是血液中细胞分裂素的重要来源。相对分子质量为 30 000,属阴离子糖蛋白,有 AB 两条链,可组成 PDGF-AA、PDGF-AB、PDGF-BB 三种异构体,它们以不同的亲和力和特性与细胞表面受体结合,并发挥作用。其中以 PDGF-BB 作用最强。人主要为 PDGF-AB。

PDGF 的作用主要有两方面,一是对白细胞和成纤维细胞的趋化性;二是促分裂特性,促进纤维形成的连续过程。此外,PDGF 可与其他因子协同作用,从而发挥其生理功能。在损伤愈合中,它亦是具有重要作用的生长因子之一。

# 五、趋 化 因 子

趋化因子为一超家族成员,根据其结构不同可分为 3 个亚族:CXC 亚族,又称 α 类;CC 亚族,又称 β 类;C 亚族,又称 γ 类(表 4-2)。CXC 亚族的分子特征为:氨基末端的 4 个半胱氨酸残基的前两个被一非保守氨基酸残基分隔开;CC 亚族的氨基末端的 4 个半胱氨酸为并列连接;C 亚族有一单独的氨基末端半胱氨酸。编码 CXC 亚族的基因群集于人类 4 号染色体长臂,其氨基酸水平的同源性为 20% ~ 50%;编码 CC 亚族的基因群集于人 17 号染色体,氨基酸水平的同源性为 28% ~ 45%;C 亚族基因定位于人 1 号染色体。这三类趋化因子亚族的同源性为 20% ~ 40%。

表 4-2  CXC、CC 和 C 趋化因子家族

**CXC chemokines**

**IL-8**

上皮源性中性粒细胞激活蛋白-78(epithelial neatrophil activating protein-78,ENA-78)

生长相关癌基因-α(growth-related oncogene-α,GRO-α)

生长相关癌基因-β(growth-related oncogene-β,GRO-β)

生长相关癌基因-γ(growth-related oncogene-γ,GRO-γ)

粒细胞趋化蛋白-2(granulocyte chemotactic protein-2,GCP-2)

血小板碱性蛋白(platelet basic protein,PBP)

结缔组织激活蛋白-Ⅲ(connective tissue activating protein-Ⅲ,CTAP-Ⅲ)

β-血栓球蛋白(β-thromboglobulin,β-TG)

中性粒细胞激活蛋白-2(neutrophil activating protein-2,NAP-2)

中性粒细胞激活蛋白-4(neutrophil activating protein-4,NAP-4)

血小板因子-4(platelet factor-4,PF-4)

续表

干扰素-γ 诱导蛋白-10( interferon-γ-inducible protein-10,IP-10)

干扰素-γ 诱导的单核因子( monokine induced by INF-7,MIG)

**CC chemokines**

单核细胞趋化蛋白-1( monocyte chemotactic protein-1,MCP-1)

单核细胞趋化蛋白-2( monocyte chemotactic protein-2,MCP-2)

单核细胞趋化蛋白-3( monocyte chemotactic protein-3,MCP-3)

巨噬细胞炎症蛋白-1α( macrophage inflammatory protein-1α,MIP-1α)

巨噬细胞炎症蛋白-1β( macrophage inflammatory protein-1β,MIP-1β)

激活正常 T 细胞表达和分泌的调节因子( regulated on activation normal T-cell expressed and secreted,RANTES)

**C chemokines**

lymphotactin

已发现许多细胞能产生趋化因子,包括单核细胞、肺泡巨噬细胞、中性粒细胞、血小板、嗜酸粒细胞、肥大细胞、T 淋巴细胞、NK 细胞、角化细胞、肾小球膜细胞、上皮细胞、肝细胞、成纤维细胞、平滑肌细胞、间皮细胞和内皮细胞等。这些细胞在同各种因子如病毒、细菌产物、IL-1、TNF、C5a、LTB4 和 IFNs 反应时产生趋化因子。

# 第二节　细胞因子与呼吸系统疾病

## 一、细胞因子与哮喘

支气管哮喘是以气道炎症和气道高反应性为主要特征的慢性非特异性炎症疾病,在这个疾病过程中,免疫细胞和炎性细胞在气道组织中的浸润(聚集、激活和释放)是主要的发病学特征,而在这些细胞浸润的整个过程中,细胞因子都起了很重要的作用。

### (一) 白介素-4( IL-4) 与哮喘

新近的研究表明,过敏性哮喘的发生离不开 Th2 细胞所分泌的细胞因子的重要作用。Th2 细胞主要产生 IL-4、IL-5、IL-6 和 IL-10,它们作用于抗体生成和过敏反应过程。而 Th1 细胞主要产生 IL-2、TNF-β 和 IFN-γ,它们作用于迟发型超敏反应可提高细胞毒性。Th1 和 Th2 均能产生 IL-3 和 GM-GSF。在哮喘反应中,IL-3、IL-5、GM-CSF 和 IL-4 的作用最为突出,其中又以 IL-4 的作用显得最为重要,主要表现在以下几个方面:

**1. 诱导 IgE 的产生**　IgE 在支气管哮喘的发病中是一个重要的关键因素。气道高反应的机制之一是 IgE 依赖性的肥大细胞脱颗粒,IgE 通过与多种炎症细胞的高亲和力和(或)低亲和力抗体结合,在过敏原的诱导下,引发这些细胞释放各种炎症介质。而 IL-4 在过敏原诱导 IgE 产生中起着必要的中间介导作用。小鼠的体外实验证实,IL4 是 B 细胞产生 IgE 所需的唯一必需因子。在缺乏 IL-4 的小鼠体内,T 细胞、B 细胞发育正常,而产生 IgE 的功能障碍。在经免疫的 IL-4 缺乏小鼠,由于其肥大细胞和携带低亲和力 IgE 受体的炎症细胞未被致敏,因此,在由 5-羟色胺引发的支气管反应中,抗原诱导 IgE 的升高将消失。在过敏性气道炎症和高反应鼠类模型中观察到,Th 细胞直接控制抗原诱导的气道高反应。体内 Th2 反应的发生和 Th2 细胞介导的特定组织炎症均需要 IL-4。因此,IL-4 的缺损可造成支气管中 Th2 反应的减弱。导致过敏性气道炎症的消弱和过敏原诱导支气管高反应能力的丧失。

**2. 诱导 CD23 表达**　CD23 即低亲和力 IgE 受体(FcεRⅡ),为一 45 000 的糖蛋白,有两种亚型,FcεRⅡα 和 FcεRⅡβ,它们分别由 B 细胞和单核细胞表达。CD23 可插入 IgE 结合因子(为一种可溶性片段)而组成多功能分子,实现对 IgE 合成、B 细胞自分泌生长和胸腺细胞成熟的调控。已确定,人重组 IL-4 是正常人单核细胞 CD23 的重要诱导物。在过敏性患者中,IL-4 对 B 细胞和单核细胞表达和合成 CD23 均具有调控作用。IL-4 可同时诱导哮喘患者和正常人单核细胞 CD23 的表达增加。IL-4 能提高 B 细胞和巨噬细胞(Mφ 中)CD23 的表达水平,这可说明为什么哮喘患者肺泡巨噬细胞 CD23 的表达量是增多的。由于巨噬细胞具有 CD23,而且能以一种依赖 IgE 的方式被激活,并分泌各种炎症介质,如血栓素 $A_2$(TXA$_2$)、前列腺素 $D_2$(PGD$_2$)、白三烯 $B_4$(LTB$_4$)及 TNF 和 IL-1 等细胞因子,因此,巨噬细胞是一种重要的哮喘初始细胞。IL-4 能维持高水平的 CD23,而后者在过敏性疾病中对巨噬细胞分泌炎症介质起了至关重要的介导作用。可见 IL-4 在哮喘发病中的重要性。

**3. 诱导嗜酸粒细胞聚集**　研究发现给小鼠腹腔注射 IL-4 可导致嗜酸粒细胞的聚集,而皮下注射 IL-4 则可诱导嗜酸粒细胞特征性浸润。在过敏性炎症中,也发现 IL-4 可诱导嗜酸粒细胞迁移。已知,IL-5 能启动嗜酸粒细胞的生长和分化,它与 IL-3 和 GM-CSF 共同被称为嗜酸粒细胞分化因子。在 IL-4 缺乏的小鼠中观察到,CD4$^+$细胞经刺激后,IL-5 和 IL-10 产生明显减少,并出现 IL-5 依赖性的嗜酸粒细胞聚集作用减弱,表明 IL-5 的作用依赖于 IL-4。

**4. 诱导血管细胞间黏附分子-1 的表达**　血管细胞间黏附分子-1(VCAM-1)由内皮细胞合成,位于细胞表面,其作用为介导嗜酸和嗜碱粒细胞等具有黏附受体的细胞黏附于内皮细胞。近年来,黏附分子在哮喘发病中的作用日益受到重视,IL-4 可提高内皮细胞表达 VCAM-1 的表达,因此,可加强嗜酸和嗜碱粒细胞对内皮细胞的黏附介导作用。VCAM-1 的受体是整合素 VLA-4(α4β1),后者可在 T 细胞、B 细胞和单核细胞大量表达,以促进淋巴细胞与活化的内皮细胞黏附。

**5. 调控 Th2 的定向分化**　前已述及,Th2 细胞在哮喘中的作用是必不可少的。IL-4 是使幼稚 T 细胞(Th0)定向分化为 Th2 细胞的唯一调控因子。因此,没有 IL-4,Th0 就不能定向分化为 Th2 细胞,也不能产生在哮喘发病中起重要作用的各种 Th2 细胞因子。在 IL-4 缺乏小鼠的体外刺激研究发现,CD4$^+$T 细胞分泌 IL-5 和 IL-10 明显减少,并导致 IL-5 依赖性的嗜酸粒细胞聚集作用明显减弱,这表明 Th2 细胞的定向分化受到阻遏。

**6. 诱导 Th2 细胞,抑制 Th1 细胞**　在 Th1 和 Th2 细胞间存在相互制约机制。IL-4 促进 Th2 细胞的发育和分化,同时抑制 Th1 细胞的效应能力。Th1 细胞的分化能被 IFN-γ、TNR-β 和 IL-12 诱导,并产生 Th1 细胞因子。IFN-γ 能抑制 Th2 细胞的分化发育,同时刺激 Th1 产生更多的 IFN-γ,产生放大效应。IFN-γ 和 IL-12 有助于 Th1 细胞的产生和维持,并阻碍 Th2 引发的过敏反应。然而在调控气道黏膜 Th2 的免疫反应中,IL-4 和 IL-5 比 IFN-γ 更为重要。此外,IL-4 和 IL-10 可抑制 Th1 的增殖和功能,特别是抑制 IFN-γ 的产生及其效应。

## (二)白介素-8(IL-8)与哮喘

IL-8 属趋化因子超家族成员,其功能为通过靶细胞表面的 IL-8 受体实现对靶细胞的趋化作用。在中性粒细胞、嗜酸粒细胞、T 淋巴细胞、单核细胞、肿瘤浸润细胞和嗜碱粒细胞表面均有 IL-8 受体的表达。因此,在以气道炎症和高敏反应为特征的哮喘中,IL-8 的作用理所当然地受到了人们的重视。

**1. 哮喘患者 IL-8 水平升高**　许多研究证实,正常人、无哮喘的过敏体质者与哮喘患者相比,后者的痰液、鼻腔灌洗液和支气管肺泡灌洗液(BALF)中的 IL-8 水平明显高于前两者,并且近期常发作患者远高于近期少发作患者,正在发作患者高于未发作患者。而过敏体质者与正常人之间无明显差异。对哮喘患者的 BALF 成分分析发现,IL-8 的水平较对照组高出几乎 8 倍以上。还发现,BALF 中的嗜酸粒细胞数目显著增多,且与 IL-8 浓度呈正相关。当哮喘患者接触臭氧或病毒感染后,在出现第一秒用力肺活量降低、气道阻力增加及哮喘症状的同时,BALF 中 IL-8 浓度亦明显升高,表明 IL-8 与哮喘发作存在密切关系。

**2. 哮喘患者 IL-8 的来源** 哮喘患者发病过程中,IL-8 显著升高的来源有以下几个途径。①支气管上皮细胞:支气管上皮细胞长期以来一直被认为是炎症细胞的靶细胞而不具有任何效应。然而,最近的资料表明,动物和人类支气管上皮细胞能产生炎症细胞趋化因子和影响粒细胞及 B 细胞、T 细胞激活的因子。哮喘患者的支气管黏膜活检标本及 BALF 中的支气管上皮细胞的免疫组化染色发现,细胞内存在 IL-8 蛋白,且阳性率明显高于正常人。当支气管上皮细胞同 IL-1β、TNF-α、弹性蛋白酶、组胺共同孵育时,可使支气管上皮细胞 IL-8 的释放量明显增加。此外,在 IL-1β 存在下,支气管上皮细胞可产生对中性粒细胞的趋化活性,并且这种趋化活性可被 IL-8 单抗所抑制,这表明支气管上皮细胞对中性粒细胞趋化的效应是由 IL-1β 诱导支气管上皮细胞分泌 IL-8 而实现的。②肺泡巨噬细胞、单核细胞:在体外培养的肺泡巨噬细胞和外周血单核细胞的培养上清中发现有 IL-8 存在。这两种细胞受到脂多糖(LPS)的刺激时,可使哮喘患者的 IL-8 的分泌量显著高于正常人。③肥大细胞:用不成熟型肥大细胞 HACL 细胞刺激肥大细胞,可使肥大细胞中 IL-8mRNA 在刺激后 1h 开始表达,并可持续 48h,并证实这种作用是直接的,而不是通过其他新合成的蛋白质间接起作用的。IL-8mRNA 48h 持续表达表明了 IL-8mRNA 的稳定性和 mRNA 降解酶的抑制。此外,激活肥大细胞表面的腺苷 $A_{2b}$ 受体,可导致肥大细胞释放 IL-8。④嗜酸粒细胞:在哮喘患者的外周血嗜酸粒细胞中 IL-8 和 IL-8mRNA 表达均见上调。在用 GM-CSF、RANTES 或血小板激活因子(PAF)、PHA 刺激嗜酸粒细胞后,可发现后者释放 IL-8 明显增加,且在哮喘时更为显著。

**3. IL-8 在哮喘发病中的作用** ①IL-8 可诱导支气管平滑肌痉挛,其作用机制可能是 IL-8 通过激活中性粒细胞而实现的。IL-8 对中性粒细胞具有显著的趋化活性,并对中性粒细胞的全程反应均有诱导和易化作用,包括:活化 4-磷脂酰肌醇激酶,激活中性粒细胞微丝,促进其游走;诱导中性粒细胞发生形态改变,并表达表面黏附分子,加强其与内皮细胞的黏附,并促进其穿越内皮细胞;激活还原型辅酶 1(NADPH)氧化酶和磷脂酶 $A_2$;引发呼吸爆发,释放大量氧自由基和花生四烯酸代谢产物(PG、$TB_4$ 等),引起气道高反应和损伤;诱导中性粒细胞脱颗粒,释放蛋白水解酶,导致局部损伤。在由 IL-8 诱导的气道高反应患者的 BALF 和组织活检中,均以中性粒细胞为主。此外,在稳定型哮喘患者的 BALF 中,中性粒细胞所占比例与气道高反应程度呈正相关。中性粒细胞还可损伤气道上皮,引起上皮从基膜上脱落。②IL-8 趋化嗜酸粒细胞在气道黏膜聚集、浸润,嗜酸粒细胞可释放阳离子蛋白(ECP)、毒性蛋白(ENP)。许多研究表明,在 BALF 中 IL-8 水平与 ECP 呈正比,因此,IL-8 在 ECP 的释放中起了诱导和促进作用。③IL-8 具有组胺释放因子的作用,在 IL-3 存在时,IL-8 可引起嗜碱粒细胞脱颗粒,释放组胺和白三烯 $C_4$($LTC_4$),介导一种不依赖于 IgE 的气道高反应。④IL-8 可引起呼吸膜通透性增加。以 BALF/血清的 $\alpha_2$ 微球蛋白值作为呼吸膜通透性的参数,可发现 IL-8 与该比值呈明显正相关,表明 IL-8 在引起呼吸膜通透性增高中起重要作用。

## (三) 白介素-10(IL-10)与哮喘

IL-10 在哮喘中的作用与上述其他细胞因子不同,对哮喘的发生发展有负调控作用。

**1. IL-10 在哮喘发病中的作用** IL-10 能抑制多种细胞合成其他细胞因子,对哮喘的治疗、转归具有重要意义。IL-1 是参与气道炎症反应的重要因子之一,主要来自气道及肺泡巨噬细胞,IL-10 能促进骨髓单核细胞合成 IL-1 受体拮抗剂(IL-1RA),在培养的骨髓单核细胞中加入 IL-10 可使其合成和释放 IL-1RA 的量比对照组高 10 倍。此外,IL-10 可使 IgE、内毒素等刺激肥大细胞合成和释放 IL-6 和 TNF-α 的能力明显削弱。IL-10 还可抑制 T 淋巴细胞合成和释放 IFN-γ。在哮喘患者的 BALF 中发现,IL-10 水平显著低于正常人。哮喘患者的外周血单核细胞无论受到刺激与否,其合成和释放 IL-10 的量均低于正常人。RNA-PCR 结果提示,迟发型哮喘反应中 IL-10 减少是由于 IL-10 mRNA 转录受抑制所致。因此,哮喘患者体内合成和释放 IL-10 减少将导致炎症前细胞因子合成和释放增加,从而加重哮喘。此外,在哮喘患者的炎症局部,NO 明显增多,尽管 NO 有舒张支气管平滑肌的作用,但过多的 NO 可使气道黏膜血管扩张,并产生自由基对气道造成更严重的损伤,而 IL-10 能明显抑制鼠巨噬细胞合成及释放 NO,从而减轻气道炎症反应。

**2. IL-10 与哮喘的治疗**　糖皮质激素和茶碱用于哮喘的治疗已有数十年的历史,但两者的作用机制尚未完全明了。近年来研究表明,低浓度糖皮质激素即可诱导人 CD4$^+$4.5RO$^-$幼稚型和 CD4$^+$4.5RO$^+$记忆型 T 细胞合成和释放大量 IL-10,而 IL-5、IFN-γ 及 IL-4 浓度较低;而不使用糖皮质激素时,效应 T 细胞则产生大量的炎症前细胞因子,如 IL-5 及 IFN-γ 等。在哮喘患者外周血单核细胞培养体系中 IL-10 的浓度极低(0.35±0.08μg/ml),而加入茶碱后,其浓度可升高至 0.98±0.16μg/ml。茶碱能明显抑制 IFN-γ 的产生和轻微抑制 TNF-α 的合成,这些均与 IL-10 有密切关系。这些资料表明,糖皮质激素和茶碱治疗哮喘的机制可能由 IL-10 来介导。

### (四) 白介素-6(IL-6)与哮喘

IL-6 是一种多功能细胞因子,具有广泛的生物学活性,其代谢失调与多种疾病的发生有关。在症状性哮喘的患者,其支气管上皮细胞 IL-6 基因表达增加,培养上清中 IL-6 含量也明显增加,并且这种基因表达的上调作用可被糖皮质激素抑制。在非过敏性哮喘患者的 BALF 中 IL-6 水平较正常对照明显增高,且 IL-6 主要由气道非纤毛上皮细胞和(或)单核细胞产生,故认为,IL-6 在局部产生增加,并在哮喘气道炎症反应中起重要作用。在支气管受过敏原刺激后发生迟发哮喘反应的患者,其肺泡巨噬细胞培养上清中的 IL-6 含量明显高于正常对照,且与 TNF-α 呈正相关。表明肺泡巨噬细胞经过敏原刺激后被激活,产生 IL-6 和其他细胞因子而参与气道炎症和迟发型哮喘的发生。

### (五) 趋化因子与哮喘

参与哮喘的非特异性炎症反应的细胞主要有单核/巨噬细胞、嗜酸粒细胞、嗜碱粒细胞、中性粒细胞、淋巴细胞、肥大细胞、气道上皮细胞和血小板等。不同亚族的趋化因子通过特异性调节不同炎症细胞的功能,影响哮喘的发生和发展。

**1. CXC 趋化因子的作用**　CXC 的主要靶细胞为中性粒细胞,各趋化因子间的生物学效应虽有差异,如 GRO-α 对中性粒细胞的趋化活性为 IL-8 的 10 倍,但活化和诱导中性粒细胞脱颗粒反应的能力则不如 IL-8。但总体来看均与 IL-8 相似,故详细情况见本节的 IL-8 与哮喘。

**2. CC 趋化因子的作用**　CC 趋化因子的主要靶细胞是单核细胞、巨噬细胞、淋巴细胞、嗜酸粒细胞和嗜碱粒细胞等。嗜酸和嗜碱粒细胞是参与哮喘变态反应性炎症的关键细胞。嗜酸粒细胞在过敏性气道炎症中的聚集和激活已被认为是引起支气管黏膜损伤和气道阻塞的主要细胞。MIF-α、RANTES、eotaxin 和 MCP-3 在体外是强烈的嗜酸粒细胞趋化因子。在 BALF 中的嗜酸粒细胞产物,包括主要碱性蛋白(MDP)、ECP 和嗜酸粒细胞源性神经毒素(EDN)含量显著升高,可致气道高反应。嗜碱粒细胞在变应原刺激下可释放组胺,LTs(B4、C4、D4、E4)和 PGD$_2$ 等炎症介质,引起支气管平滑肌痉挛和气道高反应,但在早期 BALF 中嗜碱粒细胞并无变化,晚期则明显增加,且能持久地释放组胺,表明嗜碱粒细胞在哮喘的晚期反应中起重要作用。MCR-1、MCR-2、MCR-3 均可诱导单核巨噬细胞游走和浸润。MCP-1 还可使单核巨噬细胞发生 Ca$^{2+}$ 超载,产生氧自由基,释放溶酶体酶,造成局部组织损伤。RANTES 对未被活化的 CD4$^+$/CD45RO$^+$ 记忆 T 细胞和活化的未经抗原刺激的(naive)T 细胞和记忆性 T 细胞均具趋化作用。MIP-1 以对 B 细胞、细胞毒性 T 细胞及 CD4$^+$T 细胞有趋化作用;MIR-lβ 虽较 MIP-1α 作用弱,但可选择性趋化 CD4$^+$T 细胞,尤其是 naiveT 细胞,并诱导 T 细胞黏附,淋巴细胞向炎症区聚集并被激活,启动变态反应性炎症反应。

### (六) 其他细胞因子与哮喘

IL-3、IL-5 和 GM-CSF 在哮喘炎性反应中的作用非常显著,哮喘患者的支气管黏膜、BALF 及外周血中都有这 3 种细胞因子的水平升高。IL-3 和 IL-5 能延长嗜酸粒细胞的存活时间,促使嗜酸粒细胞释放白三烯,增强其细胞毒性,并刺激嗜酸粒细胞向活化型转化,诱导其向炎症部位聚集,发挥病理损伤效应。此外,IL-3 和 GM-CSF 不但作用于嗜酸粒细胞,而且作用于中性粒细胞和肥大细胞。这些细胞因子对嗜酸粒细胞及其他炎症细胞反应的调控作用,是哮喘发病过程中的重要免疫事件,是启动哮喘气道炎症并使其持续存在的关键因素。

# 二、细胞因子与急性呼吸窘迫综合征

急性呼吸窘迫综合征(ARDS)是一种以急性弥漫性肺实质(主要为肺泡膜)损伤为特征的综合征,发病机制错综复杂,临床表现主要为肺顺应性下降和难以纠正的进行性低氧血症,平均死亡率高达 50% ~ 60%。近年来,炎症介质,尤其是细胞因子在 ARDS 发病中的作用日益受到重视,其中 TNF 和 IL-1、IL-6、IL-8 在 ARDS 发病中的作用尤为重要。IL-8 是新近被更为关注的与 ARDS 发病密切相关的细胞因子。

**1. ARDS 时 IL-8 的水平变化** 许多研究资料表明,ARDS 患者的血浆和 BALF 中的 IL-8 水平均明显升高。但也有报道不升高。IL-8 水平在 ARDS 中缺乏特异性,如 ARDS 和肺炎患者 IL-8 均升高,而以 ARDS 伴肺炎者更高。ARDS 患者与非 ARDS 患者之间 IL-8 水平差异无统计学意义。在 ARDS 晚期,血 IL-8 与 BALF IL-8 水平相平行,但后者高于前者,这是由于肺局部产生 IL-8 占优势所致。对一组 ARDS 患者的临床研究显示,ARDS 患者 BALF IL-8 高达 521±484pg/ml,正常对照为 32±29pg/ml,而慢性阻塞性肺部疾病(COPD)对照组为 7±10pg/ml,ARDS 组较对照组增高($P<0.002$)。ARDS 与重症肺炎的 BALF IL-8 在早期均升高,但两者无明显差异,在晚期,重症肺炎的 BALF IL-8 显著降低,而 ARDS 则仍然是升高的。

**2. IL-8 在 ARDS 发病中的作用** IL-8 在 ARDS 发病中的作用与中性粒细胞在肺中的聚集和激活关系密切,主要表现如下。①趋化、聚集中性粒细胞:如前所述,IL-8 为一重要的趋化因子,其主要靶细胞为中性粒细胞,其对中性粒细胞的作用强于 C5a 和 LTB$_4$,这是因为 IL-8 不被血清灭活,故在局部的作用时间持久。静脉注射 IL-8 可迅速增加循环血中的中性粒细胞数,中性粒细胞的最大游走率提高 8 倍,而聚集的中性粒细胞本身亦是 IL-8 的来源,如此可形成恶性循环。体外研究表明,IL-8 可增加 L-选择素、白细胞黏附分子-1(LAM-1)的表达,促进整合素介导的中性粒细胞与内皮细胞的黏附,还可通过刺激磷脂酰肌醇-4-激酶途径,导致快速、持久的中性粒细胞肌动蛋白聚合和微丝等细胞动力装置改变,从而有助于中性粒细胞跨内皮向肺内浸润,造成肺损伤。②激活中性粒细胞,导致急性肺损伤:在体外,IL-8 呈剂量依赖性地刺激中性粒细胞脱颗粒,引起呼吸爆发,产生活性氧,并能激活花生四烯酸-5-脂氧化酶,产生 LTs,导致血管通透性增加,血浆及蛋白渗出。最近的实验显示,将兔 IL-8 注入兔关节腔可引起大量中性粒细胞的聚集,并有呈正比数量的弹性蛋白酶的释放和软骨破坏;而将 IL-8 注入预先耗竭中性粒细胞的兔关节腔,则不出现上述结果。表明 IL-8 可活化中性粒细胞,释放蛋白水解酶等炎症介质,参与急性肺损伤的发生。

**3. IL-8 抗体在 ARDS 防治中的作用**　既然 IL-8 在 ARDS 的发病中有如此重要的作用,则可以想象,IL-8 的抗体应可以有助于 ARDS 的防治。尽管这方面的研究较少,但已有实验显示,在以 IgG 免疫复合物诱发 ARDS 的小鼠模型中,应用 IL-8 单克隆抗体能显著抑制白细胞聚集、肺通透性改变和出血。此外,IL-8 单抗还能降低肺缺血-再灌注损伤时 BALF 中的中性粒细胞数,减少肺泡腔中的纤维蛋白渗出和肺泡结构破坏。因此,IL-8 在 ARDS 中的防治可能有广阔的前景。

**4. IL-8 与 ARDS 的预后**　IL-8 不仅参与 ARDS 的发病,而且与 ARDS 的病情严重程度呈正相关。有资料表明,ARDS 的 BALF 中的 IL-8 水平在发病后 24h,存活组和死亡组无显著差异,而发病后 4 日,死亡组的 BALF 中的 IL-8 水平显著高于存活组($P<0.005$)。另一项临床观察也显示,BALF IL-8 水平在死亡组为 $97\sim10\,650$pg/ml,存活组为 $60\sim2049$pg/ml,前者显著高于后者($P<0.05$)。因此,根据这些结果,IL-8 水平可以作为判断 ARDS 预后的一个良好指标。

# 第三节　细胞因子与心脏疾病

## 一、细胞因子与冠心病

冠心病的病理基础是动脉粥样硬化和血栓形成,动脉粥样硬化的形成过程对血管内膜的损伤而言,既是免疫反应又是炎性反应过程。在这个过程中,粥样斑块内的细胞可合成多种细胞因子,组成复杂的细胞因子网络。该网络的效应影响着细胞因子基因的表达和血管细胞的生长,从而对冠心病的发展起重要作用。

### (一)肿瘤坏死因子(TNF)与冠心病

**1. 对血管内皮细胞和血栓形成的作用**　TNF 对血管内皮细胞的作用表现在以下两个方面。

(1)对血管内皮的直接损伤:TNF 可诱导血管内皮细胞产生血小板活化因子(PAF),后者通过活化血小板,使其发生黏附聚集和释放反应,引起血管通透性增加;PAF 还可与嗜酸粒细胞表面受体结合,激活 G 蛋白,使蛋白激酶 C(PKC)及钙调蛋白(CaM)活化,作用于微管系统致细胞脱颗粒,释放强碱性蛋白和活性氧,同时加速脂质过氧化作用,损伤血管内皮细胞。TNF 可使培养的血管内皮细胞发生形态改变,如细胞重叠、FN 丢失,使血管内皮细胞通透性增高,以致血液胆固醇易穿透血管内膜在内膜下沉淀而形成粥样斑块。

(2)对血栓形成的作用:TNF 能抑制血管内皮细胞合成调节素,使凝血酶不能与血栓调节素结合而活性加强,同时 TNF 还抑制具有抗凝血酶作用的蛋白 C 活化,导致血栓形成。此外,TNF 通过与血管内皮细胞表面受体结合,使纤溶酶原激活抑制物(PAI)产生增多,后者与组织型纤溶酶原激活物(t-PA)结合并使之失活,从而导致纤溶抑制,促使血栓形成,引起心肌供血不足,以致发生心绞痛甚至心肌梗死。

**2. 对平滑肌细胞的作用**　TNF 能刺激平滑肌细胞产生过多的诱导型 NO 合成酶(iNOS),同时 α-肌动蛋白合成减少,使血管平滑肌收缩减弱,并对平滑肌细胞产生毒性作用,损伤细胞;

TNF 还可促使平滑肌细胞向血管内皮下浸润、聚集和增生,使内膜增厚,从而促进粥样硬化的形成。此外 TNF 还可调控 IFN-γ 的合成和分泌,因此,与 IFN-γ 产生协同的致病作用。

**3. TNF 对泡沫细胞形成的影响**　泡沫细胞是由巨噬细胞摄取大量低密度脂蛋白(LDL)并使其在胞内溶酶的作用下溶解并释出胆固醇,以致胞内游离的胆固醇不断地增多堆积而形成。所以泡沫细胞是动脉粥样硬化时内膜下胆固醇的重要来源。

TNF-α 可抑制巨噬细胞表面一种清除剂受体的表达,该受体的功能是能摄入 LDL,并且其表达不像其他组织细胞的 LDL 受体那样受胞内高浓度游离胆固醇的下调影响,即使胆固醇浓度很高,亦能不断摄入脂蛋白。因此,TNF-α 可抑制巨噬细胞摄入 LDL,控制胆固醇代谢,阻止巨噬细胞转变为泡沫细胞。

### (二) 干扰素-γ 与冠心病

**1. 对内皮细胞及平滑肌细胞的作用**　干扰素-γ(IFN-γ)能抑制内皮细胞和平滑肌细胞的增殖,$10\mu g/ml$ 的 IFN-γ 即可抑制鼠颈动脉平滑肌细胞和人动脉内皮细胞的生长。在冠状动脉进行带气囊心导管改形术的大鼠中,经重组 IFN-γ 处理后,可明显抑制术后冠状动脉的再狭窄。

**2. 对泡沫细胞形成的影响**　IFN-γ 还可抑制巨噬细胞清除剂受体的表达,从而减少脂蛋白的摄入和游离胆固醇的堆积,阻止巨噬细胞转变为泡沫细胞。

**3. 对其他细胞的作用**　与对内皮细胞和平滑肌细胞的作用相反,IFN-γ 能促进 T 细胞的浸润,引起内膜的损伤,如 IFN-γ 通过诱导内皮细胞膜上 MHC-Ⅱ类抗原的表达,增强其抗原提呈作用,促进免疫反应。IFN-γ 还能与 TNF-α 协同作用,促进 iNOS 的合成作用,产生 NO 和自由基,造成血管组织细胞损伤,促进内膜增生,从而导致管腔狭窄,心肌缺血。此外,IFN-γ 还可促进多种黏附分子,如内皮细胞白细胞黏附分子-1(ELAM-1),细胞间黏附分子-1(ICAM-1)等的表达,这些黏附分子可能参与动脉粥样硬化的免疫及炎症过程。

由此看来,IFN-γ 在冠心病中的作用呈双向性。既有损害的一面也有保护的一面。其在活体中的具体作用还有待进一步研究。

### (三) 白介素-1(IL-1)与冠心病

IL-1 与 TNF 的作用类似,能诱导血管内皮细胞单层重建,抑制内皮细胞产生血栓调节素,从而破坏凝血-抗凝血平衡,导致血管内凝血,内膜增厚,血流减慢。IL-1 还可诱导内皮细胞表达 ELAM-1 和 ICAM-1 等黏附分子,促进白细胞黏附于血管内皮细胞表面,其黏附效应在 IL-1 处理后 4~6h 即达高峰,24h 后下降。白细胞的黏附聚集可促进血管内膜增厚的发展和动脉粥样硬化的形成。

血管平滑肌细胞在受适当刺激后可产生和分泌大量 IL-1,后者又可通过诱导平滑肌细胞合成血小板源性生长因子(PDGF),促进平滑肌细胞增殖,并向内膜下浸润,导致血管内膜增厚,促进动脉粥样硬化的形成。

### (四) 白介素-8(IL-8)与冠心病

对 56 例冠心病患者的血清 IL-8 水平测定发现,血清 IL-8 水平与患者心绞痛的程度呈相关性。正常健康对照血浆 IL-8 水平为<3.0~3.33pg/ml,有胸痛的患者则较高($P<0.05$),有不稳定心绞痛和 AMI 患者又显著高于其他胸痛患者($P<0.05$)。在症状发作后 2h,IL-8 水平明显升高达 106pg/ml,峰值出现于症状发作 3h,同时有白细胞计数、肌酸磷酸激酶(CK)、CK-MB、AST 和血清肌红蛋白升高。这些结果表明,IL-8 作为一个强有力的趋化因子,可使中性粒细胞、嗜酸粒

细胞等炎症细胞的聚集和激活,并释放许多活性物质,引起血管内皮细胞损伤,诱发血管内凝血,在冠心病的发生发展中起着重要作用,同时因冠脉的进一步缺血而诱发心绞痛。

## (五)血小板源性生长因子与冠心病

血小板源性生长因子(PDGF)存在于血小板 α 颗粒中,当血小板黏附于损伤组织,如暴露于凝血酶、胶原和二磷酸腺苷(ADP)时,PDGF 被释放。PDGF 不仅来源于血小板,增殖的平滑肌细胞亦可通过"自分泌"形式产生 PDGF。PDGF 具有促进血管平滑肌细胞增殖和迁移的作用,故在冠心病的发生和冠状动脉再狭窄和形成中起着重要作用。

**1. PDGF 在血管平滑肌细胞收缩中的作用**　研究发现 PDGF 诱导大鼠主动脉条的收缩呈浓度依赖性,这一作用强于血管紧张素 Ⅱ,可能为通过抑制内皮源性舒张因子的合成而实现的。PDGF 引起血管收缩的机制是:PDGF 与其受体结合,激活酪氨酸激酶,进而激活磷脂酶 C(PLC),后者水解二磷酸磷脂酰肌醇生成 $IP_3$ 和甘油二酯(DG),$IP_3$ 与内质网特异受体结合,促使 $Ca^{2+}$ 释放,使[$Ca^{2+}$]i 升高,DG 和 $Ca^{2+}$ 使 PKC 激活,后者在 $Ca^{2+}$ 协助下具有维持和促进平滑肌收缩的作用。

**2. PDGF 在血管平滑肌细胞增殖中的作用**　PDGF 能促进成纤维细胞、神经胶质细胞、平滑肌细胞的有丝分裂,尤其对平滑肌细胞的作用更明显,使细胞从 $G_1$、$G_0$ 的静止期进入到细胞增殖期。PDGF 受体含有 N-乙酰氨基葡萄糖残基,当与 PDGF 特异结合后可显著增加动脉平滑肌细胞摄入胺类物质,增加动脉平滑肌细胞的胞饮作用,这些代谢改变对诱导细胞分裂、促进细胞增殖都有重要作用。此外,上述提到的 $Ca^{2+}$ 与 DG 诱导的 PKC 的激活,PKC 在 $Ca^{2+}$ 的存在下可诱导 c-sis 基因的表达,从而可促进动脉平滑肌细胞的增殖。

**3. PDGF 在冠脉再狭窄中的作用**　冠脉再狭窄的形成实际上为血管内膜在球囊扩张或激光成形术所致的损伤后的过度修复过程。在此过程中,血管平滑肌细胞的增殖、迁移起重要作用,其中 PDGF 对血管平滑肌细胞的增生、迁移又起着作用。从经气囊导管损伤的动脉内膜中分离的平滑肌细胞观察到,其增殖速度要比未受损伤的平滑肌细胞快得多,且其增殖不依赖于血清 PDGF,但它们可合成和分泌大量 PDGF 样生长因子,其浓度比正常平滑肌细胞高 10 倍。机械损伤离体培养的血管平滑肌细胞可即刻释放 PDGF 等多种生长因子,对血管平滑肌细胞有分裂源性和趋化性。在损伤的鼠颈动脉注射重组的 PDGF-BB,可刺激血管内层及中层平滑肌细胞增生,而在未损伤的动脉无此作用。应用 PDGF-BB/AB 抗体则可显著降低上述作用。在冠脉再狭窄过程中,有多种生长因子参与作用,如表皮细胞生长因子、成纤维细胞生长因子、转移生长因子等。这些生长因子与 PDGF 是否具有协同作用尚待进一步研究。

# 二、细胞因子与心力衰竭

肿瘤坏死因子-α(TNF-α)是一种具有多种生物学效应的细胞因子,体内的多种细胞,如单核巨噬细胞、淋巴细胞、平滑肌细胞、成纤维细胞等均具有产生和释放 TNF-α 的能力,其中激活的巨噬细胞是 TNF-α 的主要来源。成熟的心肌细胞在某些应激状态下也能产生和释放 TNR-α,并参与多种心脏病的发生。TNF-α 在体内的作用十分广泛,一方面具有抗肿瘤、抗病毒、抗细菌及抗寄生虫的正面作用;另一方面,它又参与介导一些严重的病理生理过程,如脓毒性休克、恶病质状态等负面作用而造成机体损伤。TNF-α 在充血性心力衰竭的发展中具有广泛的病理生理作用,与许多临床特征,如心功能不全、心肌肥厚及肺水肿等密切相关。TNF-α 的许多作用是通过其细胞膜上的受体来介导的。TNF-α 受体有两种:低亲和力的 TNFR1/TNFR55 和高亲和力的

TNFR2/TNF R75。

## (一) 心力衰竭时肿瘤坏死因子-α 及其受体的水平变化

临床研究已证明晚期心力衰竭患者的血中 TNF-α 水平明显升高。对晚期缺血性心脏病和扩张型心肌病患者的心脏标本测定结果表明，循环性 TNF-α 水平较正常对照高出近 10 倍（$P<0.001$），而两种心脏间的 TNF-α 水平无明显差异。对可溶性 TNFR1 和 TNFR2 循环水平的测定显示，两种心脏病的两种 TNF-α 受体比正常高 1.4~3 倍（$P<0.03$），而两种心脏病间的比较无明显差异。用 ELISA 测定心脏中 TNFR 蛋白水平，发现两种心脏病总 TNFR（包括 TNFR1 和 TNFR2）蛋白水平比正常低 60%~70%，其中 TNFR1 和 TNFR2 表达分别下降 55% 和 65%，两种心脏病间均无明显差异。这些结果提示，在心脏病中 TNFR 是自动调节的，而在衰竭心脏中是下调的。但衰竭心脏中 TNFR 水平升高，提示进行性心力衰竭时心脏本身是 TNF-α 的靶器官，这将导致心脏进行性失代偿，最终发生心力衰竭。

## (二) 肿瘤坏死因子-α 在心力衰竭中的作用

**1. 对心血管功能的影响**  直接注射 TNF-α 可产生低血压、代谢性酸中毒、血液浓缩及死亡，类似于败血症性休克的心脏和血流动力学反应，而注射 TNF-α 抗体则可减轻上述反应。在临床实验中可观察到，注射内毒素可导致 TNF-α 升高，并明显抑制左心室射血功能，降低平均动脉压。TNF-α 对体外幼稚心肌细胞作用 72h，对其基础收缩功能无影响，但正性肌力药物（isoproterenol）的作用被减弱。TNF-α 的延迟效应在狗体内的实验显示，一次性给予 TNF-α 可导致 24h 内心肌收缩性异常。TNF-α 的这种负性肌力作用是由细胞内钙平衡改变介导的。实验证明 TNF-α 作用后细胞内钙的峰值降低 40%，膜片钳研究表明这一作用并非由电压依赖性钙通道改变所致，可能是 TNF-α 造成肌质网释放 $Ca^{2+}$ 能力下降。

**2. TNF-α 负性肌力作用的信号通路**  TNF-α 负性肌力作用的详尽的信号路径尚不清楚，但已有许多证据表明，TNF-α 的延迟负性肌力作用是通过 iNOS 的表达和 NO 的产生而介导的，其介导机制如下：①NO 刺激鸟苷酸环化酶，从而阻断成熟心肌细胞的钙离子流；②NO 造成 β 肾上腺素能刺激的 cAMP 生成缺乏，研究表明这一作用是由 TNF-α 所致的心肌细胞中介导 β 肾上腺素能受体诱导的钙激活的第二信使 $IP_3$ 降低所致。

**3. TNF-α 对心肌代谢和结构的影响**  TNF-α 可以增加小鼠、大鼠及豚鼠心脏中脂蛋白脂肪酶活性，这可导致甘油三酯衍生的游离脂肪酸产生及利用增多，因而增加心肌的耗氧并对衰竭的心脏产生损害效应。将游离脂肪酸灌注缺血的狗心脏，可以产生明显的左心功能损害，并伴有左心室扩大。灌注 TNF-α 可产生明显的左心室扩大，表现为左心室舒张压力—容积曲线右移，左心室舒张末压力—应变（strain）曲线左移，导致左心室容积增加，顺应性严重受损。

# 第四节  细胞因子检测方法

细胞因子在免疫调节、炎症应答、肿瘤转移等生理和病理过程中起重要作用。细胞因子的检测不仅是基础免疫研究的有较手段，同时在临床疾病诊断、病程观察、疗效判断及细胞因子治疗监测方面具有重要价值。但由于细胞因子在体内的含量甚微，给检测带来困难，尚未在临床诊断上广泛开展，目前已知的细胞因子检测方法均不完善，且不同的检测方法所得的结果差异较大。因此，有必要了解各种检测方法的特性及影响因素。

# 一、生物学检测法

生物学检测又称生物活性检测,是根据细胞因子特定的生物活性而设计的检测法。由于各种细胞因子具有不同的活性,如 IL-2 促进淋巴细胞增殖、TNF 杀伤肿瘤细胞、CSF 刺激造血细胞集落形成、IFN 保护细胞免受病毒攻击,因此,选择某一细胞因子独特的生物活性,即可对其进行检测。生物活性检测法又可分为以下几类。

**1. 细胞增殖法**　许多细胞因子具有细胞生长因子活性,特别是白介素,如 IL-2 刺激 T 细胞生长、IL-3 刺激肥大细胞生长、IL-6 刺激浆细胞生长等。利用这一特性,现已筛选出一些对特定细胞因子起反应的细胞,并建立了只依赖于某种因子的细胞系,即依赖细胞株(简称“依赖株”)。这些依赖株在通常情况下不能存活,只有在加入特定因子后才能增殖。如 IL-2 依赖株 ctll-2 在不含 IL-2 的培养基中很快死亡,而加入 IL-2 后则可由体外长期培养。在一定浓度范围内,细胞增殖与 IL-2 量呈正比,因此通过测定细胞增殖情况(如使用 3h-tdr 掺入法、MTT 法等)。可鉴定 IL-2 的含量。除依赖株外,还有一些短期培养的细胞,如胸腺细胞、骨髓细胞、促有丝分裂原刺激后的淋巴母细胞等,均可作为靶细胞来测定某种细胞因子活性。

**2. 靶细胞杀伤法**　是根据某些细胞因子(如 TNF)能在体外杀伤靶细胞而设计的检测方法。通常靶细胞多选择体外长期传代的肿瘤细胞株,利用同位素释放法或染料染色等方法判定细胞的杀伤率。

**3. 细胞因子诱导的产物分析法**　某些细胞因子可刺激特定细胞产生生物活性物质,如 IL-2、IL-3 诱导骨髓细胞合成胺、IL-6 诱导肝细胞合成 α1-抗糜蛋白酶等。通过测定所诱生的相应产物,可反映细胞因子的活性。

**4. 细胞病变抑制法**　病毒可造成靶细胞的损伤,干扰素等则可抑制病毒所导致的细胞病变,因此可利用细胞病变抑制法检测这类因子。

# 二、免疫学检测法

细胞因子均为蛋白或多肽,具有较强的抗原性。随着重组细胞因子的出现,可较方便地获得细胞因子的特异性抗血清或单克隆抗体,因此可利用抗原抗体特异性反应的特性,用免疫学技术定量检测细胞因子。尽管细胞因子种类繁多,只要获得了针对某一因子的特异性抗体(包括多克隆抗体或单克隆抗体)均可采用相似的技术开展工作。常用的方法包括 ELISA、RIA 及免疫印迹法。目前,几乎所有常见细胞因子的检测试剂盒均有商品供应。此外还可利用酶标或荧光标记的抗细胞因子单克隆抗体,原位检测因子在细胞内的合成及分布情况,如近年来发展起来的细胞内染色法和酶联免疫斑点(ELISPOT)技术等。免疫学检测法可直接测定样品中特定细胞因子的含量(用 ng/ml 表示),为大规模检测临床患者血清中细胞因子的含量提供了方便。本法仅测定细胞因子的抗原性,与该因子活性不一定相平行,因此,要了解细胞因子的生物学效应,必须结合生物学检测法。

# 三、分子生物学方法

这是一类利用细胞因子的基因探针检测特定细胞因子基因表达的技术。目前所有公认的细胞因子的基因均已克隆化,故能较容易地得到某一细胞因子的 cDNA 探针或根据已知的核苷酸序列人工合成寡聚核苷酸探针。利用基因探针检测细胞因子 mRNA 表达的方法多种多样,常使用斑点杂交、Northern blot、逆转录 PCR,细胞或组织原位杂交等。实验的关键在于制备高质量的核酸探针和获得合格的待测物(提取的 mRNA 样品或细胞/组织标本)。核酸探针是指一段用放射性同位素或其他标记物(如生物素、地高辛等)标记并与目的基因互补的 DNA 片段或单链 DNA、RNA。根据其来源可分为 cDNA 探针、寡核核苷酸探针、基因组基因探针及 DNA 探针等。其中 cDNA 探针和人工合成寡核苷酸探针常用于斑点杂交及 Northern blot,而 RNA 探针因穿透性好更适用于原位杂交。核酸探针技术的应用已经程序化,以 cDNA 探针为例主要包括:①质粒 DNA 的提取;②靶 DNA 片段的分离;③靶 DNA 片段标记;④待测样品 mRNA 的提取;⑤标记 cDNA 探针对待检样品的杂交;⑥放射自显影或显色分析。近年来出现的 RT-PCR 检测特异性 mRNA 的方法也广泛用于细胞因子研究领域。该法具有灵敏、快速等优点,甚至从 1~10 个细胞中就可检出其中的特异 mRNA。上述三种方法,各有优缺点,可互相弥补,在实际应用中,可根据各自的实验目的和实验室条件进行选择。生物学检测法比较敏感,又可直接测定生物学功能,是最可靠的方法,适用于各种实验目的,是科研部门最常用的技术,但需要长期培养依赖性细胞株,检测耗时长,步骤繁杂,影响因素多,不容易熟练掌握。免疫学检测法比较简单,迅速,重复性好,但所测定的只代表相应细胞因子的量而不代表活性,同时敏感度也低于生物活性检测法(低 10~100 倍)。分子生物学法只能检测基因表达情况,不能直接提供有关因子的浓度及活性等资料,主要用于机制探讨。在检测细胞因子时,必须考虑到细胞因子的作用具有网络性的特点,人们需明确检测方法所测定的细胞因子成分,并考虑其抑制剂和可溶性受体的水平,将各种结合使用,有可能得到较为可靠的结果。

# 第五节　细胞因子与治疗

目前,利用基因工程技术生产的重组细胞因子作为生物应答调节剂(BRM)治疗肿瘤、造血障碍、感染等已收到良好的疗效,成为新一代的药物。重组细胞因子作为药物具有很多优越之处。如细胞因子为人体自身成分,可调节机体的生理过程和提高免疫功能,很低剂量即可发挥作用,因而疗效显著,不良反应小,是一种全新的生物制剂,已成为某些疑难病症不可缺少的治疗手段。目前已批准生产的细胞因子药物包括 INF-α、INF-β、INF-γ、Epo、GM-CSF、G-CSF、IL-2,正在进行临床试验的包括 IL-1、IL-3、IL-4、IL-6、IL-11、M-CSF、SCF、TGF-β 等(表 4-3、表 4-4。)这些细胞因子的主要适应证包括肿瘤、感染(如肝炎、AIDS)、造血功能障碍、创伤、炎症等。

表 4-3　已批准生产的细胞因子多肽药物

| 药物名称 | 适应证 |
| --- | --- |
| IFN-α | 白血病、Kaposi 肉瘤、肝炎、恶性肿、AIDS |
| IFNV | 慢性肉芽、生殖器疣、恶性肿瘤、过敏性皮炎、感染性疾病、类风湿关节炎 |
| G-CSF | 自身骨髓移植、化疗导致的粒细胞减少症、AIDS、白血病、再生障碍性贫血 |
| GM-CSF | 自身骨髓移植、化疗导致的血细胞减少症、AIDS、再生障碍性贫血、骨髓增生异常综合征(MDS) |
| Epo | 慢性肾功能衰竭导致的贫血、恶性肿瘤或化疗导致的贫血、失血后贫血 |
| IFN-β | 多发性硬化症 |

**表 4-4 已批准临床试验的细胞因子多肽药物**

| | |
|---|---|
| IL-1α | 放疗、化疗所致的骨髓抑制、恶性肿瘤 |
| IL-1β | 放化疗所致的骨髓抑制、癌症、促进伤口愈合 |
| IL-3 | 骨髓衰竭、血小板缺乏、自身骨髓移植、化疗佐剂、外周血干细胞移植 |
| IL-4 | 免疫缺陷、恶习性肿瘤、疫苗佐剂 |
| IL-6 | 放化疗所致血小板减小、恶习性肿瘤、疫苗佐剂 |
| M-CSF | 恶性肿瘤、白血病、骨髓移植、降胆固醇 |
| TNF | 恶性肿瘤 |
| 干细胞因子(SCF) | 骨髓衰竭 |
| TGF-β | 炎症 |
| IL-11 | 血小板减少症 |
| IL-1 受体拮抗剂 | 败血性休克,类风湿关节炎 |
| PLXY321 | 骨髓衰竭 |

细胞因子疗法(cytokine therapy)基本上可分为两种,即细胞因子补充和添加疗法及细胞因子阻断和拮抗疗法。

## (一)细胞因子补充和添加疗法

通过各种途径使患者体内细胞因子水平增加,充分发挥细胞因子的生物学作用,从而抗御和治疗疾病。目前已有多种细胞因子(多为基因重组产品)试用于临床治疗,经大量临床资料验证,以下几种细胞因子的临床适应证比较明确,临床疗效比较肯定。

**1. IFN** 不同型别的 IFN 各有其独特的性质和生物学活性,其临床应用适应证和疗效有所不同。IFN-α 主要用于治疗病毒性感染和肿瘤。IFN-α 对于病毒性肝炎(主要是慢性活动性肝炎)、疱疹性角膜炎、带状疱疹、慢性宫颈炎等有较好疗效。IFN-α 对于血液系统恶性疾病如毛细胞白血病(有效率达 80% 以上)等疗效较显著,但对实体肿瘤的疗效较差。虽然 IFN-γ 的免疫调节作用强于 IFN-α,但其治疗肿瘤的效果弱于 IFN-α,目前有人应用 IFN-γ 治疗类风湿关节炎、慢性肉芽肿取得了一定疗效。

**2. IL-2** 目前多将 IL-2 与 LAD/TIL 合用治疗实体肿瘤,对肾细胞癌、黑色素瘤、非霍奇金淋巴瘤、结肠直肠癌有较显著的疗效,应用 IL-2(或与 IFN 合用)治疗感染疾病亦取得了一定疗效。

**3. TNF** 由于其全身应用不良反应严重且疗效差,目前多倾向将其局部应用如瘤灶内注射治疗某些肿瘤和直肠癌,其确切疗效尚待进一步评价。

**4. CSF** 目前主要应用 GM-CSF 和 G-CSF 治疗各种粒细胞低下患者。如与化疗药物合用治疗肿瘤可以降低化疗后粒细胞减少程度,使粒细胞的数量和功能能尽快回升并能提高机体对化疗药物的耐受剂量,从而提高治疗肿瘤的效果。对再生障碍性贫血和 AIDS 亦有肯定疗效。用于骨髓移植后可使中性粒细胞尽快恢复,降低感染率。此外,应用 EPO 治疗肾性贫血取得了非常显著的疗效。

## (二)细胞因子阻断和拮抗疗法

其基本原理是抑制细胞因子的产生和阻断细胞因子与其相应受体的结合及受体后信号传导过程,使细胞因子的病理性作用难以发挥。该疗法适用于自身免疫性病、移植排序反应、感染性休克等的治疗。如抗 TNF 单克隆抗体可以减轻甚至阻断感染性休克的发生,IL-1 受体拮抗剂对于炎症、自身免疫性疾病等具有较好的治疗效果。

（汪　洋）

# 参 考 文 献

陈瑷,周玫 . 2002. 自由基医学基础与病理生理 . 北京:人民卫生出版社,301-320.

金惠铭,卢建,殷莲华 . 2002. 细胞分子病理生理学 . 郑州:郑州大学出版社,169-202.

欧阳静萍,董传仁 . 2004. 病理生理学 . 武汉:武汉大学出版社,82-93.

Brombacher F,Arendse B,Peterson R,et al. 2009. Analyzing classical and alternative macrophage activation in macrophage/neutrophil-specific IL-4 receptor-alpha-deficient mice. Methods Mol Biol,531:225-252.

Schwegmann A,Guler R,Cutler AJ et al. 2007. Protein kinase C {delta} is essential for optimal macrophage-mediated phagosomal containment of Listeria monocytogenes. PNAS,104:16251-16256.

# 第五章 黏附分子与疾病

细胞黏附(cell adhesion)是指细胞间或细胞与胞外基质间的结合,它可以实现细胞对环境中其他细胞或胞外基质的识别,而且还在细胞迁移过程中发挥重要的作用。细胞黏附通常由细胞黏附因子介导。黏附分子(adhesion molecules,AM)是介导细胞间或细胞与细胞外基质(extracellular matrix,ECM)间相互接触和结合的一类分子,大多是糖蛋白,少数为糖脂,分布于细胞表面,亦可从细胞表面脱落至体液中,成为可溶性分子。它们以受体-配体结合的形式发挥黏附作用,参与细胞的识别、细胞活化和信号转导、细胞的增殖分化、细胞的伸展与移动等,在胚胎发育和分化、正常组织结构的维持、免疫应答与炎症反应、凝血与血栓形成、创伤修复、肿瘤浸润与转移等生理、病理过程中发挥重要作用。根据结构特征,目前细胞黏附因子主要分为 5 类:整合素(integrin)家族、选择素(selectin)家族、钙黏素(cadherin)家族、免疫球蛋白超家族(immunoglobulin superfamily)和黏蛋白样家族(mucin-like family)。

## 第一节 黏附分子的分类及其特性

### 一、选择素家族

选择素家族分子含有共同的植物凝集素样(lectin-like)结构域,并且其功能和表达具有细胞选择性,因此其英文名 selectin 由 select and lectin 两词合并而成。选择素家族(selectin family)成员有 L-选择素、P-选择素和 E-选择素,在白细胞与内皮细胞黏附、炎症发生,以及淋巴细胞归巢中发挥重要作用。L、P 和 E 分别表示这三种选择素最初发现分别表达在白细胞、血小板和血管内皮细胞。三种选择素的分布、配体和主要功能见表 5-1。

#### (一)选择素分子的基本结构

选择素为典型的 I 型穿膜糖蛋白,可分为胞膜外区、跨膜区和胞内区。选择素家族各成员膜外部分有较高的同源性,结构相似,均由 3 个结构域构成:位于胞外的氨基端为 $Ca^{2+}$ 依赖的 C 型外源凝集素结构域(calcium-dependent lectin domain),可结合糖链结构,是选择素分子的结合功能部位;紧邻外源凝集素结构域的是表皮生长因子(EGF)样结构域,虽不直接参与配基的结合,但对维持选择素分子构象是必需的;近胞膜部分是 2~9 个共有重复序列,与补体受体和 C4 结合蛋白等在结构上有一定同源性(C3b-C4b regulatory protein repeats)。三种选择素都有单次穿膜的跨膜区和较短的胞内区,有关胞内段的功能和结合蛋白研究还不多。

#### (二)选择素分子识别的配体

与大多数黏附分子所结合的配体不同,选择素识别的是一些寡糖基团,主要是唾液酸化的路易斯寡糖(sialylLewis,sLex 即 CD15s)或类似结构分子,这些配体主要表达于白细胞、内皮细胞和某些肿瘤细胞表面。

表 5-1 选择素成员的分布、配体和功能

| 选择素 | 分布 | 配体 | 功能 |
|---|---|---|---|
| L- 选择素(CD62L) | PMN、单核细胞、淋巴细胞 | CD15s(sLex)、MadCAM-1、CD34、GlyCAM-1、PSGL-1 | 白细胞与内皮细胞的黏附,参与炎症发生、淋巴细胞归巢 |
| P-选择素(CD62P) | 血小板、巨核细胞、活化内皮细胞 | CD15s(sLex)、CD15、PSGL-1 | 白细胞与血小板和内皮细胞的黏附 |
| E-选择素(CD62E) | 活化内皮细胞 | CD15s (sLex)、PSGL-1、CLA、ESL-1 | 白细胞与内皮细胞的黏附,向炎症部位游走,肿瘤细胞迁移 |

注:CLA,皮肤淋巴细胞相关抗原;SEL-1,选择素配体-1;PMN,多形核中性粒细胞;PSGL-1,选择素糖蛋白配体-1;sLex,唾液酸化的路易斯寡糖;GlyCAM-1,糖酰化依赖的细胞黏附分子;MadCAM-1,黏附地址素细胞黏附分子。

# 二、整合素家族

整合素家族(integrin family)最初是因此类黏附分子主要介导细胞与细胞外基质的黏附,使细胞得以附着而形成整体(integration)而得名。

## (一) 整合素分子的基本结构

整合素属于第一类跨膜蛋白,由 α、β 两条链(或称亚单位)经非共价键连接的异源二聚体。α、β 链共同组成识别配体的结合点(表 5-2)。整合素一方面可以与胞外基质或其他表面的受体结合,行使其黏附分子的功能,包括介导细胞与细胞外基质及细胞与病原体之间的相互作用;另一方面可以通过其胞内区与胞内的细胞骨架和信号分子结合,通过由内到外和由外到内双向传递跨膜信号。

整合素家族中至少有 18 种 α 亚单位和 8 种 β 亚单位,以 β 亚单位可将整合素家族分为 8 个组($\beta 1 \sim \beta 8$ 组)。同一个组不同成员中,β 链均相同,α 链不同。大部分 α 链结合一种 β 链,有的 α 链可分别结合两种或两种以上的 β 链。整合素家族 β1、β2、β3 组的成员、结构、分布和相应配体见表 5-2。

## (二) 整合素分子的分布

整合素分子在体内分布十分广泛,一种整合素可分布于多种细胞,同一种细胞也可有多种整合素的表达。某些整合素的表达有显著的细胞类型特异性,如 gp Ⅱ b/ Ⅲ a 分布于巨核细胞和血小板,白细胞黏附受体组(β2 组)主要分布于白细胞。整合素分子的表达水平可随细胞分化和生长状态发生改变。

表 5-2 各种整合素识别的配体

| 细胞外基质蛋白受体 | | 细胞表面的黏附因子 |
|---|---|---|
| α1β1:Col,LN | α Ⅱ bβ3:Fg,vWF | αLβ2:ICAM-1,ICAM-2,ICAM-3,RAGE,JAM-1 |
| α2β1:Col,LN | α5β1:FN | αMβ2:ICAM-1,JAM,Fg,iC3b |
| α10β1:Col | α8β1:FN,TN | αXβ2:ICAM-1,JAM,Fg,iC3b |
| α11β1:Col | α V β1:FN,TN | αDβ2:VCAM-1,ICAM-3 |
| α3β1:LN,Tsp | α V β3:FN,TN Tsp,vWF,(Col) | α4β1:VCAM-1,FN |

续表

| 细胞外基质蛋白受体 | | 细胞表面的黏附因子 |
|---|---|---|
| α6β1:LN | αVβ5:VN,Del-1 | α4β7:VCAM-1,MadCAM-1,FN |
| α6β4:LN | αVβ6:FN,TN | αEβ7:E-cadherin |
| α7β1:LN | αVβ8:FN,Col,LN | |
| α9β1:Col,LN,TN | | |

注:Col,胶原蛋白(collagen);(Col),隐藏的胶原位点(cryptic collagen site);Fg,纤维蛋白原(fibrinogen);FN,纤维连接蛋白(fibronectin);ICAM,细胞间黏附分子(intercellular adhesion molecule);LN,层黏连蛋白(laminin);MAdCAM,黏膜地址素细胞黏附分子(mucosal addressin cell adhesion molecule);Tsp,血小板反应素(thrombospondin);TN,tenasin;JAM,连接黏附分子(junctional adhesion molecule);VCAM,血管细胞黏附分子(vascular cell adhesion molecule);vWF,von Willebrand 因子。

# 三、免疫球蛋白超家族

免疫球蛋白超家族(immunoglobulin superfamily,IgSF)是一个大的黏附分子家族,具有类似于IgV区或C区折叠结构、其氨基酸组成也与Ig有一定同源型的黏附分子。沿着肽链每60~80个氨基酸残基出现一个链内二硫环,每个环内大约110个氨基酸残基,呈反平行β片层折叠。IgSF种类多,分布广泛,功能多样,其中与免疫功能比较密切的有:TCR、BCR、LFA-2、LFA-3、MHC Ⅰ类分子、MHC Ⅱ类分子、ICAM-1~ICAM-3、CD4、CD8、CTLA-4、B7、NCAM、VCAM、PECAM、CD158、NKR 等。IgSF 主要介导 T 细胞-B 细胞、T 细胞-APC/靶细胞间的相互识别与作用(表 5-3)。

**表 5-3 IgSF 黏附分子的种类、分布及其配体(举例)**

| IgSF 黏附分子 | 分布 | 配体 |
|---|---|---|
| ICAM-1(CD54) | 内皮细胞、上皮细胞、活化 T 细胞、B 细胞、树突状细胞、单核细胞、成纤维细胞 | LFA-1(整合素家族) |
| ICAM-2(CD102) | 内皮细胞(T 细胞、B 细胞、髓样细胞) | LFA-1(整合素家族) |
| ICAM-3(CD50) | 白细胞 | LFA-1(整合素家族) |
| LFA-2(CD2) | T 细胞、胸腺细胞、NK 细胞 | LFA-3(IgSF) |
| LFA-3(CD58) | 白细胞、红细胞、内皮细胞、上皮细胞、成纤维细胞 | LFA-2(IgSF) |
| CD4 | 辅助性 T 细胞亚群 | MHC-Ⅱ(IgSF) |
| CD8 | 杀伤性 T 细胞亚群 | MHC-Ⅰ(IgSF) |
| MHC-Ⅰ | 所有有核细胞、血小板 | CD8(IgSF) |
| MHC-Ⅱ | 树突细胞、巨噬细胞、B 细胞、活化 T 细胞及内皮细胞 | CD4(IgSF) |
| CD28 | T 细胞、活化 B 细胞 | B7-1、B7-2(IgSF) |
| CD152(CTLA-4) | 活化 T 细胞 | B7-1、B7-2(IgSF) |
| CD80(B7-1) | 活化 B 细胞、活化单核细胞 | CD28、CD152(IgSF) |
| NCAM-1(CD56) | NK 细胞、神经元 | VLA-4(整合素家族) |
| VCAM(CD106) | 内皮细胞、树突状细胞、巨噬细胞 | PECAM-1(IgSF) |
| PECAM-1(CD31) | 白细胞、血小板、内皮细胞 | PECAM-1(IgSF) |
| CD158a/b/c | NK 细胞、某些 T 细胞 | MHC-Ⅰ(IgSF) |
| NKR(P50/58/70/140) | NK 细胞 | MHC-Ⅰ(IgSF) |
| MadCAM-1 | 肠相关淋巴组织的高内皮小静脉(HEV) | α4β7、L-选择素 |

注:NCAM-1,神经细胞黏附分子;PECAM,血小板内皮细胞黏附分子;VCAM,血管细胞黏附分子;α4β7,整合素家族β7组成员;MadCAM-1,黏附地址素细胞黏附分子-1。

# 四、黏蛋白样家族

黏蛋白样家族(cmuin-like family)为一组富含丝氨酸和苏氨酸的糖蛋白,包括 CD34、糖酰化依赖的细胞黏附分子(GlyCAM-1)和 P-选择素糖蛋白配体(PSGL-1)三个成员,他们的膜外区均可为选择素提供唾液酸化的糖基配位,可与选择素结合。

CD34 主要分布于造血干细胞和某些淋巴结的内皮细胞表面,为 L-选择素的配体,参与调控早期造血和介导淋巴细胞归巢;GlyCAM-1 表达于某些淋巴结的内皮细胞表面,亦为 L 选择素的配体。PSGL-1 主要分布于嗜中性粒细胞(PMN)表面,是 E 和 P 选择素配体,介导 PMN 向炎症部位迁移。

# 五、钙依赖黏附素家族

钙依赖黏附素家族($Ca^{2+}$ dependent cell adhesion molecule family,cadherin family)又称钙黏蛋白家族,是一类 $Ca^{2+}$ 依赖的跨膜单链糖蛋白。缺乏 $Ca^{2+}$ 时,有关分子的结构域呈松散状态,易被蛋白酶降解;当钙存在条件下,通过同种亲和性结合介导同源细胞间的黏附。多数钙黏素膜外区结构相似,以独特的方式相互作用,其配体是与自身相同的钙黏素分子,主要介导相同分子的相互黏附,即为同型黏附作用。该家族成员多达三十多种,分布于不同的组织。主要有上皮-钙黏素(E-cadherin)、胎盘-钙黏素(P-cadherin)、神经-钙黏素(N-cadherin)、脑-钙黏素(B-cadherin),存在于心肌细胞和肌细胞中;M-钙黏素分布在视网膜神经细胞和神经胶质细胞的 R-钙黏素等。在调节胚胎形态发育、实体组织形成与维持中具有重要作用。另外,肿瘤细胞的钙黏素表达改变与肿瘤细胞浸润和转移有关。

# 六、其他黏附分子

**1. CD36**　CD36 又称血小板糖蛋白 IV(platelet plycoprotein IV),表达于血小板、单核细胞、红系前体细胞、内皮细胞及某些肿瘤细胞表面。CD36 可与 TSP、CA 及镰形疟原虫感染的红细胞结合,介导血小板和单核细胞间的黏附作用,也是参与镰形疟原虫感染的红细胞与内皮细胞结合的靶细胞。

**2. CD44**　CD44 分子是一种高度异质性的跨膜单链蛋白,在血细胞、内皮细胞、上皮细胞、软骨细胞、成纤维细胞及多种肿瘤细胞上表达。CD44 分子由单一基因编码,但由于基因转录后的拼接和翻译后修饰方式不同,其产物是一组具有高度一致性的膜表面单链糖蛋白,也成为 CD44 家族。CD44 分子在紧邻跨膜区的胞外区存在一个可变区,从而形成多种变异体:①标准 CD44(standard isoform of CD44,CD44s),其不含变异体外显子的编码序列(即不含可变区),含有 341 个氨基酸残基,分子量为 85KD,主要表达在血细胞;②CD44 拼接变异体(splicing variant of CD44,CD44v),其含有不同变异体外显子的编码序列。

CD44 分布广泛,其配体为透明质酸、FN、I 型和 VI 型胶原蛋白等。作为淋巴细胞归巢受体,CD44 还可与黏膜地址素结合。CD44 可介导多种细胞与细胞、细胞与 ECM 间的黏附作用,其具有多种生物学功能:①参与炎症反应和淋巴细胞归巢;②促进 T 细胞、B 细胞分化及 T 细胞活化;③某些 CD44 变异体的表达与肿瘤发展和转移有关。

**3. CD45**　CD45/CD22 黏附分子对在调节 T 细胞信号传导中起重要作用。另外,CD22 是

B 细胞表达的主要黏附分子,CD45/CD22 可能参与 T-B 细胞间活化信号的传递。

## 七、可溶性黏附分子(soluble adhesion molecules,sAM)

黏附分子除以跨膜形式存在外,也以可溶性形式存在于血清、脑脊液、肺泡灌洗液、尿、滑膜液及腹水中,后者产生机制为:①跨膜黏附分子经媒介而脱落进入液体;②黏附分子 mRNA 有不同剪切方式,翻译后成为不同形式的产物,其中包括无跨膜区和胞质区而直接进入体液的可溶性分子。sAM 可反映局部黏附分子表达和代谢状况,其生物学意义为:通过与模型配体分子结合而调节黏附作用;sAM 水平增高,可作为疾病监测和预后的指标。

(1) 可溶性 L-选择素:其具有结合活性,但亲和力较模型分子低。体外生理浓度 sL-选择素对淋巴细胞与内皮细胞的黏附抑制率为 15% ~ 20%,败血症和 HIV 感染患者血清中,sL-选择素水平比正常人增高 2~3 倍,反应体内白细胞活化。

(2) 可溶性 P-选择素:血红蛋白尿综合征(haemolytic uremic syndrome)和血栓性血小板减少性紫癜患者血清中 sP-选择素水平显著升高。

(3) 可溶性 E- 选择素:其在体外可抑制模型 E-选择素介导的白细胞与内皮细胞黏附作用。感染、肿瘤、糖尿病等患者血液 E-选择素水平升高,尤以浓度败血症患者可达正常人 2~3 倍,并与疾病严重程度和预后相关。

(4)可溶性 ICAM-1:其水平与黑素瘤病情发展及其他肿瘤的肝脏转移相关。神经系统炎症性疾病患者脑脊液、类风湿关节炎患者滑膜积液、卵巢癌患者腹水、间质性肺患者肺泡灌洗液中均可检出 sICAM-1。

(5) 可溶性 VCAM-1:肿瘤与炎症患者血清 sVCAM-1 可高于正常水平;肾脏移植患者血清 sVCAM-1 与肌酸酐水平变化趋势一致;SLE 患者血清 sVCAM-1 水平与其病情活动程度相关。

# 第二节 黏附分子的主要生物学作用

## 一、在细胞连接及移动过程中的作用

各种相同或不同类型的细胞有规律地形成细胞与细胞之间的连接和细胞与细胞外间质的连接,才能构成形态不同、机制各异的组织和器官。在细胞的黏合附着过程中,黏附分子发挥着重要作用。

黏附连接(adhesion junction,AJ)是细胞连接的重要形式之一,钙依赖黏附素及与细胞骨架相连的连环蛋白(catenin)参与这一过程。钙依赖黏附素通过自身识别的方式并互为受体配体而相互作用保障了细胞与细胞之间的黏附连接。正是这种自身识别和相互作用保障了相同的细胞得以聚集。不同的细胞在发育的某一阶段表达出相同的钙依赖黏附素,它们可以互相联系在一起,形成各种组织。在胚胎发育时期,表达于某些细胞表面的钙依赖黏附素发生改变或丧失,这些细胞便可能离开原先的细胞群。

细胞与细胞外基质的黏附主要由整合素介导,其配体包括纤维连接蛋白、层黏蛋白和胶原蛋白等。成纤维细胞等间叶细胞周围都与细胞外基质附着,不表现极性;上皮细胞的基底面也与细胞外基质附着,而细胞侧面是细胞之间的黏附,表现出极性。细胞发生恶变,其极性常发生异常。

细胞的发育、分化及创伤的修复都需要细胞的有序迁移,黏附分子的种类和细胞表面的极性对细胞移动有促进或抑制作用。整合素和纤维连接蛋白（FN）促进胚胎发育过程中的细胞迁移，整合素 α3 亚基的大量表达是一些细胞迁移的必要条件；α3β1 是 FN 的配体，因而抑制 FN 表达的因子也阻遏了 α3 亚基的表达，最终抑制这些细胞的迁移。FN 还参与创伤修复过程的细胞移动。CD31 和 E-钙依赖黏附素正常分布在细胞侧面，能抑制细胞的移动。

# 二、在炎症过程中的作用

炎症是机体的重要防御机制，其重要的细胞学行为是炎症细胞（主要是白细胞）黏附于血管内皮细胞并穿越血管壁，向炎症部位趋化聚集。

**1. 白细胞在血管内皮细胞表面滚动**　炎症早期，炎症部位的毛细血管微静脉扩张，导致白细胞边集沿内皮细胞滚动。白细胞与内皮细胞之间的黏附主要由选择素家族介导。静止的内皮细胞不表达 E-选择素，只有在炎性细胞因子等刺激下内皮细胞被激活才表达出 E-选择素。P-选择素储存于内皮细胞的 Weibel-Palade 小体内，受到组胺刺激后很快脱颗粒而表达于细胞表面。慢性炎症刺激会使 P-选择素持续表达。L-选择素在白细胞上呈固有表达。炎症刺激使白细胞膜微绒毛突起内 L-选择素含量增多，而整合素的分布只限于微绒毛之间的细胞体表面。在黏附的早期，主要由选择素家族成员分别与其对应的寡糖配体结合介导滚动过程。近年的资料显示，VLA-4 参与介导 T 细胞和中性粒细胞的滚动。在始发黏附不久，微绒毛突起回缩，使得整合素与内皮细胞表面的对应配体结合。

**2. 白细胞与内皮细胞牢固黏附**　内皮细胞与白细胞在肿瘤坏死因子（TNF）、白介素-1（IL-1）、白介素-8（IL-8）等细胞因子作用下被激活。内皮细胞表达的 E-选择素显著增多。而白细胞被激活后膜表面的整合素家族黏附分子 α1β2 和 α4β1 也增多。因此激活的白细胞与内皮细胞通过其表面的黏附分子对的结合，发生牢固黏附。

被捕获的白细胞会在内皮细胞顶部移动，此过程需要细胞前缘黏附而后缘脱黏附的循环变化，由整合素和 ICAM-1、VCAM-1 介导。细胞膜前缘突起和伸展保障了细胞向前移动，细胞膜后缘却脱黏附并通过内吞而卷入胞体内，继而成为细胞膜前缘。如此循环往复，白细胞在内皮细胞顶部向前移行。

**3. 白细胞穿越血管壁**　单层的内皮细胞被黏附连接和紧密连接包绕，其中以血管内皮细胞钙依赖黏附素（VE-CD）形成的黏附连接主要是维持内皮细胞正常的形态排列，而紧密连接主要起着屏障作用。炎症时，黏附阶段之后，随白细胞表面 L-选择素脱落消失，白细胞和内皮细胞的黏附作用减弱，白细胞的活化使钙内流导致细胞内的骨架蛋白收缩，白细胞随着血液渗出穿过血管内皮细胞。在此过程中，白细胞释放弹性蛋白酶和胶原酶，作用于血管的基膜，以便其穿透。

白细胞黏附缺陷症（leukocyte adhesion deficiency，LAD）又称 LAD-1，是一种罕见的常染色体隐性遗传病，其本质为白细胞整合素 β2 亚单位表达异常。患者出现反复、难治性多部位感染，其机制可能是由于吞噬细胞不能到达血管外炎症部位。患者吞噬细胞的聚集、吞噬、ADCC、淋巴细胞增殖反应、NK 细胞和 CTL 功能、Th 细胞活性等均有异常，但淋巴细胞迁移功能未受影响。

另一类 LAD 患者（LAD-2）白细胞不表达 sLex，CD15 和 CLA，故不能与选择素 E、P 结合，导致白细胞在内皮上的滚动作用明显被抑制。

## 三、在淋巴细胞归巢过程中的作用

淋巴细胞归巢(lymphocyte homing)指循环淋巴细胞从血液迁移至淋巴器官或组织的过程,包括淋巴细胞向外周淋巴器官的归巢和淋巴细胞向炎症部位的渗出。

淋巴细胞的归巢呈现相对的选择性,即某一特定的淋巴细胞群或亚群定向迁移到相应的组织或器官。淋巴细胞归巢是淋巴细胞表面和组织器官血管内皮细胞表面的黏附分子相互作用的结果。其中,淋巴细胞表面的黏附分子称为淋巴细胞归巢受体(lymphocytehoming receptor, LHR),所识别的血管内皮细胞表面的黏附分子称为地址素(addressin)。介导淋巴细胞归巢至外周淋巴结的归巢受体是L-选择素,外周淋巴结血管内皮细胞上能与之结合的黏附分子称为外周淋巴结血管地址素(peripheral lymphonode vascular addressin,PNAd)。L-选择素与PNAd间的特异性识别和结合构成淋巴细胞归巢至外周淋巴结的分子基础。

淋巴细胞的渗出是一个连续过程:起初,L-选择素与PNAd作用,介导淋巴细胞与内皮细胞的可分离接触,淋巴细胞沿血管壁的滚动是可逆的;继而通过淋巴细胞上G蛋白偶联受体激活淋巴细胞;接着是淋巴细胞活化依赖的"停滞"——较稳定的黏附,此时整合素CD11a/CD18和ICAM-1起着重要作用;最后淋巴细胞越过内皮细胞。

# 第三节　黏附分子与疾病

## 一、黏附分子与心血管疾病

### (一)黏附分子与血栓形成

血小板是构成白色血栓和混合血栓的主要细胞成分。血栓形成的过程大致如下:血小板与损伤的血管壁接触、黏附。黏附分子在血栓形成的不同阶段都起着重要作用。血小板表面表达十多种黏附分子,主要有GPⅠb、GPⅡb/Ⅲa等整合素家族成员、P-选择素和属于免疫球蛋白家族的血小板-内皮细胞黏附分子(PECAM-1)等。

内皮细胞损伤后,vWF与暴露的胶原结合,其构型也发生改变,增强了与血小板表面GPⅠb的结合能力,促进了与血小板的黏附。与此同时,血小板被刺激而活化。活化血小板其表面的GPⅡb/Ⅲa构型改变,通过识别vWF上的RGD序列并与之结合,使血小板的黏附扩展;构型改变的GPⅡb/Ⅲa还显露出与纤维蛋白原结合的反应位点并与之结合。一个纤维蛋白原分子可与相邻的两个甚至多个血小板膜上的GPⅡb/Ⅲa结合,产生搭桥作用,使血小板相互聚集。

研究表明,低剪切力条件下,血小板的聚集主要由于GPⅡb/Ⅲa与纤维蛋白原的结合所致;高剪切力血流条件下,血小板除了GPⅡb/Ⅲa与纤维蛋白原结合外,GPⅡb与vWF结合也起着重要作用。

### (二)黏附分子与动脉粥样硬化

动脉粥样硬化主要分布于大中型弹力和肌性细胞动脉壁的一种病变。黏附分子在动脉粥样硬化中的作用在动脉粥样硬化形成的早期,单核细胞黏附于血管内皮细胞表面并穿越血管内皮到动脉内膜,分化为成熟的巨噬细胞,吞噬被氧化修饰的LDL(ox-LDL),而转化成泡沫细胞,使病灶逐步发展以致形成脂纹、纤维斑块、粥样斑块。单核细胞黏附于动脉内皮是AS损伤形成起始的重要事件,细胞黏附分子在介导单核细胞向内皮细胞黏附方而起重要的作用。氧自由基和 ox-LDL 可损伤和激活内皮细胞,使其表达黏附分子 VCAM-1 及单核细胞趋化因子(MCP-1),并使脂质易于进入皮下,同时 ox-LDL 可激活单核细胞,其可释放 TNF、IL-1 等细胞因子并表达细胞黏附因子,导致单核细胞与内皮细胞黏附进入皮下,大量摄取脂质变成泡沫细胞。P-selectin 的表达也受细胞因子的影响,它主要介导中性粒细胞和某些记忆 T 细胞黏附于活化的内皮细胞。P-选择素则来自血小板的颗粒和内皮细胞中的 W-P 体,AS 斑块进展性病变中内皮细胞高效表达 P-选择素,且只要集中于斑块间区有活动性巨噬细胞浸润的部位,同时与 ICAM-1 共表达,提示 P-选择素在 AS 形成期间介导了白细胞和内皮细胞的黏附。另外,P-选择素还能活化血小板和白细胞黏附,促进血栓的固化。P-选择素增高反映了血小板的激活状态和内皮细胞的受损情况。

### (三) 黏附分子与缺血-再灌注损伤

缺血-再灌注损伤(ischemia-reperfusion injury,I/R)的发生、发展中中性粒细胞都起着重要作用。中性粒细胞黏附于内皮细胞能阻塞血管腔甚至产生"无复流现象",激活的白细胞释放血管活性因子和生物活性因子,使血管通透性升高和组织损伤。心肌缺血-再灌注期,激活的中性粒细胞可释放具有趋化作用的炎性介质,如白介素等,促进更多的白细胞聚集和浸润;中性粒细胞和血管内皮细胞表达细胞黏附分子增加,加剧了缺血组织内白细胞积聚和激活。在再灌注早期(数秒至数分钟),血管内皮细胞释放多种细胞黏附分子,促进中性粒细胞黏附和聚集;在再灌注数小时后,血管内皮细胞内一些蛋白质在转录水平上表达增加,大量合成黏附因子,促进中性粒细胞的黏附和激活,使白细胞浸润进一步加重。

## 二、黏附分子与糖尿病

糖尿病的高血糖状态是引起糖尿病慢性并发症的主要原因。增高的血糖可与体内多种蛋白质,尤其是长寿命的蛋白质,如胶原蛋白、基质蛋白等发生非酶催化的糖化作用,生成糖基化的终末产物(advanced glycosylation-end product,AGE),可直接影响蛋白质的结构与功能,而且 AGE 一旦形成,即为不可逆,并对蛋白酶高度抵抗,结果造成患者组织中 AGE 积聚,细胞外基质的分子结构及组成改变,导致组织的功能减退。如 AGE 积聚在晶状体表现为白内障,在结缔组织导致弹性降低、硬度增加。此外,AGE 还能通过与内皮细胞、单核细胞及肾基质细胞等细胞膜上的特异性受体结合而引起细胞因子、激素、氧自由基等可溶性信号分子含量改变,进而导致细胞内多种基因表达的改变,如诱导单核巨噬细胞和血管平滑肌细胞产生 IL-1、IGF-1 及 TGF-α 和 TGF-β 等,导致细胞增生、血管壁增厚、血管弹性下降;AGE 还能使内皮素和组织因子合成增加,同时凝血调节蛋白合成减少,导致血管收缩和局部血栓形成,与糖尿病血管病变密切相关。而在肾基质细胞,AGE 的积聚使肾小球基膜支架结构孔径增大,通透性增高,AGE 细胞还能合成多种基质成分,如纤连蛋白、基质蛋白、Ⅳ型胶原、层粘连蛋白等,导致肾脏基膜的增厚,引起蛋白尿和糖尿病肾病。

## 三、黏附分子与呼吸系统疾病

### 黏附分子与急性肺损伤(acute lung injury,ALI)

已有证据显示,大部分急性肺损伤(acute lung injury,ALI)的发病过程中,中性粒细胞发挥了关键性作用。ALI 早期即发现中性粒细胞在肺滞留,与内皮细胞紧密接触并激活,中性粒细胞和内皮细胞所表达的细胞表面黏附分子如 P-选择素,ICAM 相互作用造成了中性粒细胞在肺的滞留,此时,中性粒细胞释放很强损伤作用的代谢产物,包括蛋白水解酶,活性氧,细胞介质及生长因子等造成肺损伤。

# 四、黏附分子与病毒感染性疾病

## (一) 黏附分子与乙型肝炎(type B hepatitis)

在乙型肝炎的发病机制中,细胞毒 T 淋巴细胞(CTL)对肝细胞损伤起重要作用。肝炎病毒侵入机体时激活 CTL,被激活的 CTL 进行识别、杀伤病毒感染的肝细胞。T 淋巴细胞在识别靶细胞、杀伤靶细胞过程中除受主要组织相容性复合物(MHC)限制外,必须有黏附分子参与,而ICAM-1 是细胞与细胞接触过程中起中心作用的一种黏附分子,介导抗原递呈细胞与 T 细胞,T细胞与靶细胞黏附及细胞间信息传递。ICAM-1 主要参与淋巴细胞间及淋巴细胞与内皮细胞间的相互识别和黏附。乙型肝炎病毒(HBV)感染后,肝窦内皮细胞增强表达 ICAM-1,有助于淋巴细胞经肝窦内皮细胞从血流中向肝组织内浸润;肝细胞表达 ICAM-1 和 MHC-1 则有利于 T 细胞和肝细胞的黏附及对病毒抗原的识别,并通过细胞毒作用达到清除病毒的目的,相反则利于病毒的存在。

肝炎时黏附分子表达的病理意义如下。①增强血管阻力:正常情况下血管阻力的增高可使白细胞通过管径较大的血管而重新分布,缓和增高的血管阻力。但白细胞活化后,嵌塞于毛细血管,随白细胞的聚集,血管网阻力持续增高。然而与白细胞嵌塞比,受体中介的白细胞黏附在血管阻力增高的发生机制中有更为重要的地位。②损伤组织细胞:与肝细胞黏附的白细胞可能对肝细胞有直接损伤作用。黏附于内皮细胞的白细胞则通过释放氧自由基和蛋白酶损伤内皮细胞,使内皮细胞释放一些促凝质,导致微血栓形成。上述两个方面共同作用,造成肝微循环障碍,进而影响细胞的营养及氧供,损伤肝功能。

## (二) 黏附分子与艾滋病(AIDS)

获得性免疫缺陷综合征由感染 HIV 导致。CD4 是 HIV 的受体,HIV 感染导致 CD4⁺细胞病变,其特征为细胞融合和多核巨细胞(合胞体)形成,继而导致细胞死亡。合胞体的形成依赖于表达病毒包膜蛋白 gp120 的细胞与 CD4⁺细胞间相互作用。CD11a/CD18 参与 HIV 感染和合胞体形成的早期阶段,它们所介导的黏附作用有助于细胞间病毒传递,这可能是造成体内病毒扩散的重要机制。抗 CD11a 或抗 CD18 单抗可干扰 HIV 感染和 HIV 诱发的细胞融合。近年发现,HIV 感染者和 AIDS 患者血循环中 sL-选择素水平升高。

# 五、黏附分子与肾脏疾病

## (一) 黏附分子与肾小球肾炎

肾脏内皮细胞表面黏附分子介导的黏附作用与肾小球肾炎的发生密切相关。这些黏附分子参与肾小球肾炎使得白细胞浸润、细胞增殖及细胞外基质增生等。例如:①ICAM-1 与 LFA-1结合,可介导内皮细胞与所有白细胞结合;②E-选择素通过与唾液酸化的寡聚糖相互作用,使内皮细胞与中性粒细胞、单核细胞和某些 T 细胞亚群发生黏附;③VCAM-1 通过 VLA-4 与单核细胞、嗜碱粒细胞、嗜酸粒细胞、淋巴细胞结合;④肾炎病变组织细胞区域表达 β1 整合素和 VNR增多,细胞性半月体 VNR 表达增高。上述变化伴随系膜细胞增殖和基质积聚,提示整合素异常表达参与肾小球炎症的发展。

### (二) 黏附分子与肾移植

多个黏附分子家族参与器官移植排斥反应发生,其机制为:介导白细胞向移植部位浸润;提供 T 细胞激活的共刺激信号;参与效应细胞溶解靶细胞等。在急性和慢性排异中,ICAM-1 在肾小管细胞上的表达上调是非特异的,而 VCAM-1 在肾小管细胞上的表达上调对急性肾移植排异是特异的。目前未发现 E-选择素表达的变化。在肾小管周围的毛细血管上的内皮细胞上发现RANTES 受体表达。应用抗 LFA-1 的单克隆抗体预防儿童的 HLA 不相容的骨髓移植的排异反应是成功的,但仅用抗 LFA-1 单抗治疗急性进行性肾移植排异是不够的,而用 ICAM-1 的单抗治疗是有效的。

# 六、黏附分子与肿瘤的发展及转移

目前已知肿瘤转移是个复杂的连续过程,具有高度选择性,它包括肿瘤细胞与宿主组织之间一系列复杂的相互作用。参与该过程的有多种基因产物,如细胞黏附因子、基质分解酶、细胞运动因子、生长因子等。癌细胞的黏附作用较正常细胞间低。癌细胞侵袭转移首先是由于癌细胞间同质黏附降低,细胞从原发瘤体分离;其次是血管内同质或异质瘤栓形成;最后是癌细胞游出血管。上述过程中,瘤细胞与血管内皮及皮下基膜异质黏附是其侵袭、转移的关键。

有研究表明具有转移能力的肿瘤细胞的 ICAM-1 表达减少,而血中可溶性 ICAM-1 升高(可与循环中的淋巴细胞及自然杀伤细胞上的 αLβ2 结合,起封闭 αLβ2 的作用),结果使免疫细胞识别癌细胞的能力降低。血中肿瘤细胞还可通过自身黏附或与纤维蛋白沉积物结合形成瘤血栓,或通过整合素家族中的 GFⅡb/Ⅲa 介导与血小板黏附,避免与免疫细胞直接接触,从而逃避免疫监视,导致血路转移的形成。转移性肿瘤细胞在易位器官穿过血管壁的第一步是肿瘤细胞与内皮细胞的特异性黏附,已明确这是由细胞黏附分子介导的。肿瘤细胞转移所具有的器官特异性与不同器官血管内皮细胞表达的黏附分子不同有关,如 VCAM-1 在肺血管内皮细胞上表达非常丰富,所以表达 α4β1 的皮肤黑色素瘤和一些淋巴瘤易转移至肺,而 E-选凝素主要分布在肝脏,因此表达 sLex 寡糖的胃癌、结肠癌等易转移至肝。血管内皮下基膜(SEM)的完整性是阻止肿瘤细胞从毛细血管和小静脉进入组织的重要屏障。肿瘤细胞与血管内皮细胞黏附通常引起内皮收缩或损伤,暴露出内皮下基膜,肿瘤细胞通过表达的整合素黏附分子、CD44 及 67KD 的LM 受体等介导与 SEM 成分黏附。肿瘤细胞与 ECM 成分的结合能引发细胞信号转导,促进肿瘤细胞的锚着增殖,并可导致细胞骨架的重构从而易于肿瘤细胞的移动。

综上所述,黏附分子在肿瘤细胞的发生、浸润和转移中起着以下作用:①肿瘤细胞黏附分子的异常表达有助于细胞的恶变、离散、游走和转移;②某些黏附分子或受体的极性改变有利于肿瘤细胞的迁移;③某些黏附分子表达降低能使肿瘤细胞与邻近细胞或 ECM 黏附作用减弱,如乳腺癌、结肠癌,VLA-2 表达下降促进肿瘤细胞的浸润;④黏附分子介导肿瘤细胞与靶组织血管内皮细胞的相互黏附。

肿瘤细胞耐药是影响化疗敏感的主要原因之一。细胞黏附分子( cell adhesion molecules,CAMs)是细胞黏附功能的执行者,与"细胞-细胞"或"细胞-基质"相互作用所致整个细胞群体的耐药表型改变有关。此现象被称之为"多细胞耐药( multicellular resistance,MR )"或"群集耐药"。细胞黏附分子介导的多细胞耐药(或群集耐药)是目前细胞耐药领域研究的热点。大量实验研究表明,多种细胞黏附分子参与肿瘤多细胞耐药,为逆转肿瘤细胞耐药开辟了新的药物靶点。

(张伟华)

## 参 考 文 献

王迪浔,金惠铭. 2002. 人体病理生理学. 第3版. 北京:人民卫生出版社,165-187,205-227.

Giacomo A,Maria LA,Gaetano FC. 2008. The"mode"of lymphocyte extravasation through HEV of Peyers´ patches and its role in normal homing and inflammation. Microvascular Research,75:227-237.

Giddings JC. 2005. Soluble adhesion molecules in inflammatory and vascular diseases. Biochem Soc Trans,33(Pt 2):406-408.

Girish V. Muralidharan A,Thoma S,et al. 2009. Identification of a small molecule class to enhance cell-cell adhesion and attenuate prostate tumor growth and metastasis Mol. Cancer Ther,8:509-520.

Gooding JM, Yap KL, Ikura M. 2004. The cadherin-catenin complex as a focal point of cell adhesion and signalling:new insights from three-dimensional structures. BioEssays,26(5):497.

Hirano S,Suzuki ST,Redies C. 2003. The cadherin superfamily in neural development:diversity,function and interaction with other molecules, 8:d306.

Juliano RL. 2002. Signal transduction by cell adhesion receptors and the cytoskeleton:Functions of integrins,cadherins,selectins, and immunoglobulin-superfamily members. Annual Review of Pharmacology and Toxicology, 42:283.

Luc G,Arveiler D,Evans A,et al. 2003. Circulating soluble adhesion molecules ICAM-1 and VCAM-1 and incident coronary heart disease:the PRIME Study. Therosclerosis,170(1):169-176.

Peter LH. 2006. Endothelial signalling events during leukocyte transmigration. FEBS Journal,273:4408-4415.

# 第六章　受体与疾病

受体(receptor)的概念是 Ehrlich 和 Langley 于 19 世纪末和 20 世纪初在实验室研究的基础上提出的。Ehrlich 还提出了受体应具有两个基本特点:其一是特异性识别与之相结合的配体的能力;其二是配体先与受体结合,所形成的配体-受体的复合物可以产生生物效应,即类似锁与钥匙的特异性关系。随着对受体认识的不断深入,我们认识到受体介导的细胞信号转导系统控制着细胞内几乎所有的生命活动。因此当细胞受体及随后的信号转导过程发生异常时,往往会导致细胞组织功能紊乱而引起疾病。近年来的研究发现,越来越多的疾病(如心血管病、肿瘤、糖尿病、神经精神病等)与受体异常密切相关。

# 第一节　受体的概述

## 一、受体的概念和分类

### (一) 受体的概念

受体是细胞或细胞内的一些能与细胞外信号分子(如激素、神经递质、调质、细胞因子、药物、抗原、病原和毒素等)相互作用的分子。一般为蛋白质,少数为糖脂。受体的作用有两个:识别、结合信号分子和转导信号(signal transduction)。

能与受体特异结合的信号分子称为配基(ligand)或配体。配体可分为以下两类:与受体结合后产生效应者称为激动剂(agonist);与受体结合后不产生效应,且妨碍激动剂与受体的结合者称为拮抗剂(antagonist)。

### (二) 受体的种类

受体的种类繁多,目前有以下几种分类。

**1. 根据配体的化学性质分类**　可分为激素受体、神经递质受体、细胞黏附受体、转运受体,病原体受体、毒素受体和药物受体等。

**2. 根据受体在细胞中的定位分类**　受体可分为膜受体和细胞内受体(又分为胞质受体和核内受体)两大类。典型的膜受体具有膜外区、跨膜区和细胞内区。根据膜受体的分子结构不同,又可分为离子通道受体、G 蛋白耦联型受体、具有内在酶活性的受体等。绝大多数膜受体具有跨膜信号转导的作用。细胞内受体主要是核受体超家族,它们是一类配体依赖性的信号转录调节因子,如甾体激素受体和甲状腺激素受体等。

## 二、受体和配体的结合特性

配体主要以共价键、离子键、氢键等方式与受体结合,由于受体分子很大,配体结合域只占受体的一小部分,通常称为特异性结合位点,又称受点。受体与这类配体结合具有以下重要特征:

**1. 高度特异性** 受体配体结合是高度特异的,有立体特异性。受体是蛋白质,由它的一级结构所形成的三维结构和配体结构的互补关系是特异性结合的结构基础。这种特异性可以保证某种靶细胞在对一种信号起反应时,不受其他信号的干扰。用定点致突变方法已经确定某些受体与配体结合所必需的关键性氨基酸的位置,一般只要调换一个关键性氨基酸残基,受体配体亲和力就降低几个数量级。受体与配体一旦结合,就诱导受体构象起变化,使其与配体结合更紧密。变构的观点在受体与配体的结合上十分重要,它不仅可以解释特异性,而且说明为什么受体必须与配体结合才能激活,成为转导的起点,因为受体变构是受体激活所必需的。

受体与配体结合的特异性不是绝对的,而是相对的。同源的受体与同源的配体之间可以出现交叉结合、交叉反应。去甲肾上腺素可以同 α、也可以同 β 肾上腺素受体结合,同时出现 α 与 β 受体兴奋的效应。糖皮质激素与盐皮质激素受体结合产生的是盐皮质激素的效应,而不是糖皮质激素的效应。在决定反应效应方面,起主要作用的是受体,而不是配体。

**2. 高亲和力** 亲和力是受体与配体结合牢固程度的量度,通常以平衡解离常数(dissociation constant, $Kd$)表示。受体(R)和配体(L)结合在多数情况下是可逆反应,即 R+L→RL。根据质量作用定律,当正、逆反应速度相等,即达到化学平衡时,$[R][L]/[RL]=Kd$。$Kd$ 是平衡解离常数。当 $[R]=[RL]$ 时,$Kd=[L]$。即 $Kd$ 是使受体结合一半时所需的配体摩尔浓度。因此,$Kd$ 越小说明受体与配体的亲和力越高。无论是膜受体还是胞内受体,它们与配体间的亲和力都极强,受体的 $Kd$ 一般在 $10^{-8} \sim 10^{-12}$ mol/L 之间。如胰岛素样生长因子-1(IGF-1)受体既能与 IGF-1 结合,也能与胰岛素结合,但与 IGF-1 结合的亲和力要比胰岛素高得多,前者的 $Kd$ 为 1nmol/L,而后者的 $Kd$ 为 100~500nmol/L,因此,在生理情况下,IGF-1 受体主要和 IGF-1 结合。

**3. 可饱和性** 受体是细胞组分之一,不同的细胞中受体的数量有很大差异,但对某种特定细胞而言,其受体数量是有限的,一般在 $10^{-3} \sim 10^{-5}$ 之间。因此,当配体的浓度达到一定量时,受体和配体的结合就会呈现饱和现象。在目前还没有办法测定如此微量蛋白质的情况下,只能用放射性核素标记配体,采用放射配体结合测定法确定受体特异结合的数量——最大结合容量($B_{max}$)。

**4. 可逆性** 因为受体与配体的结合主要靠氢键、离子键及范德华力等非共价键结合,当生物效应发生后,配体即与受体解离,故受体和配体的结合物称络合物,不是化合物。

**5. 竞争性抑制** 由于与配体结构相似的化合物,也能与受体结合,使受体和配体结合位点减少或消失,此现象称为竞争性抑制。

# 三、受体的调节

与其他任何一种功能蛋白一样,受体是体内代谢非常活跃的大分子,一方面处于不断合成与降解的动态平衡,另一方面又受各种生理和病理因素的影响而发生改变。受体的数量、亲和力及与信号转导分子的相互作用等,在体内都受到严格的调控。受体调节是生物调节的重要组成部分,是实现内环境稳定的关键。当体内某种配体剧烈变化时,受体的改变可缓冲配体的变动,以减少有可能导致的代谢紊乱和对细胞的伤害。但过度的或长时间的调节可导致受体数量、亲和力或受体后信号转导过程显著和长时间的变化,最终导致疾病的发生或促进疾病的发展。

## (一)受体调节的类型

受体调节的类型主要有增敏和失敏。增敏(hypersensitivity)是指受体对配体刺激的反应增强,失敏(desensitvity)是指受体对配体刺激的反应衰退。造成受体反应增强或减弱的原因可以是由受体浓度、与配体的结合能力、信号转导过程或细胞的效应器发生变化造成的。

如果只涉及受体浓度(或结合容量)的变化,我们称为上调或下调。上调(up regulation)是指受体数量(或结合容量)出现增加的变化,反之就是下调(down regulation)。一般上调与增敏相联系,下调与失敏相联系。如未成年或去卵巢大鼠给予雌激素后,可使其子宫的雌激素受体增多;血中胰岛素长时间增高可以使靶细胞胰岛素受体数量减少。而某些激动剂不仅可以调节受体的数量,还能通过改变受体的亲和力来调节受体的功能。例如,胰岛素与胰岛素受体结合后不仅使胰岛素受体的数量减少,还能使其亲和力降低。除配体对自身受体的调节外,一些配体也可改变异种受体的数量和亲和力,这被称为异种特异性调节。如雌激素可上调孕激素受体,而甲状腺激素也可使肾上腺素 β 受体,特别是心肌的 $\beta_2$ 受体明显增多,这可以解释甲亢患者为何对 β 激动剂的敏感性升高。

此外,还有①受体扣押和内陷:所谓受体扣押是指膜受体在细胞表面位置发生变动,无法与细胞膜外亲水性激动剂接触;受体内陷是指受体离开细胞表面而转移进入细胞质内。目前认为受体内陷是受体复敏所必需的。在受体内陷中 β-arrestin 起了关键的作用。②受体的信号转导脱耦联:如肾上腺 β 受体与其效应器-腺苷酸环化酶系统的解联,其机制可能与膜磷脂代谢有关。膜磷脂在维持膜流动性和膜受体蛋白活性中起重要作用,正常情况下质膜的磷脂酰乙醇胺被甲基化转变成磷脂酰胆碱后,可明显增强肾上腺素 β 受体激活腺苷酸环化酶的作用。③闲置受体:闲置受体又称储备受体,有研究表明,只需占领受体总结合部位的很小一部分(占5%~10%)就能产生最大的生物效应。其余的受体称为闲置受体,闲置受体对细胞具有保护和缓冲作用,后者在受体丧失时,可起补充作用。

## (二) 受体调节的机制

**1. 受体数量的调节** 受体数量增多或减少主要与以下机制有关。①受体合成速度和(或)分解速度变化。②膜受体介导的内吞与受体的再循环:膜受体被内吞后导致受体数量减少。当膜受体与配体结合后,被吞入细胞内,这一现象称为受体介导性胞吞(receptor mediated endocytosis,REM)或内移(internalization)。多数配体内吞后被降解,而受体可被泛素依赖的受体降解系统降解,也可回到细胞膜被重新利用,后者被称为受体的再循环(recycling)。有些受体,如运货受体可以再循环数百次甚至上千次,而转导信号的受体一般再循环数次后即被分解。当激动剂长时间作用细胞后,由于受体的内移分解可导致受体数量减少(下调)。以胰岛素为例,受体被内吞后 20%~40% 于 2min 内再循环到细胞膜上,60%~75% 被运送到溶酶体分解。在高胰岛素血症时,由于胰岛素受体(insulin receptor,IR)的内移作用增强,可使膜上的 IR 减少。③受体的位移或活性部位的暴露。

**2. 受体亲和力调节** 其常见机制有以下几种。①受体磷酸化:受体磷酸化-脱磷酸化是调节受体亲和力的最普遍和最重要的方式。如胰岛素受体和表皮生长因子受体分子的酪氨酸残基被磷酸化后,能促进受体与相应配体结合。而磷酸化则足以使类固醇激素受体无法与其配体结合。②受体的变构:受体变构可使受体的亲和力降低或升高。如突触后膜上的 $GABA_a$ 受体是一超分子复合物,此复合物包括特异的 $GABA_a$ 受体,苯二氮䓬(benzodiazepine,BZ)受体及与 $Cl^-$ 通道相连的巴比妥类结合位点。苯二氮䓬与受体结合后,可使 GABA 结合部位变构,导致受体与 GABA 结合的亲和力升高,受体与 GABA 结合可导致 $Cl^-$ 通道开放,$Cl^-$ 内流使突触后膜发生超极化而形成神经抑制,从而起到中枢镇静的作用。③G 蛋白的调节:G 蛋白可在多种活化受体与腺苷酸环化酶之间起耦联作用,当一受体系统被激活而使 cAMP 水平升高时,就会降低同一细胞受体对配体的亲和力。④受体的寡聚体化:某些受体(如生长因子受体或细胞因子受体)亚基与它们的配体结合后会在膜中产生横向移动,与临近的亚基结合形成受体的二聚体或多聚体,当由受体单体形成同或异寡聚体时与配体结合的高亲和力增加。

# 第二节 受体异常的原因

受体是细胞信号转导通路中的关键分子,因此,受体异常会导致细胞内信号转导过程的改变,使得细胞生长、分化、代谢和各种功能紊乱而造成疾病。研究表明,受体和细胞信号转导分子异常既可以作为疾病的直接原因,亦可在疾病的过程中发挥作用,促进疾病的发展。受体异常的原因主要与以下三方面有关。

## 一、受体基因突变

遗传因素或致突变的环境因素均可使编码受体的基因突变,导致受体数量或结构异常,最终发生受体功能缺陷而造成疾病。目前已有许多遗传性受体病报道,如家族性高胆固醇血症就是一种由于低密度脂蛋白受体基因突变导致的常染色体显性遗传性疾病,此外还有胰岛素抵抗性糖尿病及雄激素抵抗征等。受体基因突变可使受体发生以下两种变化。

**1. 受体数量改变** 由于受体基因的表达障碍使受体不能合成,或由于生成的蛋白质异常折叠或异常运输使之不能完成正常的组装或细胞内定位,而潴留于内质网中,这些都可造成受体缺失或数量减少。受体基因拷贝数增加或异常高表达,可使受体数量增加。此外,突变受体的降解减少也是导致受体数量增多的原因之一。研究表明,受体与配体结合并被内吞后,可通过泛素化而被降解。某些突变的血小板衍生性生长因子受体被泛素化的能力降低,因此降解减少。

**2. 受体结构异常** 受体基因突变可使受体结构改变,并影响受体的功能。受体基因突变可分为失活性突变和激活性突变,前者导致受体功能减弱或丧失,如受体与配体结合障碍,受体与G 蛋白耦联障碍,受体与 DNA 结合障碍等。有些受体突变后还能抑制野生型受体的作用,这种被称为显性负性作用(dominant negative effect)。突变也可生成组成型激活突变体(constitutively activated mutant),即受体不需要与配体结合,可自发激活。还有的突变使受体在被配体激活并发挥作用后,不能及时转为非激活的状态,即处于持续激活的状态。以上这些均可引发信号转导异常并进一步导致疾病的发生。

## 二、自身免疫性因素

大部分的受体主要是蛋白质,在一定的内外环境因素的作用下,可作为抗原刺激抗受体抗体的产生。继而通过抗原抗体反应,引起自身免疫性受体病。如体内的抗 N-乙酰胆碱受体(nAchR)的抗体通过阻断运动终板上的 nAchR 与乙酰胆碱结合,导致重症肌无力。促甲状腺激素受体(TSHR)的抗体与甲状腺细胞膜上的 TSHR 结合后,可促进甲状腺细胞合成和分泌过多的甲状腺素而引起突眼性甲状腺肿(Graves 病)。抗自身抗体的产生机制目前还不明了,目前认为抗受体抗体的来源主要有以下两种。

**1. 直接以受体为抗原产生抗体** 其机制可能为:①由于受体分子一级结构改变,而使其抗原性发生改变,导致抗受体抗体的生成;②交叉抗原分子,即某一受体蛋白与外来抗原有共同的抗原决定簇,可使细胞在对外来抗原产生抗体和致敏淋巴细胞的同时,也对相应受体产生交叉免疫反应,如脊髓灰质炎病毒 VP2 与乙酰胆碱受体、乳头状瘤病毒 E2 与胰岛素受体、结肠炎耶尔森菌与促甲状腺激素受体均有同源序列,当体内感染这些病原体时,所产生的针对这些病原体的免疫应答,有可能导致自身免疫性受体病。

**2. 独特型受体** 已知抗体对抗原的特异性识别,是由它的超变区抗原结合部位决定的,由于各种抗体的抗原结合部位都有独特的氨基酸序列,因而它本身又可以作为抗原,即称为独特型抗原,被体内的免疫活性细胞识别并产生抗独特型抗体。如果把某种受体的配体作为抗原,那么机体首先产生抗该配体的抗体($Ab_1$),继而又针对该抗体的独特型产生抗独特型抗体($Ab_2$),即抗-(抗-配体抗体)抗体。由于受体与抗配体抗体(亦称受体样抗体)都具有与配体结合的相似结构,故这种抗独特型抗体(亦称配体样抗体)不仅能与抗配体抗体结合,而且也能与受体上的配体结合部位相结合。

# 三、继发性因素

在病理情况下,由于代谢的改变和内环境稳态被打乱,如血液的 pH、离子浓度、细胞内某些成分发生明显变化时,可继发性地造成受体数量、亲和力或功能的变化。受体的继发性异常可促进疾病的发生、发展。

**1. 物理因素** 多种物理刺激可导致受体异常。如高血压或主动脉瓣狭窄,使左心室压力负荷过度,引起心功能不全时,可使交感神经活动的代偿性加强,循环中的儿茶酚胺含量增加,早期这种增高可增加心肌收缩力,具有代偿意义。但如长期过度增高,可使心肌细胞上的 $\beta_1$ 受体减少,使受体介导的信号转导减弱或发生障碍,导致儿茶酚胺的正性肌力作用不能正常发挥,从而可促进心力衰竭的发展。

**2. 化学因素** 许多化学因子,如药物、毒物等可导致受体基因表达的改变,干扰细胞的信号转导,从而引起疾病如肿瘤的发生。

**3. 生物因素** 一些病原体进入人体后,能干扰受体的功能,导致疾病发生。如鼠疫耶尔森菌感染后产生大量的 Yop 蛋白,其中 YopM 的产物是以凝血酶为配体的膜受体。

**4. 精神心理因素** 长期的精神紧张及压抑等情绪性应激可导致神经内分泌的改变。如情绪性应激时,某些人会出现摄食过多,从而使血糖浓度增高,引起血中胰岛素浓度升高,高浓度的胰岛素可下调胰岛素受体,导致靶细胞对胰岛素的敏感性降低,从而出现糖尿病的症状。

# 第三节 受体异常与疾病

## 一、离子通道型受体与疾病

离子通道型受体(ionotropic receptor)是指受体本身是离子通道,或者是离子通道的一部分。它们主要分布在细胞质膜上或内质网膜上,由几个蛋白亚单位组成离子通道,其单体都是 400 多个氨基酸组成的一条肽链,穿膜多次。离子通道型受体的配体包括神经递质和胞内化学配体,故又称为配体门控离子通道(ligand-gated ion channels)。离子通道型受体按结构可分为以下几类,它们之间并没有明显的亲缘关系。

### （一）N-乙酰胆碱受体类离子通道

这类受体以 N-乙酰胆碱受体（nAchR）为代表，还包括 γ-氨基丁酸受体（GABA$_a$R）、甘氨酸受体（GlyR）和5-羟色胺受体中的5-HT$_3$R。其中 nAchR 和5-HT$_3$R 是阳离子（Na$^+$、K$^+$）通道，而 GABA$_a$R 受体和甘氨酸受体都是阴离子（Cl$^-$）通道。当这类受体与配体结合后，构象变化时通道开放，导致电兴奋或抑制。这类受体的共同特点是均由5个亚单位组成的复合体，每个亚单位具有4个疏水跨膜区（4TM），其 N 末端和 C 末端均位于胞膜外侧。

（1）nAchR：存在于哺乳动物神经-肌肉接头的终板膜上，运动神经末梢释放 Ach 与 nAchR 结合使离子通道开放，Na$^+$内流，导致终板电位和激发邻近肌细胞的动作电位。在80%～90%的重症肌无力患者中，检测到 nAchR 自身抗体的存在。研究证明，重症肌无力患者神经-肌肉接头处突触后膜上的 nAchR 数目减少，受体部位存在抗 nAchR 抗体，且突触后膜上有 IgG 和 C3 复合物的沉积。并且证明，血清中的抗 nAchR 抗体的增高和突触后膜上的沉积所引起的有效的 nAchR 数目减少，是本病发生的主要原因。而胸腺是 nAchR 抗体产生的主要场所，因此，抑制抗 nAchR 抗体的产生是治愈本病的关键。

（2）GlyR：为抑制性氨基酸受体。近年的研究已经证明抑制性 Gly 能通路的缺陷是多种惊厥综合征的病理学基础。家族性惊厥病（hyperkplexia）谱系的基因分析表明，GlyRα1 亚单位基因有两处突变，即由 Leu 或 Gln 代替 Arg-271，以及以 Cys 代替 Tyr-279。此病是以常染色体显性等位基因模式遗传的。

（3）GABA$_a$R：是中枢神经系统内主要的抑制性受体，GABA$_a$R 激动剂（如 GABA）可激活 GABA$_a$R，打开 Cl$^-$通道，使细胞外 Cl$^-$内流、引起突触后膜超极化，产生对神经元的抑制效应，因此产生抗焦虑作用。目前认为癫痫发病与 GABA$_a$R 的改变密切相关。当 GABA$_a$R 下调，使 GABA$_a$R 与配基的结合减少，可引起焦虑或惊厥。

（4）5-HT$_3$R：是5-羟色胺受体亚型中唯一的配体门控性离子通道。与5-羟色胺对其他受体亚型的影响相比，5-HT$_3$R 对5-羟色胺的反应非常迅速。研究发现，5-HT$_3$R 90%存在于消化道（胃肠道黏膜下和肠嗜铬细胞），1%～2%存在于中枢化学感受器触发带。化疗和术后导致的呕吐与胃肠道黏膜下5-HT$_3$R 激活有关。

### （二）谷氨酸门控离子通道

根据药理学可分为 N-甲基-D-天冬氨酸（N-methyl-D-aspartate，NMDA）受体，红藻氨酸（kainate acid，KA）受体和使君子酸（α-amino-cyclopentane-1,3-dicarboxylate，AMPA）受体。这类受体也是由多个亚基构成的多聚蛋白复合体，其亚单位的分子量是 nAchR 通道类受体亚单位的2倍，亚基有三个跨膜段（3TM）。它们的内源性配体是中枢神经系统重要的兴奋性氨基酸递质——谷氨酸和天冬氨酸。NMDA 受体对 Ca$^{2+}$具有高通透性，其过度激活是导致神经兴奋性毒性作用的关键因素。当脑缺血、缺氧或创伤时可使谷氨酸释放增加，而重摄取减少，造成谷氨酸大量聚集。有人观察到兔全脑缺血30min，谷氨酸可增高160倍，其结果导致 NMDA 受体过度激活，使 Ca$^{2+}$大量内流，细胞内 Ca$^{2+}$浓度增高，后者可激活脂酶和蛋白酶等，导致细胞死亡。NMDA 受体的过度激活不仅参与了脑的缺血性损伤，还参与癫痫的形成及神经退行性变等多种病理生理过程。研究表明多种认知障碍性疾病亦与 NMDA 受体的改变密切相关。如慢性铅暴露可引起 NMDA 受体变化，导致空间学习记忆障碍。NMDA 受体还与婴儿期反复惊厥与认知功能缺陷发生率增高密切相关。许多学者使用药物反复诱导幼年大鼠癫痫持续状态导致大鼠成年后出现学习认知障碍并发现 NMDA 受体表达明显下降。

### （三）ATP/ADP 门控离子通道

ATP/ADP 门控离子通道 $P_{2x}$，为非选择性阳离子（$K^+$、$Na^+$、$Ca^{2+}$）通道。其亚单位仅具有两个跨膜区。$P_{2x}$ 受体表达于与伤害性信息传递有关的初级传入神经元的胞体、中枢端和外周端。多种伤害性刺激均可引起细胞内释放 ATP，ATP 激活 $P_{2x}$ 受体，引起疼痛。研究显示周围神经损伤一天之内，损伤同侧的脊髓中 $P_{2x}$ 受体的表达已明显增加。随着异常性疼痛时间的延长，小胶质细胞表达 $P_{2x}$ 受体的程度明显高于神经元或星形胶质细胞。鞘内注射 $P_{2x}$ 受体的反义 DNA 可使 $P_{2x}$ 受体下调，阻止由神经损伤所导致的异常疼痛的发生。上述研究证实活化的脊髓背角小胶质细胞所表达的 $P_{2x}$ 受体参与了神经病理性疼痛的发生机制。此外，慢性淋巴细胞性白血病的发生也可能与淋巴细胞 $P_{2x}$ 受体基因的遗传异常从而导致 $P_{2x}$ 受体功能丧失有关。

### （四）其他离子通道

环核苷酸（cGMP 和 cAMP）受体、三磷酸肌醇受体（$IP_3R$）和 ryanodine 受体（RyR）等受体的共同特点是穿膜 6 次（6TM），它们的配基结合部位均在胞质侧，配体多为细胞内的第二信使。视网膜视杆和视锥细胞的 cGMP 门控离子通道在视觉传导中起了重要作用。而 cAMP 门控离子通道与脊椎动物嗅觉感受神经元纤毛的嗅觉信号转导密切相关。$IP_3R$ 和 RyR 是内质网（或肌质网）膜上的 $Ca^{2+}$ 释放通道。在晚期心力衰竭患者的心肌细胞中发现有 $RyR_2$ mRNA 表达水平降低，结果可使心肌兴奋时 $Ca^{2+}$ 内流及 $Ca^{2+}$ 刺激的肌质网 $Ca^{2+}$ 释放减慢，从而导致心肌的兴奋-收缩耦联障碍，心肌收缩力明显降低。

## 二、G 蛋白耦联受体与疾病

G 蛋白耦联受体（G protein coupled receptor, GPCR）是迄今为止发现的数量最庞大的一类受体超家族，其结构的共同特征为一条 400~600 个氨基酸残基组成的，具有 7 个跨膜区域的多肽链，因此又称 7TM 受体。该类受体往往 N 端在细胞外，而 C 端在细胞内并具有蛋白激酶作用的磷酸化位点。受体胞外结构域识别胞外信号分子并与之结合，胞内结构域与 G 蛋白耦联。通过与 G 蛋白耦联，调节相关酶活性，在细胞内产生第二信使，从而将胞外信号跨膜传递到胞内。GPCR 包括多种神经递质、肽类激素和趋化因子受体等，在心血管和神经系统等功能调控中发挥了重要作用。此外，在味觉、视觉和嗅觉中接受外源理化因素的受体亦属 GPCR。

GPCR 异常与疾病的关系最早是在视紫红质中被发现的。1990 年，Dryja 等发现视紫红质 P23H 突变可以引起常染色体显性视网膜色素变性。随后，研究发现 II 型抗利尿激素受体突变可引起肾性尿崩症，促甲状腺激素受体突变可引起甲亢。目前，已发现至少有 30 多种疾病与 GPCR 异常有关。

### （一）II 型抗利尿激素受体与肾性尿崩症

肾脏对水的重吸收和排泄功能受抗利尿激素（antidiuretic hormone, ADH）的调节。ADH 由下丘脑视上核和室旁核的神经内分泌细胞合成，经下丘脑垂体运输至神经垂体储存，并由此释放入血。ADH 能与远曲小管和集合管上皮管周侧膜上的 II 型抗利尿激素受体（$V_2R$）结合，通过 Gs-AC-cAMP-PKA 信号转导通路，使位于管腔膜附近的含有水通道的小泡镶嵌在管腔膜上，增加管腔膜上的水通道，从而增加水的通透性，重吸收的水量增多使尿液浓缩，尿量减少。$V_2R$ 由 371 个氨基酸残基组成，包含了 6 个保守的 Cys 残基，其基因定位在染色体 Xq28。当 $V_2R$ 基因突变时,可使肾集合管上皮细胞对 ADH 的反应性降低而引发肾性尿崩症(nephrogenic diabetes insipidus,NDI),其中 90% 为 X 连锁隐性遗传。目前报道的与 NDI 有关的 $V_2R$ 突变有 190 多个,其中错义突变占 51%,多分布于 $V_2R$ 进化保守区域。约 70% 的 $V_2R$ 突变使得受体滞留在内质网中,而不能到达细胞膜上;其他的突变受体虽然可以到达细胞表面,但在与配体结合上发生异常,或影响受体的信号传递功能。此外,在该病中还发现有水通道 $AQP_2$ 的异常。不同的是,由 $AQP_2$ 异常所致的肾性尿崩症为常染色体隐性遗传病。

## (二)促甲状腺激素受体与甲状腺病

促甲状腺激素受体(TSHR)存在于甲状腺滤泡上皮细胞膜上,系 G 蛋白耦联受体超家族的成员之一,由糖蛋白和神经节苷脂两部分组成,其中以糖蛋白为主。其编码基因位于 14 号染色体上(14q31),含有 10 个外因子。胞外氨基酸是受体与 TSH 结合的部位,由第 1~9 个外显子编码,而 7 个跨膜段和胞内氨基端侧与 G 蛋白耦联并产生效应,由第 10 个外显子编码。甲状腺激素合成、释放等环节受促甲状腺激素(TSH)的调节。腺垂体分泌的 TSH 与甲状腺滤泡上皮细胞膜上的受体结合后,通过 G 蛋白激活的信号转导通路促进甲状腺素的分泌。此外,TSH 还能刺激甲状腺腺泡细胞核酸与蛋白质的合成,使腺细胞增生、腺体增大。因此,TSH 对甲状腺具有全面的促进作用。此作用是通过 Gq 蛋白激活磷脂酶 C,进一步激活 PKC 信号通路实现的。TSHR 的遗传性或自身免疫性缺陷与甲状腺病的发病有关。

**1. 遗传性甲状腺病** 在 Plummer 病、常染色体显性遗传的甲状腺功能亢进中发现有 TSHR 的激活型突变,导致细胞内 cAMP 增高,进而促进甲状腺素的合成与释放。受体的突变多数发生在穿膜区,突变热点位于第三胞内环的 C 端部分到第六穿膜区 α 螺旋的 N 端部位。此外还发现有受体的失活性突变,使甲状腺细胞对 TSH 不敏感,造成 TSH 抵抗征,患者表现为甲状腺功能减退。

**2. 自身免疫性甲状腺病** 自身免疫性甲状腺病是一组器官特异性自身免疫疾病。主要包括 Graves 病(又称 Basedow 病及毒性甲状腺肿)、桥本甲状腺炎(慢性淋巴细胞性甲状腺炎)和原发性黏液性水肿。Graves 病表现为甲状腺功能亢进,桥本病表现为甲状腺功能低下。TSHR 是自身免疫性甲状腺病发病中重要的自身抗原,90% 以上的 Graves 病及 10%~40% 的甲状腺萎缩黏液水肿型桥本病的发病被认为与 TSHR 抗体(TRAb)的生成有关。TRAb 为一组异质性抗体的总和。此类抗体均属于 IgG1 亚类。根据 TRAb 功能的不同,将其分为两类:一类称为甲状腺刺激抗体(TSAb)或甲状腺刺激免疫球蛋白(TSI),TSI 与 TSH 受体氨基端结合后,通过与受体耦联兴奋性 G 蛋白激活腺苷酸环化酶,使甲状腺细胞内 cAMP 增高,激发胞内的偶联反应,导致与甲状腺功能亢进及生长有关的酶被活化,从而刺激甲状腺滤泡的生长及其功能,引起甲状腺功能亢进症。另一类称为甲状腺刺激阻断抗体(TSBAb),它与 TSH 受体羧基端结合后,一方面可以抑制腺苷酸环化酶的活化,另一方面 TSBAb 还可阻碍 TSH 与受体的结合而使 TSH 的生物学作用减弱,引起甲状腺功能减退症。TRAb 存在于几乎所有未经治疗的 Graves 病患者体内。TRAb 可以通过胎盘而引起新生儿甲亢。有一部分自身免疫性甲状腺功能减退(包括桥本甲状腺炎和特发性黏液性水肿)和 Graves 病患者体内同时存在 TSAb 和 TSBAb。自身免疫甲状腺功能减退症可以自行转变成 Graves,反之亦然。这可能与 TSAb 和 TSBAb 之间的平衡有关。TSAb 占优势时表现为甲亢,TSBAb 占优势时表现为甲减。

## (三)视紫红质突变与视网膜色素变性

视紫红质(rhodopsin,Rh)为 7 次跨膜蛋白,含一个 11 顺-视黄醛,是视觉感受器中的 G 蛋白耦联型受体,光照使 Rh 的构象变为反式,Rh 分解为视黄醛和视蛋白(opsin),构象改变的视蛋白激活 G 蛋白,G 蛋白激活 cGMP 磷酸二酯酶,将细胞中的 cGMP 水解。从而关闭钠通道,引起细胞超极化,产生视觉。视网膜色素变性(retinitis pigmentosa,RP)是一类以进行性感光细胞和色素上皮细胞功能障碍为特征的遗传性疾病,世界范围内发病率为 1/3000 ~ 1/4500。目前全世界约有数百万患者,为西方国家最常见的致盲性眼病之一,在我国,发现率呈逐年上升趋势。视网膜色素变性遗传类型多样,其中包括常染色体隐性遗传、常染色体显性遗传和 X 连锁遗传。其表型相似,早期为夜盲和周边视野进行性丧失,随后丧失色觉,最后致盲。其中视紫红质基因突变产生了功能异常的蛋白是导致常染色体显性 RP 形成的主要原因。迄今为止发现的视紫红质基因突变已有 150 多种,其中 90% 以上是错义突变,也有一小部分属于小片段码内缺失。它们主要位于受体的 3 个区域:ECL1 和 ECL2 之间保守二硫键的周围,发色图结合口袋的周围及胞质尾区。

### (四)$\beta_3$肾上腺素受体与肥胖

$\beta_3$肾上腺素受体($\beta_3$-adrenergic receptors)主要分布在棕色脂肪和白色脂肪内,白色脂肪组织主要由成熟的直径约 $100\mu m$ 的大型脂肪细胞组成,使代谢过剩的能量作为甘油三酯在脂肪滴中储存,饥饿时分解为能源。棕色脂肪组织由直径 $25 ~ 40\mu m$ 的小型脂肪细胞组成,细胞由小型脂肪滴隔成多房性结构。棕色脂肪组织在人体遇寒冷刺激时能以非颤抖性产热及餐后产热等方式产热。$\beta_3$肾上腺素受体激动剂通过刺激白色脂肪组织的脂解作用和棕色脂肪组织的非颤抖性产热,消耗储脂,起到抗肥胖作用;此外 $\beta_3$肾上腺素受体激动还可通过增加脂肪组织对胰岛素的敏感性的反应性,发挥抗糖尿病的作用。近年来,随着肥胖症及与其相关疾病的发病率日益增多,$\beta_3$肾上腺素受体与肥胖的关系逐渐引起人们的重视。最近的研究发现,$\beta_3$肾上腺素受体功能低下,可使脂肪堆积,导致肥胖病及糖尿病等。在肥胖和糖尿病高发的种族人群中,50% 以上的患者编码 $\beta_3$受体基因第 61 位氨基酸密码子发生变异,带有这种变异密码子的人每天平均热量消耗明显减少。统计数据显示,将近34%的日本人 $\beta_3$受体有异常。遗传性肥胖运动模型及因高脂饮食所致肥胖大鼠模型中发现,在棕色脂肪组织中 $\beta_3$肾上腺素受体 mRNA 减少。

### (五)钙敏感受体与甲状旁腺疾病

钙敏感受体(calcium sensing receptor,CaSR)是机体维持钙稳态、保持正常生理功能的关键环节。CaSR 存在于甲状旁腺细胞上,能感受血清中 $Ca^{2+}$钙离子浓度的增高,并通过激活 Gq 蛋白抑制甲状旁腺激素分泌,减少肾小管钙的重吸收,促进甲状腺 C 细胞降钙素分泌。CaSR 失活性突变可引起家族性良性低尿钙性高钙血症(FBHH)及新生儿严重甲状旁腺功能亢进症(NSHPT),CaSR 激活性突变可引起常染色体显性遗传性低钙血症伴高尿钙(ADHH)。获得性甲状旁腺功能亢进时病变甲状旁腺中 CaSR 表达减少,CaSR 基因多态性与甲状旁腺功能亢进症的临床表现严重程度相关。此外,CaSR 也是自身免疫性甲状旁腺功能减退症的关键自身抗原。

## 三、酪氨酸蛋白激酶型受体与疾病

酪氨酸蛋白激酶(protein tyrosine kinase,PTK)是一类能催化蛋白酪氨酸残基磷酸化的蛋白激酶。它有两种存在方式,一是 PTK 结构直接装配在受体的胞内区,因此受体兼有受体和酶两种作用,被称为酪氨酸蛋白激酶型受体(receptor tyrosine kinase,RTK),如胰岛素和细胞生长因子受体。RTK 型受体为一次跨膜受体,具有胞外的配体结合区、跨膜区和具有酪氨酸蛋白激酶活性的胞内区。配体与受体结合后,诱导受体变构后发生稳定的二聚化和受体自身相互交叉的磷酸化。二是受体的胞内区没有 PTK 结构,但当受体和其配体结合后,可激活与其相连的 PTK,通过酪氨酸磷酸化反应启动不同的细胞内信号转导通路。这类受体也称为酪氨酸蛋白激酶耦联受体,主要为细胞因子受体超家族(如生长激素受体、多种白介素受体以及干扰素受体等),淋巴细胞抗原受体及部分黏附分子受体。由于 RTK 介导胰岛素和多种生长因子对机体生长、分化、代谢的调节,因此受体异常将导致生长及代谢等方面的异常。

## (一)RTK 与肿瘤

RTK 中主要的生长因子受体有表皮生长因子受体(EGFR)、血小板源性生长因子受体(PDGFR)、成纤维细胞生长因子受体(FGFR)、神经生长因子受体(NGFR)、肝细胞生长因子受体(HGFR)、血管内皮细胞生长因子受体(VEGFR)等。研究发现这些生长因子受体的表达异常或结构异常与肿瘤的发生密切相关。受体的表达异常是肿瘤发生的重要原因,目前已在多种人的肿瘤细胞,如鳞状上皮细胞癌、腺癌及成胶质细胞瘤中发现有编码 EGFR 的基因 c-erb-B 的扩增及 EGFR 的过度表达;神经胶质细胞瘤中有 NGFR 表达量明显增多,且其表达量与肿瘤的生长速度密切相关。VEGFR、FGFR、PDGFR 等具有相应生长因子的促血管生长作用,已在神经胶质瘤、乳腺瘤、卵巢瘤、结肠癌等多种肿瘤组织中证实有上述受体的高表达。因此,生长因子、生长因子受体及具有促进血管生长的受体都是肿瘤治疗的靶点。除了受体的数量改变外,受体基因突变导致受体的组成性激活也是肿瘤增殖失控的重要原因。如已证明病毒癌基因 v-erb-B 的产物为一无头无尾的 EGFR,这种突变受体具有配体非依赖性的激活能力。编码 HGFR 的 MET 基因突变可以使受体激酶活性增高,与具有遗传倾向的多发性乳头状肾细胞癌(HPRCC)有关。而编码 PDGFR 家族的 KIT 基因突变导致受体组成型激活与家族性胃肠基底肿瘤(GIST)有关。

## (二)胰岛素受体与胰岛素抵抗性糖尿病

胰岛素受体(insulin receptor,IR)是一种非典型的 PTK 型受体,成熟的 IR 为两条 α 亚基和两条 β 亚基组成的四聚体。α 亚基位于细胞外,富含 Cys,是识别和结合胰岛素的部位;β 亚基胞内具有 PTK 活性区及 C 端的自身磷酸化位点。胰岛素与 IR 结合导致受体 PTK 的激活,激活的 PTK 通过磷酸化被称为胰岛素受体底物-1(IRS-1)的接头蛋白,激活 Ras-Raf-ERK 通路、PI-3K-AKT 通路等,导致生物效应,包括促进细胞的增殖、促进葡萄糖转运蛋白 4 转位到膜上,从而增加外周组织摄取葡萄糖的能力;使无活性的糖原合酶转为激活的形式,使糖原合成增加等。

遗传性的或自身免疫性的胰岛素受体异常是导致胰岛素抵抗综合征的病因之一。但由于遗传性和自身免疫性胰岛素异常仅占临床胰岛素抵抗性糖尿病的 1%~2%,也就是说,绝大多数胰岛素抵抗性糖尿病的发病机制不能用受体异常来解释。目前该病的发病机制还不清楚,认为可能是多种内外环境因素相互作用的最终结果。①IR 基因突变:IR 基因异常可以导致 Leprechaunism 综合征、Rabson Mendenhall 综合征和 A 型胰岛素抵抗综合征,这些患者一般有家族史,患者表现为严重的高血糖和高胰岛素血症,多数患者为年轻女性,面容丑陋,伴有黑色棘皮及多毛症、多囊卵巢等。迄今全世界已报道了 50 多种 IR 基因突变,突变呈明显的异质性,以点突变为主,突变散在分布于受体的胞外区和酪氨酸激酶区,通过多种机制,如受体的合成减少、受体的细胞膜运输受阻、受体与胰岛素亲和力下降、酪氨酸激酶活性降低及受体降解加快等,使得靶细胞对胰岛素反应丧失。②体内出现 IR 抗体:自身免疫性胰岛素抵抗征又称为 Kahn B 型胰岛素抵抗糖尿病。患者的血液中可测到抗胰岛素受体的抗体,这种抗体以阻断型为主,能竞争性地抑制胰岛素与其受体的结合,从而引发糖尿病。患者多为女性,除了糖尿病外往往还合并其他自身免疫性疾病,如系统性红斑狼疮等。③其他:对伴有肥胖和 NIDDM 的胰岛素抵抗综合征患者的靶细胞研究发现,多数患者有 IR 含量的减少,IR-TK 活性下降及 IR 的内吞和再循环障碍。但由于肥胖和 NIDDM 导致的代谢紊乱也可使细胞对胰岛素的敏感性降低,因此上述 IR 的变化是胰岛素抵抗综合征的因还是果很难确定。

### (三) FGFR 与头盖骨缝早期闭合症和侏儒症

FGFR 家族包括 FGFR-1、FGFR-2、FGFR-3、FGFR-4 等。FGFR 家族成员的突变与头盖骨缝早期闭合症(craniosynostosis)及侏儒症的发病有关。此类受体的突变多为组成型激活突变,如在大多数头盖骨缝早期闭合症患者中发现有 FGFR-2 的胞外区突变,导致受体因分子间的异常二聚化而激活。侏儒症包括无软骨形成症(achondroplasia)、低软骨形成症和新生儿致死综合征,后者如Ⅰ型和Ⅱ型致死性异位(thanatophoric dysplasia,TDⅠ和TDⅡ)。它们的发生与 FGFR-3 基因突变有关。有报道在无软骨形成症患者中有 FGFR-3 跨膜区的突变,使受体稳定在二聚化状态,从而导致受体组成型激活。此外,这一突变还可因配体介导的受体内吞障碍而使突变受体增多。

### (四) IL-2 受体与疾病

白介素 2 受体(IL-2R)是 1985 年由 Rubin 首先发现的一种蛋白,它有两种存在形式,一种位于细胞膜 mIL-2R(membrane IL-2R),另一种出现于血液和培养上清液中即可溶性 sIL-2R(soluble IL-2 R)。mIL-2 受体是细胞因子受体中唯一的由 3 个不同的膜成分($\alpha$ 链、$\beta$ 链和 $\gamma$ 链)构成的受体。有别于其他生长因子受体所采用的经典机制,虽然 mIL-2 受体本身缺乏酪氨酸蛋白激酶,但 IL-2 受体激活可快速诱导细胞内蛋白质酪氨酸磷酸化。IL-2 受体介导的信号转导与淋巴细胞的增殖、分化及细胞的功能有关,已证明 mIL-2 受体亚基的突变,可致 X 连锁的人重症联合免疫缺陷症(X-llinked severe combined immunodeficiency disease,XSCID)。患者的特点是 T 细胞数严重减少,B 细胞数量虽正常但无功能。而近年来发现,sIL-2R 的增高与许多疾病相关联,肺癌、肝癌、乳腺癌患者血清中 sIL-2R 水平明显地高于正常人组,而且与肿瘤的大小及临床分期呈正相关。

## 四、丝/苏氨酸蛋白激酶型受体与疾病

转化生长因子 $\beta$(transforming growth factor-$\beta$,TGF-$\beta$)受体超家族是具有丝/苏氨酸蛋白激酶(PSTK)活性的受体,故又称为 PSTK 受体超家族。TGF-$\beta$ 受体超家族有近 20 个成员,包括 TGF-$\beta$受体、活化素受体、骨形态发生蛋白受体等。每种受体又分为Ⅰ型和Ⅱ型两种类型。它们的共同特征是细胞内区都有 PSTK 区。该超家族受体中能单独与配体结合的是Ⅱ型受体,当Ⅱ型受体与配体结合后,与Ⅰ型受体形成寡聚体,并使Ⅰ型受体磷酸化,激活的Ⅰ型受体能使 Smad 蛋白家族的丝/苏氨酸残基磷酸化,之后 Smad 以二聚体的形式转入核内,促进靶基因的转录,导致生物效应。

TGF-$\beta$ 具有广泛的生物学作用,包括促进细胞外基质的形成,抑制免疫功能,调节细胞的生长分化等。已证明在多种肿瘤(如胃肠癌、肝癌及淋巴瘤)中 TGF-$\beta$Ⅰ型受体和Ⅱ型受体的数量改变或存在突变。Loeys-Dietz 综合征是一种全身广泛受累的常染色体显性遗传主动脉瘤综合征,其特点为动脉迂曲三联征和动脉瘤、眼距过宽及悬雍垂裂或腭裂。该综合征发生的机制是由编码 TGF-$\beta$ 受体的基因杂合突变所致。系统性硬皮病(SSc)是一种以成纤维细胞过度合成细

胞外基质,并沉积于皮肤及肺部,导致组织纤维化为主要特征的病变。目前认为 TGF-β 及其受体的异常在硬皮病发病机制中也起了重要作用。TGFβ 通过与成纤维细胞上的受体结合,激活 Smads 信号通路,上调细胞外基质的基因转录和翻译,诱导 SSc 病变;并在多种辅助受体及细胞因子的影响下,最终导致疾病发生。

## 五、TNF 受体家族与疾病

肿瘤坏死因子(TNF)受体家族有十几个成员,包括 1 型和 2 型 TNF 受体(TNFR1 和 TNFR2)、低亲和力的神经生长因子受体、TNF 受体相关蛋白、Fas/Apo1、CD43、CD30 等。该家族受体的细胞内区域很短,无明显催化活性,但他们可通过一些接头蛋白,募集下游的信号转导通路,如激活 NF-κB 及 JNK,从而介导对细胞增殖分化、细胞毒、抗病毒及诱导凋亡等多种生物学作用。

TNFR1 广泛分布于正常细胞膜表面,也存在于多种肿瘤细胞表面。TNFR1 与 TNF-α 及 TNF-β 均有结合活性,当 TNF-α 与 TNFR1 结合后一方面可以介导凋亡信号,引起细胞凋亡,在抗肿瘤和抗病毒感染中发挥重要作用,同时也参与自身免疫性疾病和败血症中对自身组织细胞的损伤。在 M4、M5 型急性髓性细胞白血病中,TNFR1 表达增强,可能提示这两型细胞更容易凋亡。在人星形胶质细胞和恶性胶质瘤中,TNFR1 蛋白的表达均比 TNFR2 占优势,与低度恶性的星形细胞瘤相比,TNFR1 mRNA 大量表达于恶性星形细胞瘤中,尤其是恶性胶质瘤中。在对卵巢癌、肾透明细胞癌、乳头状肾细胞癌、前列腺癌及胆管癌的研究中发现,TNFR1 均表达上调,这提示 TNFR1 可能在癌细胞增殖加快、凋亡指数的改变中起作用,这导致了细胞代谢率的加快和突变机会的增加。目前对于 TNFR1 在人类全身各系统肿瘤中的表达研究还不是很深入,在造血系统、神经系统、泌尿生殖系统、消化系统及头颈部的恶性肿瘤中,TNFR1 均表达增强,其究竟是介导细胞增殖还是凋亡,则依据不同组织来源的细胞和细胞的不同功能状态有很大的区别。

TNF 受体的配体 TNF-α 还是一种重要的促炎细胞因子,TNF-α 与单核巨噬细胞膜上的受体结合后,可以启动激活转录因子 NF-κB 的信号通路、鞘磷脂酶-神经酰胺信号转导通路、PLC-PKC 通路、应激激活的蛋白激酶通路等,使单核巨噬细胞进一步激活,并分泌包括 TNF-α 在内的多种促炎细胞因子,引发细胞因子级联反应(cytokine cascade),激活白细胞和内皮细胞,使其表达黏附分子,并可使中性粒细胞出现吞噬活性,释放蛋白水解酶和氧自由基,从而导致炎症反应的扩大。因此,TNF 受体的过度激活在炎症反应和炎症性疾病中发挥了重要作用。

Fas(CD95,Apo1)多表达于肿瘤细胞表面。其配体 FasL 主要存在于活化的 T 淋巴细胞表面和 NK 细胞表面。这些活化的免疫细胞通过其表面的 FasL 与自身或旁邻细胞表面的 Fas 结合,激活作为细胞凋亡执行器的 caspase 家族酶,从而引发细胞凋亡,以清除在免疫反应中活化的 T 细胞,发挥重要的负向免疫调节作用或介导细胞毒 T 细胞和自然杀伤细胞杀伤其靶细胞——病毒感染的细胞和癌细胞。若 Fas 或 FasL 基因发生突变,可因受体和配体结合障碍而阻断死亡信号的转导和凋亡的发生,这是自身免疫性疾病或肿瘤免疫逃逸的重要机制之一。

## 六、核受体与疾病

核受体(nuclear receptor, NR)超家族包括甾体激素受体,甲状腺激素受体/维 A 酸受体(RAR)、代谢性受体、多种孤儿受体(orphan receptor)等。核受体实质上是一类配体依赖的转录调节因子。它们一级结构高度同源,都是由 400~1000 多个氨基酸构成的一条肽链,且都含有 3

个相同的功能域,从羧基端到氨基端依次为配体(激素)结合区、DNA 结合区、N 端结合区。N 端结合区对于受体发挥最大的转录活性是必需的,因而 N 端功能区也称为调节区或转录活性区。又因这一功能区在不同的核受体变异最大,也叫高变异区。核受体中的甾体激素受体在未与激素结合前多存在于胞质中,与热休克蛋白及小分子量的蛋白如亲免素等结合。受体与配体结合后与热休克蛋白等解离而活化,并转入核中。甲状腺激素受体未与激素结合前就存在于核中,它们可能通过与共抑制因子复合体结合而不表现活性。这类受体与配体结合后与共抑制因子脱离而活化。活化的核受体在核内能以同或异二聚体的形式与靶基因中的激素反应元件(hormone response elements,HREs)结合,之后募集共激活因子(reactivator),如 src 家族成员、CBP/p300 等,共激活因子复合物中的组蛋白乙酰基转移酶或乙酰化酶(acetyltransferase,HAT)能使组蛋白乙酰化,导致染色质结构的打开及 DNA 模板的裸露,使基础转录因子容易与 DNA 结合及形成转录起始复合物,从而促进转录。核受体在调节细胞生长、分化、代谢、凋亡、维持机体生殖、调节免疫及调节机体稳态方面具有重要作用。

### (一)甾体激素受体与疾病

甾体激素受体家族包括雌激素受体、雄激素受体、糖皮质激素受体和盐皮质激素受体等五个亚家族,在调节细胞的增殖、分化和凋亡中发挥了重要作用,因此,它们与某些肿瘤的发生、发展密切相关。这些肿瘤被称为激素依赖性肿瘤,包括雌激素依赖性乳腺癌和雄激素依赖性前列腺癌等。有些与相关激素及核受体的信号转导通路异常有关,如核受体表达增多或突变造成受体的结构功能异常,使受体的转录激活功能增强,导致肿瘤细胞对激素的敏感性增高,能够在低激素的环境中生长。突变还可改变受体的特异性,使得受体部分激动剂或拮抗剂变现激动剂样作用。Karnik 等研究了 143 例家族性乳腺癌或卵巢癌患者的雌激素受体突变情况。利用 SSCP-PCR 等方法发现雌激素受体突变呈多态性。通过去势去除激素或采用激素受体拮抗剂来抑制细胞增殖或诱导细胞凋亡被称为内分泌治疗,该法是激素依赖性肿瘤治疗中的重要手段之一。但有一些患者在治疗过程中会出现对内分泌治疗的不敏感,表现为肿瘤在低激素环境或应用激素拮抗剂后仍能增殖。

此外,甾体激素受体遗传性突变还能引起雄激素不敏感综合征(AIS)雌激素抵抗综合征,虽然在临床上这些疾病非常罕见。雄激素抵抗综合征患者表现为男性假两性畸形,即染色体核型为 XY,但社会性别为女性,只是无女性内生殖器官。受体基因突变主要表现为各种形式的点突变,受体基因的大片段缺失或插入等突变类型比较少见。突变大都发生在受体的激素结合区或 DNA 结合区,使受体失去激素结合活性或转录激活活性,使靶细胞对相关激素不敏感。

### (二)甲状腺激素受体与甲状腺激素抵抗综合征

甲状腺激素抵抗综合征(thyroid hormone resistance syndrome,SRTH)也称甲状腺激素不应症或甲状腺激素不敏感综合征(thyroid hormone insensitivity syndrome,THIS),由 Refetoff 在 1967 年首次报道。甲状腺激素抵抗综合征以家族性发病为多见,也有少数为散发病例,约占 1/3。大都在儿童和青少年发病,年龄最小的为新生儿,男女性别均可患病。临床表现血清游离 $T_4$($FT_4$)和游离 $T_3$($FT_3$)持续升高,同时促甲状腺激素(TSH)正常,患者没有药物、非甲状腺疾病和甲状腺激素转运异常的影响。最特异的表现是给以患者超生理剂量甲状腺激素后,不能抑制升高的 TSH 下降到正常水平,同时也没有外周组织对过量甲状腺激素的反应。绝大多数 SRTH 的发病被认为是由于甲状腺激素受体基因发生突变。最常见的是甲状腺激素受体基因核苷酸发生变化或者缺失,使甲状腺激素受体的氨基酸顺序发生变化,导致受体结构和功能的变化,对甲状激素发生抵抗或不敏感。其次为甲状腺激素受体数目减少，导致甲状腺激素作用减弱。还有甲状腺激素受体后作用发生障碍也可引起 SRTH。

### （三）代谢性核受体与代谢性综合征

代谢性核受体是一组与代谢调节相关的配体激活核受体转录因子，主要包括脂质过氧化物体增殖物激活受体（PPARs）、肝 X 受体（LXRs）和法尼酯衍生物 X 受体（FXRs）3 种。它们在胰岛素敏感性、脂肪生成、脂质代谢、能量代谢、血压调节、炎症、细胞生长和分化等过程中起着关键的调节作用。近年来越来越多的研究表明这 3 种核受体不仅与代谢综合征，包括胰岛素抵抗、糖耐量受损、2 型糖尿病、肥胖、高脂血症、高血压和微白蛋白尿之间存在密切的关系，也在动脉粥样硬化的发生及发展中有重要的作用。这些核受体有可能成为代谢综合征和相关并发症治疗的靶点。实际上，PPARs 的激动剂贝丁酸类降脂药（fibrate）和降脂药噻唑烷二酮（thiazolidinedione，TZD）均已被临床证实有改善代谢综合征的作用。

## 七、运货受体与疾病

细胞表面的运货受体（cargo receptor）主要包括运铁蛋白受体、低密度脂蛋白受体（LDL 受体）和清道夫受体家族等。运货受体和胞外亲水性大分子结合后，通过受体介导性胞吞作用，摄取细胞所需要的营养物质或清除血中的有害物质。

### （一）低密度脂蛋白受体与家族性胆固醇血症

低密度脂蛋白受体（LDL 受体）是一种跨膜糖蛋白，位于细胞表面被膜凹的浆膜部位，广泛分布于各种细胞和组织，如肝细胞、成纤维细胞、血管平滑肌细胞、淋巴细胞、单核细胞及肾上腺、卵巢等，它在肝脏和肾上腺皮质、睾丸、卵巢等甾源性组织的脂蛋白代谢中发挥重要作用，其主要功能是参与 LDL 的代谢，但各组织或细胞的 LDLR 活性差别很大。LDL 受体基因突变使 LDL 受体质或量异常，使细胞摄入胆固醇障碍。细胞内胆固醇减少又刺激了内源性胆固醇的合成，过量的低密度脂蛋白-胆固醇（LDL-C）沉积于吞噬细胞和其他细胞，形成黄色瘤和粥样斑块，最终导致心血管疾病的发生，临床上称为家族性胆固醇血症（familial hypercholesterolaemia，FH）。该病的发病机制是细胞膜表面低密度脂蛋白受体基因突变，导致 LDLR 缺如或异常，体内低密度脂蛋白代谢障碍，血浆总胆固醇和 LDL-C 水平升高。FH 是一种常染色体显性遗传性疾病，且杂合子和纯合子都发病，是脂质代谢单基因疾病中最常见且最严重的一种，又称 LDL 受体病或高脂蛋白血症 Ⅱa 型。家族性高胆固醇血症是欧美、南非等国家最常见的遗传病之一。多数人群中纯合子频率约为 1/100 万，杂合子频率一般不低于 1/500。在心肌梗死的存活者中，杂合子频率约为 1/20。

### （二）清道夫受体与动脉粥样硬化

清道夫受体（macrophage scavenger receptor，MSR）主要存在于巨噬细胞中，目前发现至少有 10 个成员，被分为 A、B、C 三大类。大量实验证明它们的功能主要是结合并清除变性 LDL，如活性氧氧化的 LDL（oxLDL）。巨噬细胞通过清道夫受体清除细胞外液中的修饰 LDL，尤其是 oxLDL，是机体的一种防御功能。但当巨噬细胞通过该类受体介导大量吞噬 oxLDL 后，变成泡沫细胞时，参与动脉粥样硬化斑块形成。因此，巨噬细胞的清道夫受体在粥样斑块形成机制中起有重要的作用。清道夫受体不仅在组织巨噬细胞内发现有，在单核细胞分化由来的巨噬细胞侵入内皮的过程中也见有该受体。兔、大鼠高脂肪膳食模型制作过程中,喂饲高胆固醇开始的几天见到 LDL 样粒子附着于血管壁,其后有单核细胞附着于内膜、巨噬细胞导致脂肪线条病巢形成并出现成百成千巨噬细胞簇,此时发现有大量的清道夫受体,病灶逐步进入平滑肌细胞内膜,然而其深部巨噬细胞仅有少量残存受体,其量也逐渐减少。当变性 LDL 显著增加时,清道夫受体摄取的脂质则不受制约,目前认为这是脂质沉积的重要原因,也是动脉粥样硬化发病的重要机制。

(陈莹莹)

## 参 考 文 献

卢建,余应年,徐仁宝. 1999. 受体信号转导系统与疾病. 山东:山东科技出版社,577-598.

王迪浔,金惠铭. 2008. 人体病理生理学. 第 3 版. 北京:人民卫生出版社,62-74.

薛丹,尹京苑,梁龙. 2007. G 蛋白耦联受体突变及其相关疾病. 生物技术通讯,18(5):811-814.

Beck-Peccoz P,Mannavola D,Persani L. 2005. Syndromes of thyroid hormone resistance. Ann Endocinol(Paris),66(3):264-269.

# 第七章　钙转运异常与心血管疾病

钙是一种在生物体内普遍存在的信号分子,参与了多种细胞间与细胞内的信号转导。钙既是一种"生命分子",也是一种"死亡分子",它调控着细胞从生长发育到凋亡的各个阶段的命运。钙通过调节钙调蛋白的活性及其基因的表达,几乎参与了细胞的所有活动,与细胞的分泌、增殖、凋亡等密切相关。钙的这种广泛性细胞作用可能与其在细胞胞质内、钙库内及细胞外分布的差异,以及钙离子与其靶蛋白的紧密结合性有关。对细胞内钙浓度和钙转运的精确调控对于维持细胞正常的生理功能至关重要。细胞内钙稳态的失调则会引起细胞不同程度的功能或结构性损伤,甚至引起细胞死亡。本章重点介绍细胞内钙转运的正常调节及其失调节时与心血管疾病的联系。

## 第一节　钙的正常代谢

### 一、体内钙的含量与分布

钙作为一种人体内重要的元素成分,广泛分布于人体内(约99%分布于骨骼和牙齿,其余不到1%分布在软组织、血浆和细胞外液)。钙在细胞胞质内、钙库内及细胞外的分布差别明显。正常情况下,静息状态下的胞质钙浓度维持在100nmol/L左右,而细胞外液及特定的钙库(如肌质网)中钙浓度为mmol/L级,两者相差万倍。这就使得胞质内极少浓度的$Ca^{2+}$升高可以引发胞质$Ca^{2+}$产生数量级的改变(从100nmol/L到1μmol/L),并触发细胞产生有效的反应。细胞中的钙99.9%以结合的形式存在,只有0.1%以游离的离子形式存在,其中游离的$Ca^{2+}$才具有生物活性。细胞中的钙以三种形式存在:①细胞核和钙库(如肌质网、内质网和线粒体等)中的结合钙和游离钙(占细胞总钙的94%);②质膜上的结合钙(为非扩散性钙,占细胞总钙的5%);③细胞质中的结合钙和游离钙(仅占细胞总钙的0.5%左右)。尽管胞质内游离钙含量很低,但其浓度相当稳定,是构成细胞信息转导的重要组成部分。

### 二、钙在细胞内外的转运调节

细胞钙稳态的维持与钙转运系统和细胞内各种钙结合蛋白密切配合、协同作用密切相关。在生理条件下,细胞胞质内游离钙浓度($[Ca^{2+}]_i$)远低于细胞外、内质网和线粒体。它们之间之所以能维持如此大的浓度差,与细胞膜或细胞器膜对$Ca^{2+}$的低通透性,以及依赖于钙泵($Ca^{2+}$ pump)、$Na^+$-$Ca^{2+}$交换有主要关系。$Ca^{2+}$的转运可有两种方向,一种是由低浓度的胞质$Ca^{2+}$向高浓度的细胞外或细胞器内转运;另一种是由高浓度的细胞外或细胞器内$Ca^{2+}$向胞质内流或释放(图7-1)。

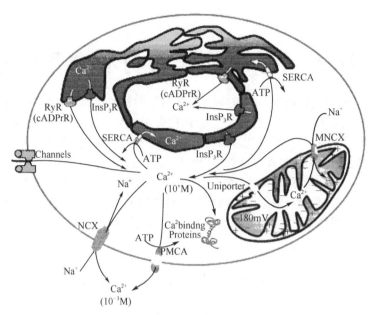

图 7-1  细胞中 Ca²⁺ 的信号转导作用

NCX, Na⁺-Ca²⁺ 交换蛋白; MNCX, 线粒体 Na⁺-Ca²⁺ 交换蛋白; InsP, 肌醇(1,4,
5) 三磷酸; ATP, 三磷酸腺苷; GDP, 二磷酸鸟苷; DG, 二酰基甘油; PMCA, 质膜
Ca²⁺-ATP 酶; InsP3R, lnsP3 受体; RyR, ryanodine 受体; Uniporter, 钙单输送体;
SERCA, 平滑肌内质网 Ca²⁺ATP 酶(本图引自 Carafoli E. 2002)

## （一）Ca²⁺由高浓度向低浓度转运

细胞膜 Ca²⁺ 通道的开放是胞外 Ca²⁺ 内流的主要因素, 也是胞质 Ca²⁺ 持续升高的关键。Ca²⁺ 通道介导的细胞 Ca²⁺ 内流对大部分可兴奋细胞发挥正常的生理功能起关键性的作用。目前已知的 Ca²⁺ 通道主要有两大类。

**1. 电压依赖性 Ca²⁺通道**(voltage dependent Ca²⁺ channel, VDC)  其开放与膜电位的改变有关。当细胞膜发生去极化, 膜电位达到一定值时, VDC 开放, 大量 Ca²⁺ 跨膜内流。这类通道主要有 3 种亚型。

（1）L 型(long type) Ca²⁺ 通道: 通常被认为是高电压激活(HVA)通道。此类型 Ca²⁺ 通道特点为: 电导较大, 其 Ca²⁺ 电流衰减慢, 持续时间长, 需较强的去极化才能激活, 主要阻断剂为 1,4-二氢吡啶类(DHP)。L 型 Ca²⁺ 通道可见于多种细胞。在心肌细胞, 儿茶酚胺和乙酰胆碱可以调节 L 型 Ca²⁺ 通道的活性, 通过 cAMP 依赖性磷酰化反应的一系列生化过程而实现该通道的功能。

（2）T 型(transient type) Ca²⁺ 通道: 一般被认为是低电压激活(LVA)通道。这种类型 Ca²⁺ 通道电导小, 较弱的去极化便可激活其开放, 开启时间短暂, 产生短小电流, 故称 T 型。T 型 Ca²⁺ 通道失活迅速, 电流衰减较 L 型快。T 型通道被认为可能与神经元节律放电的阈值特性有关。

（3）N 型(intermediat type) Ca²⁺ 通道: N 型 Ca²⁺ 通道电导位于 T 型和 L 型之间。其特性与 L 型相似, 需要强的去极化才能激活。但是, N 型的失活与 L 型截然不同, -20 mV 膜电位可使其逐渐失活, 而此时 L 型仍开放。

非兴奋细胞和可兴奋细胞激活 VDC 的机制并不同。在非兴奋细胞(如血细胞、肝细胞、内皮细胞等),主要通过细胞的超极化介导 $Ca^{2+}$ 跨膜进入细胞。$K^+$ 通道开放使得 $K^+$ 大量外流,使膜电位负值增大,$Ca^{2+}$ 便可迅速通过 VDC 跨膜进入胞质。此外,在非兴奋细胞中,还可通过胞内第二信使分子激活特定的 VDC,使 $Ca^{2+}$ 进入胞质。而在可兴奋细胞,静息膜电位(约为-70 mV)的去极化通过特异性 $Ca^{2+}$ 激活蛋白(靠近于胞膜内侧面,可启动神经元的排粒和肌细胞的收缩等多种功能)的特异性电压敏感区引起 $Ca^{2+}$ 选择性通道(VDC)构型发生改变,促使大量 $Ca^{2+}$ 涌入胞质。

**2. 受体操纵型 $Ca^{2+}$ 通道**(receptor-operated $Ca^{2+}$ channel,ROC)　其开放仅与膜受体被激活相关,与膜去极化无关。ROC 的受体属于与通道蛋白耦联的跨膜蛋白,与其配体(激动剂)结合后便被激活,通过构型的改变引起通道蛋白的闸门开放。ROC 种类很多,往往以与其相结合并激活其活性的激动剂进行命名,如肾上腺素能受体、乙酰胆碱受体、谷氨酸受体等。ROC 亦可与阻断其活性的配体结合,这些配体称为 $Ca^{2+}$ 通道阻滞剂或称 $Ca^{2+}$ 拮抗剂(calcium antagonists,CAT)。根据其化学结构,$Ca^{2+}$ 拮抗剂主要有 4 种类型:①双氢吡啶类,如尼莫地平、硝苯地平等;②苯羟胺类,如维拉帕米;③硫苯䓬类,如地尔硫䓬;④二苯羟胺类,如氟桂利嗪(flunarizine)。它们的作用均可减少 $Ca^{2+}$ 通道开放数目,使 $Ca^{2+}$ 内流受阻,降低内质网(或肌质网)$Ca^{2+}$ 释放减少,使 $[Ca^{2+}]_i$ 降低。

## (二)$Ca^{2+}$ 由低浓度向高浓度转运

这种转运的作用是将低浓度的胞质 $Ca^{2+}$ 转运至高浓度的胞外或胞内钙库,使胞质 $Ca^{2+}$ 恢复正常水平,这又称为钙的复位作用。由于是逆浓度梯度转运,此过程是消耗 ATP 的耗能过程。$Ca^{2+}$ 逆浓度梯度转运主要由 3 种途径介导。

**1. 钙泵作用**　钙泵(calcium pump)即 $Ca^{2+}$-ATP 酶,由于其活性依赖于 $Mg^{2+}$,故又称 $Ca^{2+}$-$Mg^{2+}$-ATP 酶。钙泵存在于细胞膜、内质网和线粒体膜上,它是一种 $Ca^{2+}$ 单向主动转运系统。当 $[Ca^{2+}]_i$ 升至一定浓度时,$Ca^{2+}$-ATP 酶即可被激活,催化 ATP 水解供能,主动将细胞内的钙泵出胞外或者泵入内质网、线粒体中储存起来,从而维持胞质内低浓度 $Ca^{2+}$ 水平。

**2. $Na^+$-$Ca^{2+}$ 交换**　这一途径主要通过 $Na^+$-$Ca^{2+}$ 交换蛋白($Na^+$-$Ca^{2+}$ exchanger,NCX)的作用实现。NCX 存在于细胞膜上,在维持心肌细胞、神经细胞等多种细胞的 $Ca^{2+}$ 稳态中发挥关键作用。NCX 是快速高容量 $Ca^{2+}$ 转运系统,但其与 $Ca^{2+}$ 的亲和性比钙泵要低。$Na^+$-$Ca^{2+}$ 交换为一非耗能转运机制,以钠钙比 3:1 的比例对细胞内外 $Na^+$、$Ca^{2+}$ 进行双相转运。NCX 的活性主要受跨膜 $Na^+$ 浓度的调节,一般情况下,$Na^+$ 顺着电化学梯度进入细胞,同时 $Ca^{2+}$ 逆着电化学梯度移出细胞。此系统亦称 $3Na^+$-$Ca^{2+}$ 交换系统。

**3. $Ca^{2+}$-$H^+$ 交换**　主要发生在分泌囊泡或线粒体,线粒体是细胞内最大的钙库之一,起着缓冲 $[Ca^{2+}]_i$ 的作用。通过 $Ca^{2+}$-$H^+$ 交换,$Ca^{2+}$ 被线粒体摄取,$H^+$ 排至胞质。

# 三、钙离子的主要生理功能

体内钙,主要是游离钙,在发挥钙生物学功能方面极为重要。$Ca^{2+}$ 最主要的生理功能是作为第二信使,并进一步调节细胞的功能。$Ca^{2+}$ 对细胞的调节作用是由一个复杂的系统组成,称为钙信使系统。在肌肉收缩、内分泌、外分泌及神经分泌、糖原合成分解,电解质的转运以至细胞生长等多种生命活动中,钙信使系统都起着重要作用。根据其生物反应速度,钙信使系统可分为短暂反应和持久反应系统。在短暂反应系统中(如骨骼肌的兴奋-收缩耦联及神经的刺激-分泌耦联等),主要起作用的为钙调蛋白(又称钙调素 calmodulin,CaM)。在持久反应系统中(如平滑肌收缩、内分泌和代谢反应等),其钙信使系统主要由蛋白激酶 C 及依赖 $Ca^{2+}$-钙调蛋白的蛋白激酶介导。此外,钙信使系统还参与凝血酶原引起的血小板释放及免疫球蛋白引起肥大细胞释放组胺等反应。总之,钙的作用可归为以下 4 个方面。

**1. 钙与肌肉反应**　在心肌和骨骼肌细胞中,$Ca^{2+}$ 在细胞膜兴奋引起的电位变化和肌原纤维的收缩、松弛之间起着耦联作用,主要表现在 3 个方面:①肌细胞膜兴奋的电位变化引起 VDC 开放,$Ca^{2+}$ 内流,进入胞质肌原纤维横桥区 $Ca^{2+}$ 增多,同时促使肌质网释放 $Ca^{2+}$ 使 $[Ca^{2+}]_i$ 进一步增加,使横桥形成,肌丝滑行收缩;②$[Ca^{2+}]_i$ 增加激活肌纤凝蛋白 ATP 酶,水解 ATP 为肌丝滑行提供能量;③增加的 $[Ca^{2+}]_i$ 还可激活无活性的磷酸化酶 b,使之转化为有活性的磷酸化酶 a,加速糖原分解,提供更多 ATP。

平滑肌细胞的收缩则不同于心肌和骨骼肌细胞,其胞内不含肌钙蛋白,但有一种称为肌凝蛋白轻链激酶的蛋白,其活性依赖于 $[Ca^{2+}]_i$,由钙调蛋白激活。肌凝蛋白轻链激酶的作用是在水解 ATP 基础上,使肌凝蛋白轻链磷酸化,进而激活肌纤蛋白 ATP 酶,引起平滑肌收缩。同时,平滑肌细胞中还存在一种不依赖 $Ca^{2+}$ 的磷酸酶,它可使肌凝蛋白轻链脱磷酸,从而不能激活肌纤蛋白 ATP 酶,平滑肌呈松弛状态。

**2. 钙与神经反应**　当神经受到刺激后,其突触前细胞膜产生去极化,VDC 开放使 $Ca^{2+}$ 内流并与细胞内的钙调蛋白结合。$Ca^{2+}$ 内流可激活细胞膜上的乙酰胆碱载体,使乙酰胆碱从胞质通过细胞膜分泌到突触引起冲动。

**3. 钙与分泌**　在分泌机制中,$Ca^{2+}$ 起了十分重要的作用。细胞兴奋时,$Ca^{2+}$ 发生跨膜内流,并促进胞内钙库释放增加,使 $[Ca^{2+}]_i$ 增加,催动胞内微丝、微管收缩移动,促使囊泡向胞膜运动、融合与释放。

**4. 钙与凝血反应**　$Ca^{2+}$ 是血液凝固所必需一个凝血因子(因子 IV)。此外,在血小板的黏附、聚集和释放反应中及内、外源凝血的连锁反应中,$Ca^{2+}$ 还起重要作用。

# 第二节　"钙火花"的病理生理

近年来的研究发现,静息状态的大鼠心肌细胞中有自发性的微点钙释放现象,它的形成可能与心肌细胞内肌质网上单个和若干个钙释放通道(也称 ryanodine 受体)的开启相关,导致大量的 $Ca^{2+}$ 涌出肌质网,胞质 $Ca^{2+}$ 瞬时增高,这是细胞内钙释放的最基本单位,这一现象被命名为"钙火花"(calcium spark)。

一系列实验结果证实,在一次强有力的心搏中,一个心肌细胞中约可触发 1 万次左右的"钙火花"。而整个心脏中的"钙火花"约为 $5 \times 10^{10}$ 次。越来越多的研究证明:"钙火花"是心脏兴奋-收缩耦联机制的最小单位,一次"钙火花"只能维持 20 ms 左右。"钙火花"具有以下特点:①通过细胞表面膜上单个 L 型 $Ca^{2+}$ 通道的开放,由钙释放机制触发肌质网的"钙火花";②一经触发,"钙火花"即呈现"全或无"现象;③传统的钙瞬变(calcium transient)是"钙火花"在时间和空间上随机触发叠加的总和。

某些病理情况下,钙火花频度增高,幅度变大,尤其是单个钙火花可触发毗邻的 $Ca^{2+}$ 释放和钙火花,这一连锁反应最终形成自我传导性的"钙波"(calcium wave),后者可引起细胞膜去极化甚至产生自发动作电位,干扰正常的起搏节律,是心脏心律失常的重要诱因之一。

在心衰心肌细胞中,等量的 L 型钙电流只能引发正常数目 1/2～1/3 的"钙火花",而"钙火花"本身及其他兴奋-收缩耦联的参量均未改变。因此,钙瞬变及细胞收缩幅度均大为减小。有研究者认为:这种 L 型"钙火花"脱耦联(uncoupling)的原因可能在于胞膜上 L 型通道与肌质网上钙释放通道的相对位置有所变化,使钙释放通道因偏离于 L 型通道周围的高 $Ca^{2+}$ 浓度区而不能被有效地触发。

骨骼肌单纤维中,另一亚型的 $Ca^{2+}$ 释放通道开放也可产生"钙火花",但幅度比同类心肌的"钙火花"小 3~5 倍,这些"钙火花"受电压依赖性及 $Ca^{2+}$ 依赖性双重机制控制。

在大脑血管平滑肌中,出人意料的是,"钙火花"有松弛血管张力的作用,而并非收缩血管。这种转变可能是因为"钙火花"大多产生于紧靠细胞表面的胞质中,局部高钙激活钙敏感性 $K^+$ 通道,钾外流引起细胞膜超极化,使 L 型钙通道失活,从而降低细胞整体的 $Ca^{2+}$ 浓度和 $Ca^{2+}$ 依赖的收缩力。这一结果首次明确表明:由于其空间分布的差异,同样是 $Ca^{2+}$,可产生截然相反的生理效应。

# 第三节 钙的转运异常与心血管疾病的关系

在发挥信号转导的过程中,$Ca^{2+}$ 具有双刃剑的特点,它既为细胞正常生理功能所必须,而钙稳态的失衡又是介导细胞凋亡的信使(图 7-2)。$Ca^{2+}$ 在细胞内的转运异常减少或异常升高,常会造成细胞多种功能障碍,导致多种疾病发生或促进多种疾病的发生、发展。因此,深入了解 $Ca^{2+}$ 转运异常与疾病的关系,对疾病的诊断、治疗和预防有着十分重要的意义。

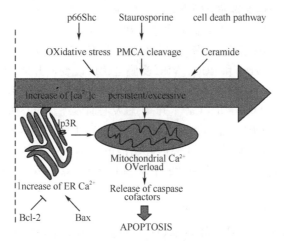

图 7-2 $[Ca^{2+}]_i$ 调节改变与细胞损伤图解

ER,内质网;PMCA,质膜 Ca2+-ATP 酶;IP3R,三磷酸肌醇受体

(引自:Pinton P, Giorgi C, Siviero R, Zecchini E and Rizzuto R: Calcium and apoptosis:ER-mitochondria $Ca^{2+}$ transfer in the control of apoptosis,Oncogene, 2008 Oct 27; 27(50):6407-18)

# 一、钙与心脏疾病

$Ca^{2+}$ 在正常心脏功能中起着举足轻重的作用,它不仅是心肌兴奋-收缩耦联机制中的重要耦联因子,而且起着重要的信使作用,参与心肌细胞内的信号转导、动作电位的形成和各种代谢活动。因此,心肌中钙转运障碍导致的钙稳态异常,将引起心肌功能障碍、衰竭或心肌损伤、梗死。

## （一）Ca²⁺稳态失调与心力衰竭

心力衰竭（heart failure，HF）是多种心血管疾病终末期的共同表现，它是指心肌的泵血功能障碍，其内在表现为心肌的收缩和（或）舒张机制发生问题，导致心脏的射血不能满足机体的代谢需要。心肌收缩和舒张机制均与 $Ca^{2+}$ 正常转运有着密切的关系。在收缩机制中，心肌兴奋与收缩之间的耦联需要 $Ca^{2+}$ 与肌钙蛋白（troponin）的结合来完成，而 $Ca^{2+}$ 是否能与肌钙蛋白结合又取决于胞质游离钙浓度 $[Ca^{2+}]_i$。只有当 $[Ca^{2+}]_i$ 由静息时的 $10^{-8} \sim 10^{-7}$ mol/L 上升到 $10^{-5}$ mol/L 时，$Ca^{2+}$ 才能与肌钙蛋白结合，而 $[Ca^{2+}]_i$ 的改变则受胞膜和肌质网对 $Ca^{2+}$ 转运的调节。在舒张机制中，$Ca^{2+}$ 的复位过程同样涉及 $Ca^{2+}$ 的转运机制，而其 $Ca^{2+}$ 的转运过程正好与收缩期相反。因此，在心力衰竭发病过程中，$Ca^{2+}$ 的转运功能异常主要表现为 3 个方面：即 $Ca^{2+}$ 的内流、外流和肌质网对 $Ca^{2+}$ 转运障碍。

### 1. Ca²⁺内流障碍

（1）ATP 依赖的 $Ca^{2+}$：结合跨膜进入细胞的 $Ca^{2+}$ 来源于心肌细胞外和肌细胞膜中的 $Ca^{2+}$ 结合点。据 Langer 等的报道，肌细胞膜可结合 $Ca^{2+}$（ATP 依赖性结合）作为 $Ca^{2+}$ 的表面储存库。当心肌兴奋时，可为 $Ca^{2+}$ 的内流补充 $Ca^{2+}$ 源。心肌细胞膜结合的 $Ca^{2+}$ 与正常心肌的收缩力发展为正相线性关系，而 ATP 的缺乏将使其结合 $Ca^{2+}$ 明显减少。进入细胞内的 ATP 依赖性结合 $Ca^{2+}$ 和细胞外 $Ca^{2+}$ 两者的总量是收缩期肌丝区 $Ca^{2+}$ 浓度和收缩力水平的主要决定因素。

（2）$Ca^{2+}$ 通道：为一内膜糖蛋白，参与心肌细胞跨膜离子流的转运和细胞功能的调节。心肌细胞。膜上的 $Ca^{2+}$ 通道有 VDC 和 ROC。VDC 受膜电位的改变而开启，允许 $Ca^{2+}$ 顺浓度梯度进入细胞内流的 $Ca^{2+}$ 可参与心肌细胞去极化的形成，并产生动作电位平台期、起搏活动和冲动传导。此外，$Ca^{2+}$ 内流还可引起短暂的 $[Ca^{2+}]_i$ 升高，触发心肌收缩。当心肌缺血-再灌注损伤时，产生的大量氧自由基可使细胞膜上的 VDC 数目减少，进而减少电压依赖性 $Ca^{2+}$ 内流，影响心肌收缩力。在心肌梗死引起的心力衰竭中，4 周内心功能改变不伴有 $Ca^{2+}$ 通道的改变，而 8 周及 16 周后心功能的进行性下降和 $Ca^{2+}$ 通道密度的下降呈平行性关系。故认为 $Ca^{2+}$ 通道的改变与心力衰竭的发展有关。

（3）β 肾上腺素能受体-G 蛋白-腺苷酸环化酶信号转导系统：β 肾上腺素能受体（β-adrenergicreceptors，βARs）是 G 蛋白耦联受体家族（Gprotinecoupledreceptors，GPCRs）成员，直接调节心肌的各种生理活动，如括兴奋-收缩耦联、心率及心肌细胞的分化、增殖和凋亡等。成人心肌细胞主要表达 $\beta_1$AR 和 $\beta_2$AR，以 $\beta_1$ 亚型数量居多。当激动剂与 βARs 结合后，通过耦联的刺激型 G 蛋白（Gs）激活腺苷酸环化酶（adenylatecyclase，AC）。AC 则通过催化 ATP 生成环腺苷酸（cyclicadenosinemonophosphate，cAMP），从而增加心肌细胞内 cAMP 水平。作为胞内第二信使，cAMP 可进一步激活蛋白激酶 A（protinekinaseA，PKA）。而 PKA 可磷酸化一些膜蛋白质，如 L 型 $Ca^{2+}$ 通道和内质网上的 $IP_3$ 受体，使其活化。L 型 $Ca^{2+}$ 通道和 $IP_3$ 受体的活化后可促进 $Ca^{2+}$ 内流和内质网释放 $Ca^{2+}$，加强收缩。激活 $\beta_1$AR 不仅影响细胞膜 L 型 $Ca^{2+}$ 通道和内质网上的 $IP_3$ 受体，还可促进远离肌质网的一些调节蛋白产生磷酸化，如磷脂酶 B、肌钙蛋白、肌凝蛋白及蛋白激酶抑制剂 1 等，进一步影响 $Ca^{2+}$ 一过性动力学变化和增加心肌收缩力。因此，βARs-Gs-AC 系统是交感神经通过变力变时作用调控心脏功能的枢纽，其过程受 β 肾上腺素受体激酶-1（βARK1）调节，能影响心脏的 $Ca^{2+}$ 稳态。

据报道，心力衰竭患者心房肌去甲肾上腺素含量为 0.49μg/g 心肌，远远少于正常含量（1.77μg/g），这种儿茶酚胺含量的减少亦可使 $Ca^{2+}$ 内流减少。

（4）$Na^+$-$Ca^{2+}$ 交换、$Na^+$-$K^+$-ATP 酶和 $Na^+$-$H^+$ 交换：$Na^+$-$Ca^{2+}$ 交换系统可以对 $Ca^{2+}$ 与 $Na^+$ 的胞

内外交换进行两个方向的转运,正向转运是指 $Ca^{2+}$ 排出胞外而 $Na^+$ 进入胞内,反向转运中 $Ca^{2+}$ 和 $Na^+$ 的流动方向则和正向转运相反。究竟以何种方式转运取决于 $Na^+$、$Ca^{2+}$ 的电化学梯度和膜电位,通常是 $Na^+$ 顺着电化学梯度进入细胞,同时 $Ca^{2+}$ 逆着电化学梯度移出细胞。心肌处于舒张期时,由于 $Na^+$-$Ca^{2+}$ 交换的反向电位略正于静息膜电位,它与维持胞内低静息 $Ca^{2+}$ 水平的钙泵平行地运行,产生一个少量的 $Ca^{2+}$ 净外向转移。当动作电位迅速上升时,驱动力变为正值,倾向于驱使 $Ca^{2+}$ 进入细胞并与 $Na^+$ 交换,$Ca^{2+}$ 净内流可贯穿整个动作电位平台期。此后由于选择性 $K^+$ 通道的开放,细胞产生复极化,驱动力变为负值,转变为以 $Ca^{2+}$ 外流为主要形式进行交换。

$Na^+$-$Ca^{2+}$ 交换还受到 $Na^+$-$K^+$-ATP 酶激活与否和 $Na^+$-$H^+$ 交换变化的影响:一方面,抑制 $Na^+$-$K^+$-ATP 酶可使细胞内 $Na^+$ 升高,$Na^+$ 升高可使 $Ca^{2+}$ 外流减少或通过 $Na^+$-$Ca^{2+}$ 交换引起 $Ca^{2+}$ 内流增加,导致 $[Ca^{2+}]_i$ 增加;另一方面,抑制 $Na^+$-$K^+$-ATP 酶可酸化细胞内环境,可能通过 $Na^+$-$H^+$ 使细胞内 $Na^+$ 升高,进一步由 $Na^+$-$Ca^{2+}$ 交换导致 $[Ca^{2+}]_i$ 升高。

(5) 膜通透性和膜流动性改变　细胞膜的主要成分为不饱和脂肪酸和磷脂等,很多原因可促进自由基大量生存,并激活磷脂酶,破坏细胞膜,使膜的通透性增加及流动性下降,细胞外 $Ca^{2+}$ 便可顺着浓度梯度大量内流,使 $[Ca^{2+}]_i$ 迅速升高,导致钙超载。钙超载则通过多种 $Ca^{2+}$ 依赖性机制引起细胞的损伤,导致心力衰竭。

**2. $Ca^{2+}$ 排出障碍**　为了维持 $Ca^{2+}$ 在胞质中的低浓度水平和亚细胞储钙库中 $Ca^{2+}$ 的水平,在动作电位期间由胞外进入到胞内的 $Ca^{2+}$ 必须被泵出,一般认为心肌细胞膜有 2 个重要的排 $Ca^{2+}$ 机制。

(1) $Na^+$-$Ca^{2+}$ 交换　在心脏中,$Na^+$-$Ca^{2+}$ 交换被认为在胞内 $Ca^{2+}$ 的泵出机制中起着主要作用。如上述某些情况下,当膜去极化时,$Ca^{2+}$ 进入细胞起着主要作用。而复极化时,由于选择性 $K^+$ 通道开放,使得调节 $Ca^{2+}$ 位移的驱动力由去极化时的正值转变为负值,从而促 $Ca^{2+}$ 转为外流。

(2) 肌细胞膜的钙泵在 ATP 供能的情况下,可将细胞内 $Ca^{2+}$ 逆浓度梯度泵到细胞外。当ATP 缺乏时,该酶的抑制或破坏均会导致这一机制的障碍。

上述 2 个排 $Ca^{2+}$ 机制的抑制或破坏均会导致 $Ca^{2+}$ 在细胞内的堆积,这不仅会引起 $Ca^{2+}$ 复位障碍,使心肌不能松弛,还可通过多种 $Ca^{2+}$ 依赖性机制造成心肌细胞损伤。

**3. 胞内储钙库 $Ca^{2+}$ 转运障碍**　心肌细胞胞内储钙库包括肌质网、线粒体等细胞器,负责胞质中 $Ca^{2+}$ 浓度的调节。钙库在心肌除极化时释放 $Ca^{2+}$,复极化时重新摄取 $Ca^{2+}$。Schwartz 等研究发现,心力衰竭时,肌质网释放 $Ca^{2+}$ 速率下降。Morgan 在记录胞内瞬时 $Ca^{2+}$ 浓度时发现,正常时瞬时 $Ca^{2+}$ 浓度升高为单峰。而心力衰竭时,不仅单峰相对延迟,还出现双峰。研究者认为:单峰反映肌质网对 $Ca^{2+}$ 的调控,抑制生物碱 ryanodine(促肌质网释放 $Ca^{2+}$)可降低单峰水平。心力衰竭时,第一峰也为肌质网释放 $Ca^{2+}$ 所致,而第二峰则表明胞膜及钙库的 $Ca^{2+}$ 转运功能存在障碍。心力衰竭时肌质网功能障碍的原因之一是能量缺乏,导致肌质网 ATP 依赖的钙泵功能降低,心肌复极化时摄取 $Ca^{2+}$ 存在功能障碍。当心肌再次去极化时,由于肌质网储存 $Ca^{2+}$ 减少导致其释放 $Ca^{2+}$ 减少。此外,某些胞膜受体也参与了肌质网功能的调节,受体与 $\alpha_1$ 肾上腺素受体激动剂结合可激活磷脂酶 C(PLC),使磷脂酰肌醇 4,5-二磷酸水解生成三磷酸肌醇($IP_3$),后者可与肌质网特异性受体结合,促使肌质网释放 $Ca^{2+}$(图 7-1,图 7-2)。心力衰竭时,由于胞膜表面相关受体数目减少,这一过程作用减弱,导致肌质网释放 $Ca^{2+}$ 减少。

生理情况下,线粒体也有调节胞内 $Ca^{2+}$ 水平作用,它可摄取细胞总 $Ca^{2+}$ 量的 20%,这一作用可能与线粒体内参与生物氧化的某些酶的功能有关。心力衰竭时,线粒体摄 $Ca^{2+}$ 量较正常增加,可能与胞内 pH 改变导致线粒体内 $Ca^{2+}$ 稳态失调有关。当线粒体内钙超载时则可进一步可导致线粒体功能障碍。

## （二）Ca²⁺通道与慢性心力衰竭

心力衰竭中的收缩功能障碍和心律失常的发生与钙转运异常有重要联系。如上所述，$Ca^{2+}$通道有电压依赖性和受体操纵性两类，他们的激活或抑制与心力衰竭的发生均有密切的关系，分述如下。

**1. Ca²⁺通道拮抗剂与慢性心力衰竭**　$Ca^{2+}$通道拮抗剂用于慢性心力衰竭（CHF）（如充血性心力衰竭）的辅助治疗已有相当长时间了，这类药物主要是双氢吡啶类（DHP）。它们用于心力衰竭治疗的理论基础是因为它们具有扩张小动脉、抗缺血和促进左心室舒张，并可防止心肌功能障碍的发展。尽管同时用了血管紧张素转换酶抑制剂、利尿剂和地高辛等药物进行治疗，第1代$Ca^{2+}$通道钙拮抗剂（如硝苯地平、维拉帕米和地尔硫䓬）对CHF的疗效令人失望，这是因为他们会抑制左心室的收缩性、反射性增强交感张力和破坏心脏的血流动力学。不少研究发现，第2代和第3代$Ca^{2+}$通道拮抗剂对CHF的疗效在某些方面有所改善。De Vries等的研究发现：尽管这些药物对改善2000多CHF患者的运动耐受试验和心功能没有一致的疗效，但对非缺血性CHF生存率的提高有一定的帮助。Kim等用火鸡复制了类似于人类的扩张型心肌病，发现第3代$Ca^{2+}$通道拮抗剂普拉地平能防止进行性心脏扩张的发展，使左心室体积缩小、心肌肥大减退以及改善心肌变薄的程度。最近的研究发现，选择性结合T型$Ca^{2+}$通道的第3代拮抗剂咪拉地尔（mibefradil）可降低心率而没有负性肌力作用，该类药物可预防大鼠心肌梗死（MI）后心力衰竭的发生。与安慰剂组相比，咪拉地尔可使平均动脉血压和心肌收缩性能（dp/dtmax）增加，并使左心室舒张末期压力（LVEDP）和心率（HR）降低。在安慰剂处理组，MI乳头肌发展张力（DT）降低，达峰值时间（TPT）延长，收缩期和舒张期$[Ca^{2+}]_i$升高，加用异丙肾上腺素和钙后，DT反应性降低。而在咪拉地尔组，DT增加，TPT缩短，且在MI早期收缩期和舒张期$[Ca^{2+}]_i$均显著降低。此外，心肌收缩对β肾上腺素能和钙的刺激反应在MI晚期也得到改善。

内皮素（ET）是一种强有力的血管收缩剂和钠调节剂，在CHF患者的血浆中发现ET明显增多。ET血管收缩和钠调节作用继发于细胞内钙增多。细胞钙内流增加可诱导ET合成增多。在狗胸腔下腔静脉慢性收缩所致CHF模型（TIVCC）的研究中发现：ET水平在TIVCC血浆中明显高于正常对照，而$Ca^{2+}$通道拮抗剂非洛地平（felodipine）治疗的TIVCC血浆ET水平则较未处理TIVCC明显降低。免疫组化实验证实，正常狗肾脏中存在ET，而TIVCC肾皮质和髓质中ET明显增多，非洛地平可明显降低肾皮质和髓质中ET的染色密度并明显改善TIVCC的心血管血流动力学。

交感神经过度激活是心力衰竭的原因和诱因之一，也伴随着心力衰竭的发生和发展。有研究者认为，交感神经过度激活是由于压力反射机制的破坏所致。短效（第1代）$Ca^{2+}$通道拮抗剂有拟交感作用，故对心力衰竭的患者是不利的。而第2代$Ca^{2+}$拮抗剂非洛地平则不会引起交感神经的持续激活，且不激活血管紧张素系统，也不影响心血管的反射活动，并可相对改善心功能衰竭病人血管压力感受器的敏感性。而第3代$Ca^{2+}$拮抗剂阿洛地平（amlodipine）除上述作用外，还能增强患者的运动耐受量、降低血浆中去甲肾上腺素浓度和缓解症状等。综上所述，这些长效（第2代、第3代）$Ca^{2+}$通道拮抗剂对心力衰竭患者是有利的。

仍有研究资料显示，任何$Ca^{2+}$通道拮抗剂均具有抑制钙跨膜内流的作用，使细胞内钙增加减少，因此对正性肌力作用总是有抑制作用的。

**2. Ca²⁺通道促进剂与心力衰竭**　BAY y 5959为一双氢吡啶类衍生物，能与L型电压依赖性$Ca^{2+}$通道结合，通过影响$Ca^{2+}$通道平均开放时间促进动作电位平台期钙内流。在狗的CHF模型中，在CHF前，该药使正性肌力作用增强（LVdp/dt从393 kPa增高到651 kPa），这与其减慢心率和微升平均动脉血压(100~113 mmHg)的作用有关,而对 LVEDP 无明显影响。当 CHF 发生时,该药可诱导左心室收缩压、LVdp/dt 和平均动脉血压持续升高,并引起心率减慢和 LVEDP 明显降低。该药的长期使用并不会引起对正性肌力效应的耐药性。研究也显示,另一种 $Ca^{2+}$ 通道增敏剂 MCI 154 不仅能改善心肌的收缩性能,也能改善心肌的舒张性能。

CHF 心肌细胞膜存在激活 L 型 $Ca^{2+}$ 通道的肾上腺素能受体的减少和 L 型 $Ca^{2+}$ 通道数目的绝对丢失,而且残存的 $Ca^{2+}$ 通道激活后离子流也明显降低。CHF 的严重程度伴随着 L 型 $Ca^{2+}$ 通道 $Ca^{2+}$ 通透能力的逐渐降低。CHF 发生、发展的分子机制被认为与 L 型 $Ca^{2+}$ 通道结构和功能的改变有密切关系。

## (三)钙转运障碍与心肌顿抑

心肌顿抑(myocardial stunning)是指在缺血-再灌注后尽管有可逆性损伤,冠状血流已恢复或接近正常,而继续存在的短暂心室功能障碍。它的定义包括以下 3 点:①顿抑是一种短暂、可逆的异常表现,经足够的时间可以恢复;②顿抑为一类中等程度、亚致死性损伤,不同于心肌梗死造成的不可逆损伤;③顿抑心肌具有正常或接近正常的冠状血流。其特点是血流/功能失配,即有正常血流而无正常功能。心肌顿抑以心肌肌丝的钙反应性降低为特征。有研究者指出,在心肌顿抑早期有 $[Ca^{2+}]_i$ 的升高,并伴有心律失常及高收缩性,随后心肌发生收缩性丧失。因此,心肌细胞内钙超载可能在心肌顿抑的发病机制中有重要作用。心肌顿抑时的钙超载与下列 4 个方面的因素密切相关。

**1. 缺血-再灌注(I/R)时心肌细胞的钙超载** 心肌顿抑常发生在 I/R 后,此时心肌细胞内 $Ca^{2+}$ 明显升高,肌细胞挛缩,线粒体肿胀,并伴有不定型的致密颗粒沉积。过去一直认为 I/R 后细胞内钙超载是由于细胞外 $Ca^{2+}$ 跨膜内流增加所致,主要是通过 $Na^+$-$Ca^{2+}$ 交换和损伤质膜对 $Ca^{2+}$ 通透性增加,导致 $Ca^{2+}$ 内流失控。然而,有研究者提出,细胞外 $Ca^{2+}$ 内流只是钙超载的原因之一。如在鸡胚心室肌细胞实验中观察到,复氧前给予 $Na^+$-$Ca^{2+}$ 交换体及 $Ca^{2+}$ 通道抑制剂,可使胞内 $Ca^{2+}$ 积聚降低 50%,而在复氧后 30 min 加入则只能降低 25%。由此表明,未降低的钙超载部分可能由其他途径引起,可能包括肌质网和线粒体对 $Ca^{2+}$ 调节作用的异常。

肌质网对缺血损伤十分敏感,许多实验表明,随着缺血加重,肌质网功能呈现显著进行性抑制,表现为 $Ca^{2+}$-ATP 酶活性降低,$Ca^{2+}$ 摄取减少。在狗的全心常温缺血模型上观察到,缺血7 min 即可使肌质网 $Ca^{2+}$ 摄取明显降低,随缺血时间的延长,损伤逐渐加重。冷冻蚀刻术研究表明,缺血 30 min 时,随着 $Ca^{2+}$-ATP 酶活性的降低,肌质网膜上 $Ca^{2+}$-ATP 酶蛋白颗粒明显减少,说明缺血损伤时有该蛋白的降解。在 I/R 过程中,肌质网功能进行性降低,$[Ca^{2+}]_i$ 增加,大量形成 $Ca^{2+}$-肌钙蛋白复合物,且不易解离,导致心肌挛缩。

一定时间的 I/R 后,$[Ca^{2+}]_i$ 明显升高,线粒体摄取 $Ca^{2+}$ 增加,进入线粒体的 $Ca^{2+}$ 与无机磷酸结合并沉积。线粒体的摄 $Ca^{2+}$ 过程依赖 ATP,大量 ATP 在此过程中消耗。而 $Ca^{2+}$ 在线粒体中的沉积又抑制了 ATP 的产生,因此导致 ATP 不断地减少并且耗竭。随之,线粒体摄取 $Ca^{2+}$ 缓冲 $[Ca^{2+}]_i$ 升高的作用丧失,形成钙超载,引发心肌顿抑。

**2. 氧自由基对细胞内钙超载的作用** 近年来研究认为,I/R 时氧自由基形成所致钙超载在心肌顿抑中具有重要作用。氧自由基可损害细胞膜结构,导致其通透性增加,使钙内流增多。氧自由基可抑制 $Na^+$-$K^+$-ATP 酶活性,引起细胞内 $Na^+$ 超负荷,继发性地引起 $Na^+$-$Ca^{2+}$ 交换增加。以上两种作用使得心肌细胞内 $Ca^{2+}$ 异常增多,损伤细胞功能。同时,氧自由基亦可氧化收缩蛋白关键部位的巯基,从而降低肌原纤维对 $Ca^{2+}$ 敏感性。

**3. pH 反常与钙超载** 心肌顿抑主要发生在再灌注和复氧后。近年来研究发现,再灌注或复氧后心肌细胞可发生 pH 反常(pH paradox),并与钙超载互为因果。所谓 pH 反常是指:在迅速纠正缺血缺氧所致心肌细胞酸中毒后,pH 恢复正常反使心肌细胞损伤加重。从另一个角度说,pH 反常是指再灌注或复氧后,细胞外液 pH 被迅速纠正,而细胞内仍为酸中毒,这样形成的细胞内外显著的 pH 梯度为 pH 反常。有研究认为,心肌细胞再灌注或复氧时的 pH 反常是由 $Na^+$-$H^+$ 交换和 $Na^+$-$Ca^{2+}$ 交换共同作用产生的钙超载引起的。

在心肌缺氧时,由于能量代谢障碍和酸性代谢产物堆积,使 $[Na^+]_i$ 升高而 $[pH]_i$ 降低。再灌注或复氧后,细胞外酸中毒的纠正使细胞内外形成 pH 梯度。同时,再灌注和复氧可使磷脂酰肌醇的分解产物甘油二酯积聚增加,它是蛋白激酶 C 的内源性激活物。因此,pH 梯度的形成和蛋白激酶 C 的激活启动了 $Na^+$-$H^+$ 交换,引起 $[Na^+]_i$ 升高和 $[pH]_i$ 的生理性恢复。而 $[Na^+]_i$ 升高可激活 $Na^+$-$Ca^{2+}$ 交换,导致钙超载。

如上所述,pH 反常时 $[Na^+]_i$ 增加的主要因素为胞内 $Na^+$ 外运障碍和 $Na^+$ 内流增加。再灌注或复氧时,心肌细胞内 $Na^+$ 负荷过高可激活胞膜上的 $Na^+$-$Ca^{2+}$ 交换,$Na^+$ 排出和 $Ca^{2+}$ 内流增加,发生钙超载。而 $[Ca^{2+}]_i$ 升高则可与 $[H^+]$ 竞争肌原纤维上的共同结合点,使 $H^+$ 从结合位点上释放,造成 $[pH]i$ 进一步降低。从而又可启动 $Na^+$-$Ca^{2+}$ 交换和钙超载,产生恶性循环。因此,抑制心肌再灌注或复氧时 $Na^+$ 相关的钙超载是保护心肌细胞的一个新原则,其关键是抑制 $Na^+$-$Ca^{2+}$ 交换。

**4. $Ca^{2+}$ 通道拮抗剂与心肌顿抑** 心肌细胞钙超载参与了心肌顿抑的发生。Parent 等在狗的人工冠状动脉狭窄和运动诱导的心肌顿抑中观察到,混合型 L 型、T 型 $Ca^{2+}$ 通道拮抗剂咪拉地尔能明显限制运动期间的心动过速,明显降低心肌顿抑的强度和降低心室壁厚度的恢复时间(仅需 3 h,而盐水对照需 24 h)。而在缺血前给药,可产生心肌保护作用,这可能与限制运动诱导的心动过速和防止钙超载有关。

钙超载如何引起心肌顿抑的机制尚不完全清楚,$[Ca^{2+}]_i$ 升高的结果是多方面的。一方面,在 ATP 供应充足时,多余 $Ca^{2+}$ 振荡可引起心律失常、高代谢和氧利用障碍。由于受钙超载的不利影响,心肌顿抑的关键缺损在于收缩蛋白水平。另一方面,钙超载可能使大量 $Ca^{2+}$ 沉积于线粒体,影响其氧化磷酸化。如缺血时间短暂,则心肌顿抑为可逆性。如缺血时间过长,则引起的是不可逆性细胞坏死。

然而,钙超载并不是引起心肌顿抑的唯一途径。因为,在再灌注和复氧后期,$[Ca^{2+}]_i$ 已降至正常甚至低于正常水平,而心肌功能障碍仍持续数天甚至数周,且各种正性肌力药物可通过增加 $[Ca^{2+}]_i$ 而使收缩功能改善。可见,还有其他因素的参与,这些可能与同时存在的自由基、pH 反常等作用有关。

# 二、钙与高血压

高血压的发病因素很多,尤其是原发性高血压(EH),其病因和发病机制尚未完全清楚,涉及的因素很多。本章仅就细胞 $Ca^{2+}$ 代谢或转运异常来讨论其在高血压发病中的作用。高血压发病中的 $Ca^{2+}$ 代谢或转运异常主要涉及以下几个方面。

## (一) 细胞 $Ca^{2+}$ 转运障碍在原发性高血压发病中的作用

许多研究表明,EH 患者和 EH 大鼠(SHR 大鼠)红细胞及血管平滑肌细胞内游离 $Ca^{2+}$ 浓度较正常增高 20% ~ 30%,且与平均动脉压、收缩压及舒张压呈正相关。$Ca^{2+}$ 浓度的这种改变与胞膜异常及 $Ca^{2+}$ 转运系统障碍有关。

**1. 细胞膜缺陷**　EH 患者和 SHR 大鼠的红细胞及血管平滑肌细胞均存在膜缺陷,最常见的表现为细胞膜内侧面结合 $Ca^{2+}$ 能力下降,高亲和性 $Ca^{2+}$ 结合位点减少,由此可能引起 $Ca^{2+}$ 结合膜的稳定性降低。此外,细胞膜成分的改变如膜磷脂含量减少、胆固醇/磷脂的比例增加及不饱和脂肪酸减少等,均可导致细胞膜流动性下降。细胞膜理化性质的改变,使膜转运蛋白的结构和功能产生异常,导致膜对阳离子的通透性增高。

**2. 细胞膜 $Ca^{2+}$ 转运系统障碍**　$Ca^{2+}$ 内流系统紊乱主要表现为胞膜通透性增加。而 $Ca^{2+}$ 外流障碍则主要表现为 $Ca^{2+}$ 泵活性降低和 $Na^+$-$Ca^{2+}$ 交换障碍。

(1) 细胞膜对 $Ca^{2+}$ 通透性增加:EH 患者细胞膜对阳离子通透性增加,VDC 和 ROC 开放增多,$Ca^{2+}$ 内流增多。

(2) $Ca^{2+}$-$Mg^{2+}$-ATP 酶(钙泵)功能降低:研究发现,EH 患者和 SHR 大鼠的多种组织细胞膜上的钙泵呈现功能降低和(或)数量减少。EH 时钙泵功能降低可能与其对钙泵抑制剂敏感性增高和对激动剂敏感性降低有关,两种结果均导致 $[Ca^{2+}]_i$ 排出减少和肌质网摄 $Ca^{2+}$ 减少,使细胞内 $Ca^{2+}$ 增多。

(3) $Na^+$-$Ca^{2+}$ 交换下降:EH 时的 $Na^+$ 转运异常使 $[Na^+]_i$ 增高,$Na^+$ 跨膜浓度差值减少,$Na^+$-$Ca^{2+}$ 交换减弱,$Ca^{2+}$ 排出减少。有研究者认为,$Na^+$-$Ca^{2+}$ 交换障碍是盐敏感性高血压发病中的一个重要环节。当 $[Na^+]_i$ 增高 5%,$[Ca^{2+}]_i$ 间接升高 15%,血管平滑肌张力可增加 50%。

**3. 细胞钙库储存 $Ca^{2+}$ 释放增加**　胞外 $Ca^{2+}$ 跨膜进入平滑肌细胞后,不仅使 $[Ca^{2+}]_i$ 增加,还可促发钙库储存 $Ca^{2+}$ 的释放。在 SHR 大鼠细胞中,储存 $Ca^{2+}$ 释放增多可导致血细胞和平滑肌细胞中磷酸肌醇转化率加快。此外,EH 患者几乎都有血管紧张素 II (AT-II)增高和 AT-II 受体功能异常,这也可促发胞外 $Ca^{2+}$ 内流和钙库内储存 $Ca^{2+}$ 的释放。

上述过程均导致 $[Ca^{2+}]_i$ 增高,后者决定着血管平滑肌的收缩力,而且影响细胞的生长,造成血管肥大,导致结构性和功能性外周阻力增高,使血压增高。

## (二) 磷酸肌醇信号系统对原发性高血压个体 $Ca^{2+}$ 转导的作用

磷酸肌醇(PI)系统是细胞膜上重要的信号转导通路,启动这一过程的关键因子是磷脂酶 C (PLC)。PLC 水解磷脂酰肌醇二磷酸产生 2 个活性物质:三磷酸肌醇($IP_3$)和二酰基甘油(DG)。$IP_3$ 在细胞内可促使细胞内钙库 $Ca^{2+}$ 的释放和诱导 $Ca^{2+}$ 通道开放,引发 $[Ca^{2+}]_i$ 增多和 CaM 依赖性蛋白激酶激活。DG 能激活蛋白激酶 C(PKC),后者使膜骨架蛋白磷酸化,从而激活某些胞膜蛋白酶引发多种细胞反应。现在普遍认为,PI 系统的转导通路参与细胞 $Ca^{2+}$ 的调节和血管张力活动的调节,从而对血压产生影响,当 PLC 活力增强时,通过上述信号转导通路,使平滑肌内 $[Ca^{2+}]_i$ 升高,引起血管收缩加强。许多研究表明,EH 患者的红细胞和血小板及 SHR 大鼠的平滑肌细胞和红细胞中均发现有 PI 系统的异常代谢。如在静息情况下,成年 SHR 大鼠主动脉 PLC 活力明显高于 WKY 大鼠(一种继发性高血压大鼠),而且先于高血压发生前出现。研究还发现,SHR 大鼠和 WKY 大鼠肾小球膜 $Ca^{2+}$ 内流并无明显差异,且膜上 AT-II 受体亦无差别。但在相同剂量 AT-II 作用下,SHR 大鼠的 PLC 活性明显高于 WKY 大鼠,说明 AT-II 是通过受体后机制发挥增强 SHR 大鼠肾小球血管收缩作用。有研究报道,7 周龄 SHR 大鼠主动脉平滑肌细胞中 PLC 活力比正常对照高,且主要表现为 PLC-δl 活力增强。从 7 周龄到 12 周龄血压进行性上升,与 PLC-δl 活力的进行性升高呈正相关。

## (三) $Ca^{2+}$ 与癌基因在高血压发病中的作用

**1. EH 细胞中癌基因对 $Ca^{2+}$ 浓度的影响**　在细胞膜上存在着 c-src 基因编码的酪氨酸蛋白

激酶 P60c-src,它与多种受体的一个或多个成分相互作用,并通过 G 蛋白与 PLC 系统耦联,再将信号传给 IP$_3$ 和 DG,从而介导多种细胞代谢活动。将 v-src 癌基因转染大鼠-1 成纤维细胞,用内皮素对其进行刺激,发现细胞中 IP$_3$ 和 [Ca$^{2+}$]$_i$ 分别高出正常对照 6 倍和 3 倍,说明 src 基因通过参与调节 PI 系统而改变 [Ca$^{2+}$]$_i$。在 SHR 大鼠和 WKY 大鼠 c-src 基因的限制性酶切片段长度多态性分析研究中,经 HindⅢ、PstⅠ和 EcoRⅠ3 种内切酶切割,再经 v-src 探针做 southernblot 杂交,发现 SHR 大鼠 c-src 经酶切后分别得到 1.6、3.4 和 4.0 kb 的片段,而 WKY c-src 得到的相应片段为 2.1、4.1 和 4.4 kb,显示 SHR 大鼠 c-src 基因的 3 种酶切片段均较 WKY c-src 为短,表明 SHR 大鼠的 c-src 基因似乎有突变或缺失,从而导致表达异常。据此,在 EH 中,可以认为可能由于 c-src 基因的结构改变而引起了表达异常,其产物的异常蛋白激酶活性使 PLC-δl 激活,并使其活性增强,最后通过 PI 系统的转导引发 [Ca$^{2+}$]$_i$ 增高和 PKC 激活。在 SHR 大鼠和 WKY 大鼠杂交和 c-src 基因连锁遗传的实验中观察到,杂交产生的纯合子(src/ss)组红细胞内 [Ca$^{2+}$]$_i$ 与 WKY 组相同,但低于杂合子(src/sw)组和另一纯合子(src/ww)组,而后 2 组的红细胞 [Ca$^{2+}$]$_i$ 又均明显低于 SHR 大鼠组。这个结果表明,影响红细胞 [Ca$^{2+}$]$_i$ 的因素除 c-src 外可能还有其他遗传位点的参与。

**2. Ca$^{2+}$在癌基因调节 EH** 血管平滑肌细胞增殖中的信号转导作用许多实验表明,在 SHR 大鼠血压升高前就存在血管平滑肌细胞的增生、肥厚,并与癌基因表达激活有关。已知立早基因 c-fos、c-myc 编码的 DNA 结合蛋白可与转录调控区结合,进行细胞增殖和分化的调节。SHR 大鼠和 WKY 大鼠比较,同为 10 周龄,血管平滑肌和心肌细胞中 c-myc 表达以 SHR 大鼠高于 WKY 大鼠。在进一步研究 c-fos 和 c-myc 在血管平滑肌细胞和心肌肥厚过程中的作用中观察到,促进平滑肌细胞增殖的信号引起 c-fos 和 c-myc 表达增强的过程是由 PKC 介导的。许多实验都发现,PKC 的激动剂可促进 c-fos 和 c-myc 表达,而 PKC 活性的下调或失活导致 c-myc 表达抑制。Ca$^{2+}$与其胞内受体 CaM 依赖性的激酶Ⅱ结合可与 PKC 协同作用促进 c-fos 和 c-myc 表达,因此,[Ca$^{2+}$]$_i$ 的变化也能影响这一信号转导过程,Ca$^{2+}$在平滑肌增殖的信号转导过程中起着第二信使的作用,而 c-foc 和 c-myc 则充当第三信使。

研究发现,c-myb 基因在 EH 平滑肌细胞增殖过程中呈高表达。与 c-myc 不同,c-myb 不被 PKC 激活,c-myb 表达先于 PKC 激动剂诱发的细胞增殖反应。用 c-myb 的反义核酸抑制 c-myb mRNA 产生,可抑制平滑肌细胞的增殖。在 c-myb 诱发的平滑肌细胞增殖过程中,其细胞周期处于 G$_1$/S 期交界处时,[Ca$^{2+}$]$_i$ 增高。可见,Ca$^{2+}$可能在 c-myb 诱导的细胞增殖过程中对 DNA 合成和细胞分裂增殖起着信号转导作用。

### (四)Ca$^{2+}$与抗胰岛素性高血压

研究认为,胰岛素具有继发于 [Ca$^{2+}$]$_i$ 升高的调节血管收缩和血管舒张的作用,主要表现为以下几个方面。

**1. 胰岛素的扩血管效应** 在正常血压和高血压个体,胰岛素能明显降低外周血管的阻力,增加前臂血流量。局部增加胰岛素浓度则可明显降低由反射性交感神经激活所致的前臂血管收缩。使用二甲双胍(metformin)、匹格列酮(pioglitazone)或赛格列酮(ciglitzone)来增强外周细胞对胰岛素敏感性,可降低动脉血压。在胰岛素抵抗状态中(而不是高胰岛素血症),外周血管对胰岛素的抵抗可引起高血压,而纠正血管抗胰岛素表现可纠正或降低血压的升高。应当指出,当胰岛素血症达到最大水平时,交感神经输出和抗钠利尿作用的增强在高血压反应中可能起着作用。如使正常个体的血浆胰岛素水平增高到 2870~3587 pmol/L,可导致明显的血压升高,而低水平的胰岛素(1076 pmol/L)对血压几乎没有影响。相比之下,大约为低水平一半剂量的循环胰岛素(516.6 pmol/L)则可以产生最大的血管扩张效应。可知,胰岛素在对血管张力的调节上发挥了双向效应,在直接的血管舒张作用和交感神经介导的血管收缩作用之间表现出剂量依赖性。

**2. 胰岛素抗高血压的细胞 $Ca^{2+}$ 转运作用** 外周血管阻力的增加受到激动剂和(或)电压介导的血管平滑肌 $[Ca^{2+}]_i$ 增高所诱发。研究发现,胰岛素可降低大鼠平滑肌细胞电压和受体介导的 $Ca^{2+}$ 内流,并增加 $Na^+-K^+-ATP$ 酶的基因转录和蛋白活性。也有研究认为,胰岛素缓解血管收缩作用可能存在其他的机制。如生理浓度胰岛素可降低 $[Ca^{2+}]_i$ 对精氨酸加压素、$AT-II$ 和去甲肾上腺素的短暂反应,而后 2 个激动剂是通过肌质网释放 $Ca^{2+}$ 来增加 $[Ca^{2+}]_i$ 的,而不是通过膜 $Ca^{2+}$ 通道起作用。

胰岛素缓解血管收缩反应还可能是通过激活钙泵介导的 $Ca^{2+}$ 外流而实现。胰岛素对钙泵的激活作用存在于多种组织中。2 型糖尿病高血压患者与非糖尿病高血压患者或正常血压的个体相比,表现出明显的外周阻力增加,这种改变与钙泵活性降低和红细胞内 $Ca^{2+}$ 含量增高有关。2 型糖尿病高血压患者的 $Ca^{2+}$ 转运似乎存在选择性缺陷,因为在这些观察对象中 $Na^+-K^+-ATP$ 酶和红细胞内的 $Na^+$、$K^+$ 和 $Mg^{2+}$ 并没有明显的变化。在胰岛素缺乏或抗胰岛素大鼠血管平滑肌细胞中均发现,$Ca^{2+}$ 外排机制均受到破坏。这提示,细胞胰岛素作用的缺陷不论是因为胰岛素缺乏,还是因为胰岛素抵抗作用均导致血管平滑肌细胞 $Ca^{2+}$ 外排机制的受损。

钙泵的胰岛素激活作用在肾脏基膜是即刻发生的,而在缓解血管收缩反应、促进血管松弛和刺激血管平滑肌细胞 $Ca^{2+}$ 外流等作用方面均呈现时间依赖性。后者明显的效应出现在胰岛素应用 1 h 后,这段时间可能为新蛋白的合成所需。胰岛素的这种作用可能部分由增加 $Ca^{2+}-ATP$ 酶(包括胞膜和肌质网 $Ca^{2+}-ATP$ 酶)基因转录介导,而这 2 个泵的表达在胰岛素抵抗大鼠的血管平滑肌细胞中均被抑制。

## 参 考 文 献

吴立玲. 张幼怡. 2009. 心血管病理生理学. 北京:北京大学医学出版社.

Berridge MJ, Taylor CW. 1988. Inositol trisphosphate and calcium signaling. Cold Spring HarbSymp Quant Biol, 53(2):927-933.

Carafoli E. 2002. Calcium signaling:a tale for all seasons. Proc Natl Acad Sci USA,99(3):1115-1122.

Clapham DE. 2007. Calcium signaling. Cell,131(6):1047-1058.

Trump BF, Berezesky IK. 1995. Calcium-mediated cell injury and cell death. FASEB J,9(2):219-228.

# 第八章  基因组学与疾病

## 第一节  基因组学与人类基因组计划

### 一、基因、基因组与人类基因组

基因是遗传物质与信息的最小功能单位。DNA 或 RNA 是其携带者。在经典生物学中,也是控制任何遗传性状而其遗传规律又符合于孟德尔定律的遗传因子。

基因组(genome)是个体所有遗传信息的总和,在原核细胞即是其染色体所含基因;在真核细胞,基因组包括核基因组及线粒体基因组,通常指核基因组。不同生物体基因组所含基因数目不同。一般地,进化越高级的生物其基因数越多,如细菌的基因数超过 4000 个,昆虫超过 9000 个,而哺乳动物的基因数超过 20 000 个。值得注意的是,并非所有基因都是生物体生存所必需的。

基因组的大小除了取决于所含基因的数量外,还和基因组的结构特点有一定的相关性。实际上,基因组中往往有相当一部分的 DNA 是非基因 DNA,这就使得基因组中基因的数目与基因组的大小并无一定的对应关系。在个别生物中,基因组的 DNA 总量甚至超过编码蛋白质基因 DNA 量的 5 万倍;并且真核生物中非基因的 DNA 许多都是重复 DNA。重复 DNA 有多种多样,长短、序列各异。每一种重复序列可在基因组内重复出现成千上万次,甚至百万次以上。重复出现的方式有串联式,即重复单位首尾紧接,也有散布式,即重复单位散布在基因组中。至今,仍不断有新的、非基因的重复序列在真核生物的基因组中被发现。另一方面,在原核生物(prokaryote),如细菌,基因组的 DNA 含量与基因数目仍有较好的对应关系。因此,真核生物和原核生物的基因组结构特点十分不同。

### 二、原核基因组结构

原核生物的基因组又称为类核基因组,一般呈环状,再形成一定的高级结构。类核基因组都比较小,变化范围在 60 万~1000 万个核苷酸对之间。例如,与人类关系最密切,而且也是研究得最详细的大肠埃希菌的基因组有 470 万个核苷酸对。

类核基因组基本上都是由单拷贝或低拷贝的 DNA 序列组成,基因的排列比较紧密,在转录时可连续转录几个相邻基因的 RNA。基因组内较少非编码序列,非编码的重复序列和内含子更少。以前普遍认为原核生物的基因组完全没有非编码的重复序列,且原核基因是连续的,即是完全没有内含子的。不过随着研究的深入,近年来在一些细菌的基因组中发现有少量种类各异的重复序列或内含子存在。这些发现在一定程度上改变了人们以往对细菌基因组的看法。但是,这些"非必需"的成分只占细菌基因组的很小一部分。

### 三、真核基因组结构

真核生物的基因组一般指细胞核内的基因组,因此又称核基因组。核基因组都是线状,然后再形成更高级更复杂的结构。其大小一般比类核基因组大好几个数量级,且变化范围大,最小和最大的核基因组相差可达 8 万倍。

酵母菌的核基因组是真核生物中最小的,只有 900 多万个核苷酸对,甚至比个别原核生物的基因组还要小。具有最大核基因组的是一种称为变形虫的单细胞的原生动物,其基因组有约 7000 亿个核苷酸对。从中可看出,最小和最大的核基因组都是在单细胞的真核生物中。至于多细胞生物,基因组大小的变化范围没有如此之大,不过大小仍可相差数千倍。多细胞动物中核基因组最小的是海绵动物,其基因组有约 6000 万个核苷酸对;核基因组最大的是一种肺鱼,其基因组有 1000 多亿个核苷酸对。在两栖动物中,有一些种类的核基因组也很大。在爬行动物、鸟类和哺乳类动物中,核基因组大小的变化范围比较小,基因组一般都在 10 亿~60 亿个核苷酸对之间。植物核基因组大小的变化范围相当大,最小和最大的相差可达上千倍。蕨类植物中最小的核基因组有上亿个核苷酸对,最大的则有 1000 多亿个核苷酸对。裸子植物的核基因组普遍都很大,大部分都是在 100 亿个核苷酸对以上,大小的变化范围则相对较小。被子植物最小和最大的核基因组相差有 1000 多倍,拟南芥菜具有最小核基因组,单倍体时只有 7000 万个核苷酸对,因此分子遗传学上对其研究较多。相比之下,百合科的一种贝母有最大的核基因组,多达 1000 多亿个核苷酸对(图 8-1)。

虽然核基因组大小的差别悬殊,但所含的基因数目却相差不过四五十倍。核基因组中普遍存在大量非编码序列,其中非编码的重复序列一般可占基因组的 1/3 以上,在植物的核基因组中,重复序列所占的比例更高,有些种类甚至可达 90%。此外,核基因组中内含子占了相当大的比例。一个基因的长度可有多至 90% 是内含子,一些复杂的真核生物的基因组转录的 RNA 可有一半是由内含子组成。重复序列和内含子的含量直接影响了真核基因组的大小,以致以前把重复序列和内含子的存在作为真核基因组的特征。

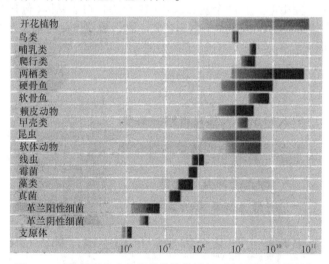

图 8-1 对低等真核生物的单倍体基因组而言,DNA 的量是与形态复杂性相关的,但高等真核生物的基因组变化较大。一个门类的 DNA 量的变化在图中用阴影图表示

**1. 人类细胞核基因组** 人类细胞染色体中的 DNA 是由两个基因组构成,其中每个单倍体基因组约含 $3.2 \times 10^9$ bp,人类基因的平均长度为 1~1.5kb,基因组足以编码 $15 \times 10^6$ 种蛋白质,但实际上编码蛋白质的结构基因只不过 3 万个左右,仅占总基因组的 2%~3%。其余的 DNA 序列包括基因之间的间隔序列、基因内插入序列、重复序列等(图 8-2)。目前,对它们的功能知之甚少,绝大多数

重复序列只不过是过剩的 DNA。但是,其中一些则有着特殊的功能,包括调节基因的表达、增强同源染色体之间的配对和重组、维持染色体结构、调节前 mRNA 的加工及参与 DNA 的复制等。

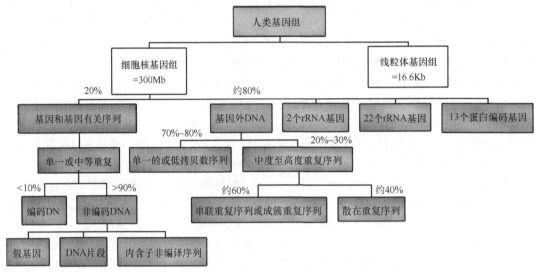

图 8-2　人类基因组结构图　(人类基因组包括细胞核内的基因组及细胞质内线粒体基因组)

**2. 人类线粒体基因组**　人类线粒体 DNA(mitochondrial DNA,mtDNA)是独立于核染色体外的又一基因组,它能自主复制,由 16 569bp 组成,每一个 mtDNA 分子为环状双链 DNA 分子,外环为重链,内环为轻链。基因组含有 37 个基因,其中 13 个为蛋白质基因(包含 1 个细胞色素 b 基因,2 个 ATP 酶复合体组成成分基因,3 个细胞色素 c 氧化酶亚单位的基因及 7 个呼吸链 NADH 脱氢酶亚单位的基因),2 个为 rRNA 基因,还有 22 个 tRNA 基因(图 8-3)。

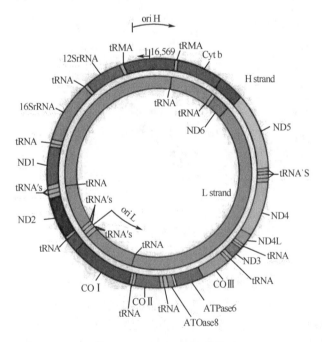

图 8-3　人类线粒体基因组

# 四、基因组学与人类基因组计划

基因组学(genomics)是遗传学研究进入分子水平后发展起来的一个分支,只研究生物体全基因组(genome)的分子特征。一个物种单倍体的染色体数目称为该物种的基因组或染色体组,它包含了该物种自身的所有基因。基因组学强调的是以基因组为单位,而不是以单个基因为单位作为研究对象,因此,基因组学的研究目标是认识基因组的结构、功能及进化,弄清基因组包含的遗传物质的全部信息及相互关系,为最终充分合理地利用各种有效资源,为预防和治疗人类遗传疾病提供科学依据。

基因组学的重要组成部分是基因组计划(genome project),大体上可以分为:①构建基因组的遗传图谱(genetic map);②构建基因组的物理图谱(physical map);③测定基因组 DNA 的全部序列;④构建基因组的转录本图谱;⑤分析基因组的功能。其中人类基因组计划(human genome project,HGP)意义非常重大,由美国科学家于 1985 年率先提出,于 1990 年正式启动,美国、英国、法国、德国、日本和我国科学家共同参与了这一价值达 30 亿美元的人类基因组计划。

**1. HGP 的研究内容**　HGP 的主要任务是人类的 DNA 测序,包括遗传图谱、物理图谱、序列图谱及基因图谱等四张谱图,此外还有测序技术、人类基因组序列变异、功能基因组技术、比较基因组学、社会、法律、伦理研究、生物信息学和计算生物学、教育培训等,基本草图于 2000 年完成,2004 年完成基因全图。

(1) 遗传图谱(genetic map):又称连锁图谱(linkage map),它是以具有遗传多态性(在一个遗传位点上具有一个以上的等位基因,在群体中的出现频率皆高于 1%)的遗传标记为"路标",以遗传学距离(在减数分裂事件中两个位点之间进行交换、重组的百分率,1% 的重组率称为 1cM)为图距的基因组图。遗传图谱的建立为基因识别和完成基因定位创造了条件。意义:6000 多个遗传标记已经能够把人的基因组分成 6000 多个区域,使得连锁分析法可以找到某一致病的或表现型的基因与某一标记邻近(紧密连锁)的证据,这样可把这一基因定位于这一已知区域,再对基因进行分离和研究。对于疾病而言,找基因和分析基因是个关键。

第 1 代标记:经典的遗传标记,如 ABO 血型位点标记、HLA 位点标记。20 世纪 70 年代中后期,限制性片段长度多态性(RFLP),位点数目大于 105,用限制性内切酶特异性切割 DNA 链,由于 DNA 的一个"点"上的变异所造成的能切与不能切两种状况,可产生不同长度的片段(等位片段),可用凝胶电泳显示多态性,从片段多态性的信息与疾病表型间的关系进行连锁分析,找到致病基因。如 Huntington 症。但每次酶切 2~3 个片段,信息量有限。

第 2 代标记:1985 年,小卫星中心(minisatellite core)、可变串联重复 VNTR(variable number of tandem repeats)可提供不同长度的片段,其重复单位长度为 6~12 个核苷酸,1989 年微卫星标记(microsatellite marker)系统被发现和建立,重复单位长度为 2~6 个核苷酸,又称简短串联重复(STR)。

第 3 代标记:1996 年 MIT 的 Lander ES 又提出了 SNP(single nucleotide polymorphism)的遗传标记系统。对每一核苷酸突变率为 10-9、双等位型标记,在人类基因组中可达到 300 万个,平均约每 1250 个碱基对就会有一个。3~4 个相邻的标记构成的单倍型(haplotype)就可有 8~16 种。

(2) 物理图谱(physical map):是指有关构成基因组的全部基因的排列和间距的信息,它是通过对构成基因组的 DNA 分子进行测定而绘制的。绘制物理图谱的目的是把有关基因的遗传信息及其在每条染色体上的相对位置线性而系统地排列出来。DNA 物理图谱是指 DNA 链的限制性酶切片段的排列顺序,即酶切片段在 DNA 链上的定位。因限制性内切酶在 DNA 链上的切口是以特异序列为基础的,核苷酸序列不同的 DNA,经酶切后就会产生不同长度的 DNA 片段,由此而构成独特的酶切图谱。因此,DNA 物理图谱是 DNA 分子结构的特征之一。DNA 是很大的分子,由限制酶产生的用于测序反应的 DNA 片段只是其中的极小部分,这些片段在 DNA 链中所处的位置关系是应该首先解决的问题,故 DNA 物理图谱是顺序测定的基础,也可理解为指导DNA 测序的蓝图。广义地说,DNA 测序从物理图谱制作开始,它是测序工作的第一步。制作DNA 物理图谱的方法有多种,这里选择一种常用的简便方法——标记片段的部分酶解法,来说明图谱制作原理。

用部分酶解法测定 DNA 物理图谱包括两个基本步骤。①完全降解:选择合适的限制性内切酶将待测 DNA 链(已经标记放射性同位素)完全降解,降解产物经凝胶电泳分离后进行自显影,获得的图谱即为组成该 DNA 链的酶切片段的数目和大小。②部分降解:以末端标记使待测DNA 的一条链带上示踪同位素,然后用上述相同酶部分降解该 DNA 链,即通过控制反应条件使DNA 链上该酶的切口随机断裂,而避免所有切口断裂的完全降解发生。部分酶解产物同样进行电泳分离及自显影。比较上述两步的自显影图谱,根据片段大小及彼此间的差异即可排出酶切片段在 DNA 链上的位置。下面是测定某组蛋白基因 DNA 物理图谱的详细说明。

完整的物理图谱应包括人类基因组不同载体 DNA 克隆片段的重叠群图、大片段限制性内切酶切点图,DNA 片段或一特异 DNA 序列(STS)的路标图,以及基因组中广泛存在的特征型序列(如 CpG 序列、Alu 序列,isochore)等的标记图,人类基因组的细胞遗传学图(即染色体的区、带、亚带,或以染色体长度的百分率定标记),最终在分子水平上与序列图的统一。

基本原理是把庞大的无从下手的 DNA 先“敲碎”,再拼接。以 Mb、kb、bp 作为图距,以 DNA 探针的 STS(sequence tags site)序列为路标。1998 年完成了具有 52 000 个序列标签位点(STS),并覆盖人类基因组大部分区域的连续克隆系的物理图谱。构建物理图的一个主要内容是把含有 STS 对应序列 DNA 克隆片段连接成相互重叠的“片段重叠群(contig)”。用“酵母人工染色体(YAC)作为载体的载有人 DNA 片段的文库已包含了构建总体覆盖率为 100%、具有高度代表性的片段重叠群”,近几年来又发展了可靠性更高的 BAC、PAC 库或 cosmid 库等。

(3)序列图谱:随着遗传图谱和物理图谱的完成,测序就成为重中之重的工作。DNA 序列分析技术是一个包括制备 DNA 片段化及碱基分析、DNA 信息翻译的多阶段的过程。通过测序得到基因组的序列图谱。

大规模测序基本策略:①逐个克隆法,对连续克隆系中排定的 BAC 克隆逐个进行亚克隆测序并进行组装(公共领域测序计划);②全基因组鸟枪法,在一定作图信息基础上,绕过大片段连续克隆系的构建而直接将基因组分解成小片段随机测序,利用超级计算机进行组装。

(4)基因图谱:是在识别基因组所包含的蛋白质编码序列的基础上绘制的结合有关基因序列、位置及表达模式等信息的图谱。在人类基因组中鉴别出占具 2%~5% 长度的全部基因的位置、结构与功能,最主要的方法是通过基因的表达产物 mRNA 反追到染色体的位置。主要原理是:所有生物性状和疾病都是由结构或功能蛋白质决定的,而已知的所有蛋白质都是由 mRNA编码的,这样可以把 mRNA 通过反转录酶合成 cDNA 或称作 EST 的部分的 cDNA 片段,也可根据mRNA 的信息人工合成 cDNA 或 cDNA 片段,然后,再用这种稳定的 cDNA 或 EST 作为“探针”进行分子杂交,鉴别出与转录有关的基因。用 PolyA 互补的寡聚 T 或克隆载体的相关序列作为引物对 mRNA 双端尾侧的几百个 bp 进行测序得到 EST(表达序列标签)。2000 年 6 月,EMBL 中EST 数量已有 4 229 786。基因图谱的意义:在于它能有效地反应在正常或受控条件中表达的全基因的时空图。通过这张图可以了解某一基因在不同时间、不同组织、不同水平的表达;也可以了解一种组织中不同时间、不同基因中不同水平的表达,还可以了解某一特定时间、不同组织中的不同基因、不同水平的表达。

**2. 我国的 HGP 实施情况**　中华民族不仅占世界人口总数的 22%，而且是一个多民族的群体。我国丰富的人群遗传资源是研究人类基因组多样性、人类进化及人类疾病相关基因的宝贵材料。我国的人类基因组计划是于 1994 年启动，由中科院遗传所基因组中心、国家人类基因组南和北研究中心共同承担了全球人类基因组测序计划的 1%（3 号染色体短臂从 D3S3610 至端粒的 30Mb 区域），工作草图于 2000 年 4 月底结束。

# 第二节　基因与疾病

人体基因组内含有 2 万~2.5 万个基因，目前科学家发现许多疾病都和疾病易感基因密切相关，诺贝尔奖获得者利根川进博士指出："除了外伤之外，人类的一切疾病都与基因有关"，主要分为单基因病与多基因病。

# 一、单 基 因 病

单基因遗传病简称单基因病（monogenic disease；single gene disorder）是指单一基因突变引起的疾病，符合孟德尔遗传方式，所以称为孟德尔式遗传病。可分为显性遗传、隐性遗传和伴性遗传。表现为常染色体显性遗传病、常染色体隐性遗传病、伴 X 连锁显性遗传病、伴 X 连锁隐性遗传病、伴 Y 连锁遗传病。目前已经发现 6000 余种单基因病。常常表现出功能性的改变，不能造出某种蛋白质，代谢功能紊乱，形成代谢性遗传病。

现将单基因病遗传方式的基本类型分述如下。

**1. 常染色体遗传疾病**　涉及单个即一对等位基因突变所致的疾病，按遗传方式分为下列两种主要类型。

（1）常染色体显性遗传：一种遗传性状或遗传病有关的基因位于常染色体上，其性质是显性的，这种遗传方式称为常染色体显性遗传（autosome dominant，AD）。致病基因有显性和隐性之分，其区别在于杂合状态（Aa）时，足否表现出相应的性状或遗传病。若杂合子（Aa）能表现出与显性基因 A 有关的性状或遗传病时，其遗传方式称为显性遗传。

1）完全显性遗传：凡是致病基因杂合状态（Aa）时，表现出像纯合子一样的显性性状或遗传病者，称为完全显性（complete dominance），如短指症（brachydactyly）。

2）不完全显性遗传：有时杂合子（Aa）的表现型较纯合子轻，这种遗传方式称为不完全显性（incomplete dominance）或半显性（semidominance）遗传。这里，杂合子（Aa）中的显性基因 A 和隐性基因 a 的作用都得到一定程度的表达，如地中海贫血。

3）共显性遗传：一对常染色体上的等位基因，彼此间没有显性和隐性的区别，在杂合状态时，两种基因都能表达，分别独立地产生基因产物，这种遗传方式称为共显性遗传（codominantinheritance）。ABO 血型的遗传可作为共显性遗传的实例。

4）不规则显性遗传：带有显性基因的个体理应发病，但事实上并非完全如此，有些杂合子（Aa）并不发病，这可能是因受修饰基因等因素的影响而不表现出临床症状，失去显性特点而不外显，有时表现程度有差异，称为不规则显性遗传（irregular dominanceinheritance）。修饰基因（modifier gene）是指本身没有表型效应，可是能对主基因发生影响，使主基因的表型完全消失或削弱主基因的表达，从而出现各种表现度和不完全的外显率，如遗传性成骨不全。

5）延迟显性遗传：有些显性遗传病并非出生后即表现出来，而是到较晚期才出现症状，这种情况称为延迟显性(delayed dominance)。慢性进行性舞蹈病(Huntington's chorea)可作为实例。

(2) 常染色体隐性遗传:控制遗传性状或遗传病的基因位于常染色体上,其性质是隐性的,在杂合状态时不表现相应性状,只有当隐性基因纯合子(aa)时方得以表现,称为常染色体隐性遗传(autosomal recessive inheritance,AR)。目前已知的常染色体隐性遗传病或异常性状达1631种(1992年)。白化病(albinism)可作为常染色体隐性遗传病的实例。

**2. 性染色体遗传性** 染色体上的基因所控制的遗传性状或遗传病,在遗传上总与性别相关。目前已知的性连锁遗传的致病基因大都在X染色体上,与性别相关联的遗传方式称为性连锁遗传(sex-linked inheritance)。

(1) X连锁隐性遗传:一种性状或遗传病的基因位于X染色体,这些基因的性质是隐性的,并随X染色体的行为而传递,其遗传方式称为X连锁隐性遗传(X-linked recessive inheritance,XR),如红绿色盲。

(2) X连锁显性遗传:一些性状或遗传病的基因位于X染色体上,其性质是显性的,这种遗传方式称为X连锁显性遗传(X-linked dominant inheritance),此类疾病称为X连锁显性遗传病。目前所知的X连锁显性遗传病不足20种。抗维生素D佝偻病(vitamin D resistant rickets,VDRR)为X连锁显性遗传病。

(3) Y连锁遗传:如果致病基因位于Y染色体上,并随Y染色体而传递,故只有男性才出现症状。耳毛性状呈Y连锁遗传较多见。

此外,蛋白质性质是由DNA分子上碱基数量和顺序决定的。如果DNA分子的碱基数量或顺序变化,其编码的蛋白质结构就发生相应的改变。由于基因突变导致蛋白质分子质和量异常,从而引起机体功能障碍的一类疾病称为分子病(molecular disease)。分子病种类很多,根据各种蛋白质的功能可将分子病分为运输性蛋白病、凝血及抗凝血因子缺乏症、免疫蛋白缺陷病、膜蛋白病、受体蛋白病等。

由于基因突变导致酶活性降低或增高所引起的疾病称为遗传性酶病(hereditary enzymopathy)。遗传性酶病与分子病的区别在于后者引起机体功能障碍是蛋白质分子变异的直接后果;而前者则由于合成酶蛋白结构异常或调控系统突变后导致酶蛋白合成数量减少,通过酶的催化作用间接导致代谢紊乱所引起的机体功能障碍。基因突变导致酶的遗传变异可表现为酶活性降低、酶活性正常(同义突变或突变部位不影响酶活性中心)及酶活性增高。绝大多数遗传性酶病由酶活性降低引起,仅少数表现为酶活性增高引起。糖原储积症(Glycogen storage disease,GSD)是一组由糖原合成和降解酶缺陷引起的疾病;苯丙酮尿症(phenylketonuria,PKU)由苯丙氨酸羟化酶(phenylalamne hydroxylase,PAH)遗传性缺乏引起。现已知苯丙氨酸羟化酶基因定位于12q24l,此基因全长约90kb,含13个外显子,在中国人中已发现10余种点突变,这是造成酶活性缺乏的原因。

# 二、多基因病

**多基因病研究进展** 许多成人常见的慢性疾病,如原发性高血压、糖尿病、动脉粥样硬化、冠心病、精神分裂症、哮喘病等都属于多基因病。这类疾病发病既有多基因遗传基础又有环境因素。

(1) 美国约翰霍普金斯大学McKustck Nathans遗传学研究所的科学家成功地使用基因组扫描技术搜寻人体每一个染色体,找到了两个造成遗传性小肠疾病的基因。这项研究是利用传统的基因标记和所谓的基因芯片进行基因组扫描且可一次就找出多基因疾病的病原的第一个成功案例。

研究人员使用基因芯片结合分析软件分析患有先天性巨结肠症(hirschsprung disease)的儿

童及其双亲的基因组。结果发现有 8 个基因与该疾病有关,包括两个已知的基因:ret、ednrb。两个基因独立存在时不会造成该病,但同时拥有这两个基因的子代小鼠则会显现出与人类遗传性巨结肠症相当类似的症状。

(2) 高血压是人类心脑血管疾病中危害最大的一种多基因病,各国的科学家都在寻找其易感基因。我国的科研人员通过对上海地区 346 个原发性高血压家系的 1500 多名成员的基因样本进行微卫星全基因扫描、分型和连锁分析,发现在人类 2 号染色体 2q14~q23 区域存在高血压的易感基因。

与单基因疾病比较,多基因疾病涉及的易感基因数量多,发病原理也更为复杂。对引起多基因疾病的易感基因的定位和克隆,已成为国际上疾病基因组学研究的重点。利用微卫星多态进行全基因组扫描或染色体局部区域的精细定位,是目前寻找疾病基因的一种常用方法。近年来,随着这项技术的日趋成熟和不断完善,单基因疾病的基因定位进展十分迅速,迄今已有 1000 多种疾病基因被定位,100 多种疾病基因被克隆。同时也使得多基因疾病易感基因的定位成为可能。

(3) 房颤是一种严重的心律失常,其病因至今不明。我国研究者通过对一房颤家系进行遗传连锁分析,首先定位、克隆了该疾病的致病基因:心肌 $K^+$ 通道蛋白 KCNQ1,并确定了该基因致病的突变位点。这足迄今为止发现的第一个引起家族性房颤的致病基因,这一发现将有助于房颤治疗新药的研发。

(4) 中国人类基因组南方研究中心在世界上首次对肝癌进行大规模 EsT 测序,获得肝癌和癌旁组织的 EsT 达 4 万条,构建了国际上最大的肝癌 EsT 数据库;并在转录组水平初步揭示肝癌发生、发展的规律,克隆了一批肝癌相关新基因。

(5) 鼻咽癌在包括我国南方在内的东南亚地区是常见的恶性肿瘤,具有明显的区域性和家族遗传性。国内外多个研究机构开展了鼻咽癌基因研究。广东中山大学肿瘤防治中心曾益新教授等组成的课题组从 1998 年开始投入研究工作,从广东、广西、江西、海南四省区选取了 32 个家系的血样,这些家系中都有 3 人以上患鼻咽癌。经过对研究样本的全基因组扫描和连锁分析,最终把目光聚集到了 4p15、1q12 区域。在所定位的区域内有 100~200 个基因,其中大部分还未知,必须要从中找到是哪一个或几个基因导致某些人群易患鼻咽癌。如果最终找到易感基因,不仅有利于深入理解鼻咽癌发病机制,建立高危人群的预测和鼻咽癌早期诊断方法,而且对治疗方法的改进和新型药物的开发都有帮助,具有巨大的学术价值和社会经济效益。

# 第三节　基因诊断技术与实验方法

机体各种组织的细胞均有全套基因组 DNA,都可以作为分析的材料,而不必考虑表达问题。例如,淋巴细胞、皮肤细胞、绒毛细胞均可用来分析 β 珠蛋白基因而不一定要采用骨髓细胞;又如苯丙酮尿症时缺乏的苯丙氨酸羟化酶只在肝中产生,但任何组织、细胞的 DNA 均可用作苯丙氨酸羟化酶基因的检查。当然,基因分析也不能完全代替生化学检测。例如,G6PD 缺乏症的诊断只需要做红细胞酶测定,而不需要基因分析做出诊断。

## 一、基 因 诊 断

### (一)基因诊断的原理

核酸分子杂交是基因诊断最基本的方法之一。基本原理是:互补的 DNA 单链能够在一定

条件下结合成双链,即能够杂交。这种结合是特异的,即严格按照碱基互补原则进行,不仅能在
DNA 和 DNA 之间,也能在 DNA 和 RNA 之间进行。因此,当用一段已知基因的核酸序列作成探
针,与变性后的单链基因组 DNA 接触时,如果两者的碱基完全配对,它们即互补地结合成双链,
从而表明被测基因组 DNA 中含有已知的基因序列。由此可见,进行基因检测有两个必要条件,
一是必需的特异的 DNA 探针;二是必需的基因组 DNA。当两者都变性呈单链状态时,就能进行
分子杂交。

**1. 基因探针**(probe) 是一段与目的基因或 DNA 互补的特异核苷酸序列,它可以包括整个
基因,也可以仅仅是基因的一部分;可以是 DNA 本身,也可以是由之转录而来的 RNA。

**2. 探针的来源** DNA 探针根据其来源有三种:一种来自基因组中有关的基因本身,称为基
因组探针(genomic probe);另一种是从相应的基因转录获得的 mRNA,再通过反转录得到的探
针,称为 cDNA 探针(cDNA probe)。与基因组探针不同的是,cDNA 探针不含有内含子。此外,
还可在体外人工合成碱基数不多的与基因序列互补的 DNA 片段,称为寡核苷酸探针。

**3. 探针的标记** 为了确定探针是否与相应的基因组 DNA 杂交,有必要对探针加以标记,以
便在结合部位获得可识别的信号,通常采用放射性同位素$^{22}$P 标记探针的某种核苷酸 α 磷酸基。
但近年来已发展了一些用非同位素如生物素、地高辛等作为标记物的方法,其优点是保存时间
较长,而且避免了同位素的污染,但都不及同位素敏感。最常用的探针标记法是缺口平移法,其
原理见图 8-4。首先用适当浓度的 DNA 酶Ⅰ(DNase Ⅰ)在探针 DNA 双链上造成缺口,然后再借
助于 DNA 聚合酶Ⅰ(DNA polymerase Ⅰ)的 5′-3′的外切酶活性,切去带有 5′磷酸的核苷酸;同时

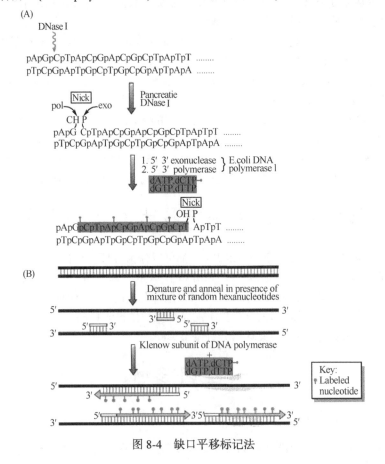

图 8-4 缺口平移标记法

又利用该酶的 5'-3'聚酶活性,使$^{22}$P 标记的互补核苷酸补入缺口,DNA 聚合酶 I 的这两种活性的交替作用,使缺口不断向 3'的方向移动,同时 DNA 链上的核苷酸不断为$^{22}$P 标记的核苷酸所取代。探针的标记也可以采用随机引物法,即向变性的探针溶液加入 6 个核苷酸的随机 DNA 小片段作为引物,当后者与单链 DNA 互补结合后,按碱基互补原则不断在其 3'-OH 端添加同位素标记的单核苷酸,这样也可以获得放射性更高的 DNA 探针。

## (二)常用基因诊断技术与实验方法

当细胞的基因组 DNA 用特定的内切酶如 EcoR I 切割时,凡有 GAATTc 的地方都被切开,得到许多长度一定但互不相等的片段,需要分析、分离的基因或 DNA 片段就在其中某一特定的片段上。然而许多长短不同的 DNA 片段混合在一起很难分析,必须将它们按大小(长短)分离开来,这可借助凝胶电泳来完成。在电泳时,分子量越小的片段迁移越快,越大的片段越慢。这样,在电泳结束时可以获得一个由大到小连续的带谱(smear),而由许多细胞基因组得来的某一特定片段,因其长度相同将处于同一位置,有利于检出。但凝胶易碎且操作不便。英国科学家 Southem 首创印迹法克服了上述困难(图 8-5)。

**1. southern 印迹法**(southern blot) 基本原理是:硝酸纤维膜或尼龙滤膜对单链 DNA 的吸附能力很强,当电泳后凝胶经过 DNA 变性处理,覆以上述滤膜,再于其上方压上多层干燥的吸水纸,借助它对盐溶液的上吸作用,凝胶上的单链 DNA 将转移到滤膜上。转移是原位的,即 DNA 片段的位置保持不变。转移结束后,经过 80℃烘烤的 DNA,将原位地固定于膜上。

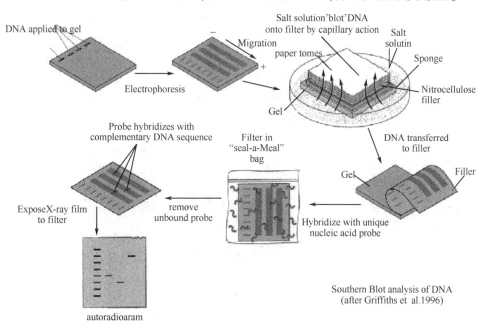

图 8-5 Southern 印迹杂交示意图

当含有的特定基因片段已原位转移到膜上后,即可与同位素标记了的探针进行杂交,并将杂交的信号显示出来。杂交通常在塑料袋中进行,袋内放置上述杂交滤膜,加入含有变性后探针的杂交溶液后,在一定温度下让单链探针 DNA 与固定于膜上的单链基因 DNA 分子按碱基互补原理充分结合。结合是特异的,例如,只有 β 珠蛋白基因 DNA 才能结合上 β 珠蛋白的探针。杂交后,洗去膜上的来结合的探针,将 X 线胶片覆于膜上,在暗盒中日光进行放射自显影。结合了同位素标记探针的 DNA 片段所在部位将显示黑色的杂交带,基因的缺失或突变则可能导致带的缺失或位置改变。

分子杂交是基因探测的基础,除了用印迹杂交外,还有斑点杂交法,即将 DNA 样品变性后直接点在硝酸纤维滤膜上,再与探针杂交,或者将细胞或病毒点在膜上,菌落或菌斑原位地吸附在膜上,经过变性处理,再进行杂交。斑点杂交多用于病原体基因,如微生物的基因,但也可用于检查人类基因组中的 DNA 序列。

**2. 聚合酶链反应** 近年来,基因分析和基因工程技术有了革命性的突破,这主要归功于聚合酶链反应(polymerase chain reaction,PCR)的发展和应用。应用 PCR 技术可使特定基因或 DNA 片段在短短的 2~3h 内体外扩增数十万至百万倍。扩增的片段可以直接通过电泳观察,也可用于进一步分析。这样,少量的单拷贝基因不需通过同位素提高其敏感性来观察,而通过扩增至百万倍后直接观察到,且原先需要 1~2 周才能做出的诊断可以缩短至数小时。PCR 反应原理如图 8-6 所示。

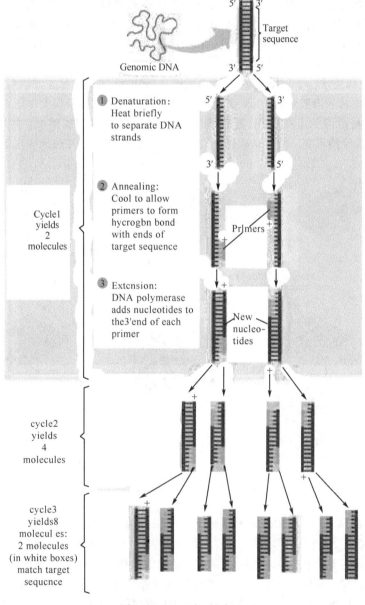

图 8-6  PCR 原理示意图

由图 8-6 可见,首先按照欲检测的 DNA5′和 3′端碱基顺序各合成一段长 17~20 余个碱基的寡核苷酸作为引物(primer),然后将待检测的 DNA 变性后,加入四种单核苷酸(dNTP)、引物和耐热聚合酶。在较低的温度,引物将与待扩增的 DNA 链复性结合,然后在聚合酶的作用下,利用溶液中的核苷酸原料,不断延伸合成新互补链,这样,一条 DNA 双链就变成了两条双链。若继续按照变性(92~95℃)—复性(40~60℃)—引物延伸(65~72℃)的顺序循环 20~40 个周期,就可以得到大量的 DNA 片段。理论上循环 20~30 次可使 DNA 扩增 $10^6$,即 100 余万倍。PCR 反应特异性强,灵敏度高,极微量的 DNA(毛发、血痕,甚至单个细胞的 DNA)即可作为扩增的模板得到大量的扩增片段,因此用于病原体 DNA 的检查、肿瘤残留细胞的检出、罪犯或个体遗传物质的鉴定及遗传病的基因诊断等。

目前,已可对一系列的遗传病进行 PCR 诊断。如果疾病是由基因缺失引起的(如 α 地中海贫血),则在缺失两端设计一对引物进行扩增,就不会得到扩增产物或只能得到缩短了的扩增产物。如果疾病是由点突变引起的,而突变的位置和性质已知,则在设计引物对使之包括突变部位,由于突变后的碱基不配对,结果无扩增片段;或者在引物设计时于其 3′端设计一个错误的核苷酸,使之与突变了的核苷酸配对,其结果是正常引物不能扩增,而用错误的引物能扩增,从而可对突变的存在做出判断。

PCR 技术目前有许多新的发展,用途日益扩大。例如,可用 RNA 为模板经过反转录再行扩增的 RT-PCR;改变两引物浓度,使其相差 100 倍,结果得到大量单链产物,称为不对称 PCR,其单链产物可用于序列分析;在一个反应中加入多对引物同时检测多个部位的多重 PCR 等。

**3. 扩增片段长度多态性连锁分析法** 小卫星 DNA 和微卫星 DNA 的长度多态性可以通过 PCR 扩增后电泳来检出,并用于致病基因的连锁分析,这种诊断方法称为扩增片段长度多态性(amplified fragment length polymorphism,Amp-FLP)连锁分析法。PCR 扩增后,产物即等位片段之间的差别有时只有几个核苷酸,故需用聚丙烯酰胺凝胶电泳分离鉴定。此法多用于突变性质不明的连锁分析。

**4. 等位基因的特异寡核苷酸探针诊断法** 当基因的突变部位和性质已明确时,可以合成等位基因特异的寡核苷酸探针(allele-specific oligonucleotide probe,ASCP),用同位素或非同位素标记进行诊断。探针通常为长 20bp 左右的核苷酸。用于探测点突变时一般需要合成两种探针,一种与正常基因序列完全一致,能与之稳定地杂交,但不能与突变基因序列杂交;另一种与突变基因序列一致,能与突变基因序列稳定杂交,但不能与正常基因序列稳定杂交。这样,就可以把只有一个碱基发生了突变的基因区别开来。

PCR 可结合 ASCP,即 PCR-ASCP 技术,它先将含有突变点的基因有关片段进行体外扩增,然后再与 ASCP 点杂交,大大简化了方法,节约了时间,且只要极少量的 DNA 就可进行。

**5. 单链构象多态性诊断法** 单链构象多态性(single strand conformation polymorphism,SSCP)是指单链 DNA 由于碱基序列的不同可引起构象差异,这种差异将造成相同或相近长度的单链 DNA 电泳迁移率不同,从而可用于 DNA 中单个碱基的替代、微小的缺失或手稿的检测。用 SSCP 法检查基因突变时,通常在疑有突变的 DNA 片段附近设计一对引物进行 PCR 扩增,然后将扩增物用甲酰胺等变性,并在聚丙烯酰胺凝胶中电泳。突变所引起的 DNA 构象差异将表现为电泳带位置的差异,从而可据之做出诊断。

PCR-SSCP 法具有能快速、灵敏地检测有无点突变或多态性的优点,但如欲阐明突变的碱基性质,则需作序列分析。

## (三)人类基因组研究中生物芯片技术应用

人类基因组计划推动了各种生物基因组测序工作的进展,越来越多的生物全基因组序列被测定并公布,可是这才是解读"天书"的开始。掌握了基因组序列,却不知道基因序列背后所隐藏的秘密——基因组的功能,就不能真正理解"天书"更谈不上服务于人类。如何从海量的基因序列数据中发掘这些成千上万基因的功能,研究基因在生命过程中所担负的重要角色,成为基因组时代特别是后基因组时代面临的重要课题,亦即功能基因组研究。在这样的背景下,生物芯片技术于20世纪90年代产生并迅速发展为席卷生物、生命科学、医学等研究、应用领域的一个热点技术,对传统生物分析方法起到了非常大的推动和变革作用。传统生物分析实验方法研究基因组功能的最大缺点是:孤立、片面地研究单独或少数基因在生命过程、疾病发生中的作用,忽视了基因间的相互影响和协同作用。这也是受传统实验方法本身特点所限,因为这些实验往往步骤烦琐而且一次只能完成少数分析。生物芯片技术具有高通量的特点,在一次芯片分析结果上就可能显示出成百上千的基因信息,而综合、系统地考虑众多数目基因的变化是成功揭示基因组功能的关键。

**1. 生物芯片用于比较基因组杂交(CGH)研究**　比较基因组杂交(comparative genomic hybridization,CGH)芯片通过检测、比较样品与对照样品的基因组 DNA 的拷贝数量,可以直观地得到基因组 DNA 发生变异的位点信息及拷贝数量变化信息。1998 年,Pinkel 等利用比较基因组杂交(CGH)微阵列芯片技术实现了基因组 DNA 拷贝数量变化的高灵敏度分析。该工作发表在当年 10 月份的 Nature Genetics 上。基因组 DNA 片段的扩增或缺失在许多疾病的发生、发展过程中起到了重要作用,例如,抑癌基因及原癌基因的缺失或过度表达引起了癌症的发生;另外,同一物种的不同亚型含有不同的基因表型。因此,比较基因组杂交芯片可以用于肿瘤等疾病的诊断、肿瘤遗传学研究及对同一物种的不同亚型进行准确分型等。比较基因组杂交芯片的检测过程主要如下:将样品及参照样品基因组 DNA 进行处理,并标记上不同的荧光基团,混合均匀后与微阵列芯片上 DNA 探针进行杂交。基因组 DNA 拷贝数量即与杂交后芯片上样品与参照样品荧光强度比值有关,如果样品的基因组 DNA 某序列下调,则该序列位置处样品荧光要弱于参照样品的荧光,反之则强于后者。

**2. 生物芯片用于单核苷酸多态性(SNP)研究**　基因组 DNA 中单个碱基的置换、缺失或插入是非常普遍的 DNA 多态现象,人类基因组序列在不同人种、人群和个体之间存在 0.1% ~ 0.2% 的 DNA 序列差异,即单核苷多态性(single nucleotide polymorphism,SNP)。2005 年,Altshuler 等在 Nature 上发表了题为"人类基因组单体型图"的工作(A haplotype map of human genome)。在来自不同人群的 269 个 DNA 样本中,研究者发现至少存在 100 万种单核苷多态性(SNP)改变,并找到了人类基因组中很多热点区(hotspot,即最易出现 SNP 的位置)。在热点区基因组容易改变从而发生不同的演化,使人类逐渐进化,或者形成疾病及对疾病的易感性。人类基因组单体型图,特别是热点区的单体型图旨在揭示比较不同个体的单核苷多态性(SNP)分布,以了解个体差异的分子机制。由单核苷多态性(SNP)所引起的遗传多态性与个体惟患疾病种类、程度及个体药物代谢差异都有非常密切的关系。所以,检测单核苷多态性,并且深入了解单核苷多态性等基因变异与疾病发生、发展、个体药物代谢的关系,对于疾病的预测、预防、诊断,有针对性地使用特效药物、合理设计治疗策略及预后治疗等都有着重要意义。用于单核苷多态性检测的基因芯片可根据需要,固定覆盖全基因组 50 万个 SNP 的探针,将样品基因组 DNA 酶切、扩增后进行荧光标记,并与芯片上的探针杂交,分析结果就可以得到单核苷多态性的分布及表达量。

**3. 利用生物芯片测定 microRNA 实现精确的肿瘤分子分型**　microRNA(miRNA)是一类长度很短的非编码调控单链小分子 RNA。它由基因组 DNA 编码、通常长度为 20~24 个核苷。microRNA 是由一段具有发夹环结构,长度为 70~80 个核苷的单链 RNA 前体(pre-miRNA)剪切后生成。研究发现，microRNA 与 siRNA 有相似之处，但也有很大不同。siRNA 即小干扰 RNA（small interfering RNAs）可以诱导与 siRNA 单链序列完全互补结合的靶 mRNA 被酶降解，从而抑制该基因的表达，即基因沉默。siRNA 是人工合成，外源性的能够沉默特定基因的小分子 RNA。而 microRNA 是哺乳动物细胞内广泛存在的，能够调节许多基因表达的小分子 RNA。microRNA主要通过降解 mRNA 和抑制翻译两种方式调控生物体内的基因表达，在动植物的生长发育、细胞的分化和凋亡及人类疾病的发生（如肿瘤）等过程中发挥着重要的调控作用。2005 年，Lu 等在 Nature 上发表题为"microRNA 表达谱用于癌症分类"（microRNA expression profiles classify human cancers）的报道。研究人员系统分析了 217 个哺乳动物的 microRNA，发现肿瘤细胞中各种microRNA 的拷贝量与正常细胞相比普遍下调。利用 microRNA 表达谱，他们成功地对难以区分的肿瘤进行了准确分类，而利用 mRNA 表达谱则无法实现分类。最近，Zhang 等发表了题为"microRNA 在肿瘤发生过程中作用"（microRNAs in Tumorigenesis：A Primer）的综述。文中指出 microRNA 的特殊功能与肿瘤发病机制密切相关，使其在肿瘤的分类和预测方面都具有重要价值。所以通过测定 microRNA 可以实现精确的肿瘤分子分型，以便掌握肿瘤个体差异，准确有效地用药。由于动植物细胞内 microRNA 序列众多，如已知人的成熟 microRNA 有近 600 个之多，小鼠、大鼠的成熟 microRNA 分别为 350 多个及 230 多个。所以要系统考查如此数目众多的 microRNA的表达情况，必须借助高通量的实验手段，基因芯片技术就是非常适合的方法。首先根据已知的 microRNA 序列设计制备合适的 microRNA 芯片，一般是含有几百个 RNA 探针的阵列。分离样品的低分子量 RNA 进行荧光素标记，然后和芯片上的探针杂交，获取荧光信号，分析结果得到 microRNA 表达信息。

# 第四节　基　因　治　疗

基因治疗（gene therapy）是指将外源的正常基因导入靶细胞，以纠正或补偿因基因缺陷和异常引起的疾病，从而达到治疗目的，即将外源基因通过基因转移技术将其插入患者适当的受体细胞中，使外源基因制造的产物能治疗某种疾病。从广义说，基因治疗还可包括从 DNA 水平采取的治疗某些疾病的措施和新技术。例如，有人用 5-氮胞苷（5-azacytidine）治疗镰形细胞贫血和β 地中海贫血，目的是使 5-氮胞苷抑制甲基化酶，让已关闭的 γ 基因（胎儿及新生儿期的珠蛋白β 基因簇的成员）开放，使之大量合成 γ 链，与 α 链形成 HbF（α2γ2），来替代 HbA 丧失的功能。此法已在患者中取得一定效果，但尚需探索改进。再如 20 世纪 80 年代发展起来的反义技术（antisense technology）也是在 RNA、DNA 水平治疗疾病时的一种很有发展前途的新技术。

## 一、基目治疗的策略

由于某些疾病病因复杂且发生在遗传物质水平，用传统的治疗方式难以达到根治目的，且价格昂贵、周期长。基于这些原因，人们一直致力于寻找新的、更好的、更彻底的遗传疾病治疗方法。随着分子生物学和分子遗传学等学科的飞速发展、人们对遗传病分子机制的深入了解及许多遗传疾病分子模型的建立，特别是人类基因组计划超乎预想的发展和后基因组计划、蛋白质组计划的提出，使人们对自己的遗传背景和基因与疾病的关系有了更清楚的认识，这些都使基因治疗成为可能。

基因治疗是当代医学和生物学的一个新的研究领域，它试图从基因水平调控细胞中的缺陷基因表达或以正常基因矫正、替代缺陷基因，达到治疗基因缺陷所致的遗传病、免疫缺陷或由于癌基因的激活或抑癌基因的失活所致的肿瘤等疾病,即与基因相关的疾病。广义上讲基因治疗是向目的细胞引入具有正常功能的可表达基因,从而修正由于基因缺陷而造成的遗传病。

基因治疗主要以两种策略达到治疗目的。其一是用正常基因来纠正突变基因,也就是在原位修复缺陷基因的直接疗法,此乃理想的基因治疗策略,但由于多种困难,目前尚未实现;其二是用正常基因来替代致病基因的间接疗法,此法较前者难度小,也是目前主张采用的策略,并已付诸临床实践。而就基因转移的受体细胞不同,基因治疗又有两种途径,即生殖(种系)细胞基因治疗和体细胞基因治疗。

**1. 生殖细胞基因治疗**(germ cell gene therapy) 将正常基因转移到患者的生殖细胞(精细胞、卵细胞中早期胚胎)使其发育成正常个体。这是理想的方法,这种靶细胞的遗传修饰至今尚无实质性进展。基因的这种转移一般只能用显微注射,然而效率不高,并且只适用于排卵周期短而次数多的动物,难适用于人类。而在人类实行基因转移到生殖细胞,并世代遗传,又涉及伦理学问题,因此,就人类而言,目前不多考虑生殖细胞的基因治疗途径。

**2. 体细胞基因治疗**(somatic cell gene therapy) 指将正常基因转移到体细胞,使之表达基因产物,以达到治疗目的。此法的理想措施是将外源正常基因导入靶细胞内染色体特定基因座位,用健康的基因确切地替换异常的基因,使其发挥治疗作用,同时还须减少随机插入引起新的基因突变的可能性。对特定座位基因转移,目前还有很大困难。目前采用将基因转移到基因组上非特定座位,即随机整合。只要该基因能有效地表达出其产物,便可达到治疗的目的。这不是修复基因结构异常而是补偿异常基因的功能缺陷,这种策略易于获得成功。基因治疗中作为受体细胞的体细胞,多采取离体的体细胞,先在体外接受导入的外源基因,在有效表达后,再输回到体内,这也就是间接基因治疗法。

体细胞基因治疗不必矫正所有的体细胞,因为每个体细胞都具有相同的染色体。有些基因只在一种类型的体细胞中表达,因此,治疗只需集中到靶细胞上。其次,某些疾病只需少量基因产物即可改善症状,不需全部有关体细胞都充分表达。

# 二、基因治疗的方法

**1. 基因转移方法**

(1) 特异正常基因的分离与克隆:应用重组 DNA 和分子克隆技术结合基因定位研究成果,已有不少基因并将有更多人类基因被分离和克隆,这是基因治疗的前提,在当代分子生物技术条件,一般来说,只要有基因探针和准确的基因定位,任何基因都可被克隆。除此,现在既可人工合成 DNA 探针,还可用 DNA 合成仪在体外人工合成基因。

(2) 外源基因的转移:基因转移(gene transfer)是将外源基因导入细胞内,其转移方法较多,常用的主要有下列几类:

1) 化学法:将正常基因 DNA(及其拷贝)与带电荷物质如磷酸钙、DEA 葡萄糖或与若干脂类混合形成沉淀的 DNA 微细颗粒,直接倾入培养基中与细胞接触,由于 $Ca^{2+}$ 有促进 DNA 透过细胞膜的作用,某些化合物可扰乱细胞膜,故可将 DNA 输入细胞内,并整合于受体细胞的基因组中,在适当的条件下,整合基因得以表达,细胞亦可传代。这种方法简单,但效率极低,一般 1000 ~ 100 000 个细胞中只有一个细胞可结合导入的外源基因。要达到治疗目的,就需要从患者获得大量所需的受体细胞。当然,可以通过选择培养的方法来提高转化率。

2) 物理法:包括电穿孔法和直接显微注射法。①电穿孔(electroporation)法:是将细胞置于高压脉冲电场中,通过电击使细胞产生可逆性的穿孔,周围基质中的 DNA 可渗进细胞,但有时也会使细胞受到严重损伤。②显微注射(microinjection)法:是在显微镜直视下,向细胞核内直接注射外源基因,这种方法应是有效的。但一次只能注射一个细胞,工作耗时费力。此法用于生殖细胞,有效率可达10%。直接用于体细胞却很困难。在动物实验中,应用这种方法将目的基因注入生殖细胞,使之表达而传代,这样的动物就称为转基因动物,目前成功使用得较多的是转基因小鼠(transgenic mice),它可作为繁殖大量后代的疾病动物模型。③脂质体(liposome)法:是应用人工脂质体包装外源基因,再与靶细胞融合,或直接注入病灶组织,使之表达。

3)同源重组(homologous recombination)法:是将外源基因定位导入受体细胞的染色体上,在该座位因有同源序列,通过单一或双交换,新基因片段替换有缺陷的片段,达到修正缺陷基因的目的。如在新基因片段旁组装 Neo 基因,则在同源重组后,因有 Neo 基因,可在含有新霉素的培养基中生长,从而使未插入新基因片段的细胞死亡。对于体细胞基因治疗,体外培养细胞的时间不能过长,筛选量大,故在临床上应用也受限制难以进行。如能改进技术,提高重组率,这种定点修正基因的方法仍是有前景的。

4)病毒介导基因转移:前述的化学和物理方法都是通过传染方式进行基因转移。病毒介导基因转移(viral mediated gene transfer)是通过转换方式完成基因转移,即以病毒为载体(vector),将外源目的基因通过基因重组技术,将其组装于病毒上,让这种重组病毒去感染受体宿主细胞,这种病毒称为病毒载体(viral vector)。目前有两种病毒介导的基因转移方法:①反转录病毒载体:虽是 RNA 病毒,但有反转录酶,可使 RNA 转录为 DNA,再整合到宿主细胞基因组。反转录病毒载体有以下的优点:首先是具有穿透细胞的能力,可使近 100% 的受体细胞被感染,转化细胞效率高;其次,它能感染广谱动物物种和细胞类型而无严格的组织特异性;再者,随机整合的病毒可长期存留,一般无害于细胞,但也存在缺点:这种载体只能把其 DNA 整合到能旺盛分裂的细胞染色体,而不适合于那些不能正常分裂的细胞,如神经元。最严重的问题是由于病毒自身含有病毒蛋白及癌基因,就有使宿主细胞感染病毒和致癌的危险性。因此,人们有目的地将病毒基因及其癌基因除去,仅留它们的外壳蛋白,以保留其穿透细胞的功能,试图避免上述缺点。这种改造后的病毒称为缺陷型病毒(defective virus)。这样病毒中的反转录酶可将 RNA 转化为 DNA,有助于该 DNA 顺利进入宿主细胞的基因组,而该病毒则死亡。由于病毒整合基因组是随机的,所以还是可能激活细胞的原癌基因,以及因随机插入发生插入突变。在反转录病毒载体中,最常用于人类的是莫洛尼鼠白血病病毒(Moloney leukemia virus,M-MuLV)。②DNA 病毒介导载体(DNA viral mediated vector):DNA 病毒包括腺病毒、Sv40、牛乳头瘤病毒、疱疹病毒等。一般认为这类病毒难于改造成缺陷型病毒,实用意义不大,但牛乳头瘤病毒重组后,可不插入宿主染色体中引起插入突变,又可在宿主染色体外独立复制,并表达出基因产物。有人发现,因缺少 E1 区而致复制缺陷的腺病毒,可在表达 E1 基因的细胞中繁殖。后来证明,载有外源DNA 的复制缺陷腺病毒呈现相同繁殖的特点。1993 年,美、法等国成功采用腺病毒载体进行心、脑、肺、肝内胆管和肌肉组织的体内基因转移。它代表了基因治疗的新方向。

最近,美国设计了一个新的腺病毒载体,它是用一个化学连接器即赖氨酸链(lysine chain)将 DNA 拴在病毒外壳上,这样组成的运输器,通过一个表面抗体而进入细胞核,使宿主基因与治疗基因共同表达。这个新病毒载体称为腺病毒多赖氨酸 DNA 复合体(adenovirus-polylysine DNA-complex)。

采用复制缺陷的腺病毒进行基因治疗有以下优点:①该病毒可感染分裂和非分裂的细胞,并能得到大量基因产物,对神经细胞、心肌细胞等基因缺陷的纠正有特殊意义;②病毒颗粒相对稳定,并易于纯化和浓缩,且感染力不降低;③可有效转导多种靶细胞后而少游离于细胞基因组外,并持续表达;④已用于基因治疗的 Ad5 属腺病毒 c 亚群,无致癌性。前述的新腺病毒载体还有一大优点是可以成功地运载 48 000bp 的基因,而其他病毒只能运输 7000bp 的基因。这些优点显示了腺病毒介导载体的广阔应用前景。

**2. 靶细胞**　这里所说的靶细胞是指接受转移基因的体细胞。选择靶细胞的原则是:

(1) 必须较坚固,足以耐受处理,并易于由人体分离又便于输回体内。

(2) 具有增殖优势,生命周期长,能存活几个月至几年,最好可延续至患者的整个生命期。

(3) 易于受外源遗传物质的转化。

(4) 在选用反转录病毒载体时,目的基因表达最好具有组织特异性的细胞。目前使用得较多的是骨髓干细胞、皮肤成纤维细胞、肝细胞、血管内皮细胞和肌细胞等。许多遗传病与造血细胞有关,故可用于诸如 β 地中海贫血、严重联合免疫缺陷病等的基因治疗。皮肤成纤维细胞易于移植和从体内分离,又可在培养中生长,并易存活,故有人用其于乙型血友病的基因治疗。有不少遗传病表现了肝细胞功能缺陷,因此,在家族性高胆固醇血症的治疗中,有将低密度脂蛋白(LDL)受体基因转移至肝细胞的尝试。在动物实验中已证明:β 半乳糖苷酶基因 ADA 基因、小肌营养不良蛋白(minidystrophin)基因都能在肌细胞中表达。

# 三、基因治疗的问题与展望

一旦基因治疗成为现实,必将给医学带来革命性的变化。但目前基因治疗尚存在很多根本性的问题:

(1) 许多基因缺陷病的早期诊断仍然困难。

(2) 基因载体本身及外源基因的随机整合问题:即基因治疗中治疗基因的定向运输和定点整合问题。这是在体内转导基因中最关键的问题。

(3) 导入基因的表达调控问题:机体是一个非常精细的有机体稳态,任何一种蛋白质的表达都受严格的调控,引入的治疗基因也需要对其进行精细的表达调节,否则会产生新的疾病。基因治疗在 1999 年经历了最痛苦的阶段。一位病情并不致命的志愿患者接受治疗后死于病毒载体诱发的自身免疫,美国当即下令暂停所有基因治疗的临床试验。同样,在对 10 位 SCID 的志愿患者成功地作了基因治疗后,其中两位患者却在三年内患白血病。这说明虽然在基因转移、表达等技术上过关了,但是还有许多问题需要研究。所以基因治疗的起伏还是很大。尽管基因治疗可能成为对遗传病的一种治疗手段,但不会成为主流。

(4) 发现新的治疗基因,尤其是对疾病相关且还未明确的肿瘤基因治疗。在此方面有三个方向:①分子疗法,将自杀基因引入肿瘤基因;②增强机体的免疫系统;③对突变的补偿,设法除去激活的癌基因。

基因治疗是新发展起来的新型医疗技术,有广阔的研究、应用和开发前景。但还需要解决许多基础研究和技术方面的问题,才能具有真正的实用价值。总而言之,基因治疗还在不断发展,随着分子生物学、分子遗传学和临床医学等学科的发展,它将日益走向成熟。并且通过制定相应法律法规对基因治疗进行规范,相信包括伦理问题在内的诸多难题都能得到顺利的解决。

# 第五节　后基因组学与基因组医学

2000 年 6 月,人类基因组草图绘制完成,标志着生命科学的发展在经历了 20 世纪的分子生物学时代、结构基因组时代之后,正式进入了功能基因组时代,即后基因组时代。后基因组学(post-genomics)是在完成基因组图谱构建及全部序列测定的基础上,进一步研究全基因组的基因功能、基因之间的相互关系和调控机制为主要内容的学科,主要包括基因组中各个基因的功能、弄清楚共有多少基因表达、何时表达、受什么因子控制等,并为传统生物学科注入了新的活力元素。因此,生命科学在后基因组时代高速发展,生命科学的经典理论不断修正、甚至颠覆;新生学科,交叉学科不断诞生,这些都促使生命科学由传统的"生物学"蜕变为真正意义上的"现代科学",成为引领其他学科共同发展的"前沿学科"。经典生物学时代,孟德尔利用豌豆、摩尔根利用果蝇探寻遗传规律的时候,生物学研究还停留在宏观性状的描述;进入分子生物学时代,沃森和克里克阐释了 DNA 的双螺旋结构,人们借助限制性内切酶、PCR 扩增技术可以任意扩增、剪切、拼装 DNA 片段,并形成了规范式的基因工程技术。但此时生命科学的发展,多来自于现代物理学、化学的贡献,生命科学更像是"生命的化学"。直至进入后基因组时代,随着人类基因组计划完成及后续研究工作的开展,基因组学、生物信息学、蛋白组学、代谢组学、表观遗传学等陆续诞生,使人类能够从整体的角度、不同的层面(基因、转录、翻译、修饰等)认识"从 DNA 到蛋白"、"从基因到表型"的发生过程。生物学中关于"基因"的定义、关于遗传信息传递的"中心法则"、关于基因调控等基本概念都已经被修正,甚至颠覆。如 20 世纪生物学经典的"中心法则",表明遗传信息是传递沿着"DNA-RNA-蛋白质"的方向线性进行。如今看来,细胞内部 DNA 的自身结构、DNA 与 RNA、DNA 与蛋白、基因与环境,这些复杂的关系都会影响表型,遗传信息的传递更像一个错综复杂的网络。基因的表达不再是简单的一个基因、一种酶或一种蛋白,基因的调控也不能用"乳糖操纵子"那样简单的模型去描述。人们开始将细胞内部复杂的代谢调控网络当做一个整体去研究。因此,后基因组时代的现代生命科学被公认为"系统生物学"。分子生物学时代,基因被定义为具有遗传功能的 DNA 片段。但是进入后基因组时代,人们发现 miRNA、siRNA 等可以直接影响 DNA 的转录。此外,表观遗传学研究表明,基因的表达不仅仅依赖于 DNA 序列,环境因素同样不可忽视。"基因"的概念正在不断被重新定义,其内涵正在不断丰富。因此,以人类基因组计划为基础,与其相关的研究还在高速持续发展,,2002 年,旨在研究人类染色体上单核苷酸多态性(SNP)的人类基因组单体型图谱计划(Hapmap)启动;2003 年,旨在鉴定人类基因组功能元件的基因组功能元件百科全书(ENCODE)计划启动,旨在绘制人类基因组甲基化可变位点图谱的表观基因组图谱计划启动;2008 年,千人基因组计划启动,以对 27 个不同族群 2500 人的基因组测序,绘制更为精确的遗传多样性图谱。我国科学家也于 2007 年完成首个黄种人"炎黄一号"的基因组测序;于 2009 年首次提出"人类泛基因组学"的概念。

从狭义上来理解,前期的人类基因组计划是基因组研究的重心——基因组的结构(如 DNA 序列测定、基因定位),被称为"结构基因组学",而在此基础上的"后基因组学"的实质是了解这些基因的功能,以及基因表达的规律,也被称为"功能基因组学"(functional genomics),主要涵盖与衍生出蛋白质组、转录组、代谢组、癌基因组、疾病基因组、药物基因组、环境基因组和行为基因组等研究领域,涉及功能基因组学、蛋白组学、代谢组学、表观遗传学、生物信息学及与疾病研究相关的基因组医学等多门学科。目前,结构基因组学向功能基因组学的转变亦是实现经济效益的必然之路,仅仅完成基因组的测序工作并没有什么经济价值,只有通过弄清楚研究基因的结构与功能,才可能在基因诊断、基因治疗、基因工程药物等方面取得进展,对人类疾病的防治与健康保障的意义重大,而这正是各国科学界与商界急于开展功能基因组学研究的原因。

# 一、基因组差异性与疾病

目前认为,癌症、心脏病、高血压、中风、糖尿病、哮喘、精神性疾病、老年痴呆等常见病都是由遗传因素(易感基因型)经环境因素诱导造成的,其中主要工作以单核苷酸多态性图(SNP)检测技术为基础的疾病易感基因的研究为代表。

单核苷酸多态性图(SNP)是指对不同个体的基因组进行比较,从中找出 DNA 的基本组成单元——单核苷酸之间的碱基差别并作图。人类基因组平均每 300 对碱基中就有一个较常见的 SNP,总数高达 1000 多万个。已知人类不同个体之间(不论是哪一个种族、民族)的基因组序列都具有 99.9% 的一致性,而这些 SNP 形成了各个体之间的 0.1% 的基因组差异,并由此决定了每个个体的差异。科学家相信,这个 0.1% 的差异很可能导致个体之间对许多疾病易感性的差别,而单体型图谱(HapMap)是对 SNP 的深入研究。单体型被认为是 DNA 的基本结构单位,由 5000~20 000 对碱基组成,含有特定的 SNP 且以共同方式遗传。每个个体所具有的不同单型,可以导致人与人之间对疾病的发生、药物的作用、环境的诱导等方面都有不同的反应和结果。人类基因组计划为国际单体型计划(the International HapMap Project)奠定了基础,目前单体型图谱已经绘制完成。据此,科学界流行的研究方式是采用全基因组关联分析(GWAS)来进行疾病易感基因研究,即根据 Hapmap 计划所发现的人类基因组 SNP 位点,利用统计学的方法建立病例与对照的关联,以此确定引起复杂性疾病的可能基因,即易感基因。为此,美国联合与组织了世界上十几个国家,组建了国际癌基因组研究团队(ICGC),制订了"癌基因组计划",计划对肺癌、卵巢癌、脑癌等十几种常见肿瘤、25 000 个样本实施全基因组序列和 SNP 分析。自 2005 年实施计划以来,已经陆续报导和公布了视网膜黄斑、乳腺癌、前列腺癌、白血病、冠心病、肥胖症、糖尿病、精神分裂症、风湿性关节炎等几十种疾病全基因组关联研究的结果,累计发表了近万篇论文,确定了一系列疾病发病的致病基因、相关基因、易感区域和单核苷酸多态性(SNP)的变异。我国在十一五计划中亦对 GWAS 进行了优先安排,并获得了银屑病全基因组分析的结果;而且在国内 5 个肝癌高发区收集了 4500 多名肝癌病例和对照个体,运用全基因组关联分析方法,在全基因组范围内进行了系统的筛选和实验验证,在人类 1 号染色体上发现了肝癌的易感基因区域。这将为肝癌的风险预测、早期预防和个体化治疗提供理论依据。

就目前而言,诸多研究人们期望差距甚远,已实施的 100 余项 GWAS 和几千例患者样本的分析结果发现,许多基因变异都是罕见的基因变异而不是关键基因,有一些变异仅仅与疾病危险因子、诱发因子、影响因子有关,而不是疾病直接相关联的基因。几乎都只是轻度增加疾病风险的易感基因,大多数疾病与基因之间的关联仍然难以明确;而且人们又发现除了单核苷酸多样性外,还存在着基因拷贝数变异等多种形式的基因组多样性。提示 SNP 位点不是人类寻找疾病成因的唯一线索。

在疾病的发生中,基因是重要的,但不是唯一的,除了基因以外,还有 RNA、蛋白质等;除了基因变异以外,还有转录、翻译、表观(epigenetics)、构象、调节和功能的变化等,而且基因是复杂的,而不是单一的。一种疾病所涉及的基因绝不是一种,而是多种,疾病的发生和发展是多种基因和功能综合改变的结果。因此,至今却没有一个基于致病基因的基因药物问世;HGP 计划完成时人们所憧憬的"个人化医疗",也由于个人基因图谱的绘制成本不能被市场接受、基因图谱的解读能力不能满足临床应用的需要,基因药物临床应用依然漫长。其主要原因是现有生命科学的发展水平尚不能完全解读人类基因组图谱,而目前的研究方法、研究手段,也不能建立基因与疾病的确证关系。

# 二、蛋白质组学与疾病

基因是遗传信息的携带者,而全部生物功能的执行者却是蛋白质,它有自身的活动规律,因而仅仅从基因的角度来研究是远远不够的,必须研究由基因转录和翻译出蛋白质的过程,才能真正揭示生命的活动规律,由此产生了研究细胞内蛋白质组成及其活动规律的新兴学科——蛋白质组学(protemics)。它从蛋白质水平上探索蛋白质作用模式,功能机制、调节控制、药物开发、新陈代谢途径等提供理论依据和基础。蛋白质组学旨在阐明生物体全部蛋白质的表达模式及功能模式,内容包括鉴定蛋白质表达、存在方式(修饰形式)、结构、功能和相互作用方式等,它不同于传统的蛋白质学科,是在生物体或其细胞的整体蛋白质水平上进行的,从一个机体或一个细胞的蛋白质整体活动来揭示生命规律,蛋白质组学将成为寻找疾病分子标记和药物靶标最有效的方法之一,其中基本技术基础是二维电泳蛋白质组分离技术、图像分析技术和蛋白质鉴定的质谱技术。我国科学家选择 8 万个蛋白质中有代表性的 3000~5000 个蛋白质,用计算机模拟它们的折叠,把三维结构搞清楚。蛋白转录组的研究也进展较快,已确认的转录子有 1 万多个,有望在几年之内可以了解所有的真基因。

目前已经在重大疾病如肝癌、白血病的工作中应用蛋白质组技术进行研究,如在肝癌、维甲酸诱导白血病细胞凋亡启动模型、维甲酸定向诱导胚胎干细胞向神经系统分化的模型中开展比蛋白质组研究,获得了重要成就。在胚胎干细胞诱导向神经干细胞方向分化前后分离出了 19 个与定向诱导神经分化相关的蛋白;在 HL-60 细胞凋亡研究中初步筛选到 21 个凋亡相关蛋白。此外,还进行了肝癌细胞系及正常肝细胞蛋白质组的比较分析研究,发现了两者间不同的蛋白表达群;自行建立了肝癌高/低转移细胞系,进行了原位食管癌/转移食管癌间的比较蛋白质组研究,初步发现了一批与肿瘤转移相关的蛋白质群。通过蛋白质芯片技术对肺癌患者和正常人血清中的蛋白质谱的对比分析,找到了 15 个差异蛋白并利用 Biomarker Pattern 分析软件建立了肺癌诊断分类树模型。初步盲筛结果表明,这 15 个分子标志可能成为临床诊断肺癌的新指标,有重要应用价值。在大规模人胎肝蛋白表达谱方面初步鉴定出 500 个高丰度蛋白,150 个磷酸化相关蛋白等。这些研究证明了我国的蛋白质组学技术平台已能支撑一定规模的研究,也为未来的发展奠定了良好的基础。

# 三、生物信息学

生物信息学(bioinformatics)是利用计算机储存原始资料,分析生物信息,将 DNA 芯片及蛋白质双向电泳结果转变成为可读的遗传学信息的学科。生物信息学是将现代生物技术与计算机科学结合,收集、加工和处理生物资料。具体来说,它是将数学、统计学、计算机方法结合起来,用于综合、分类、分析和阐述生物信息的科学。生物信息学被认为是在为了生命科学中起关键作用的学科之一。以生物信息学为工具,人类可以将不同基因组的理论及应用研究结果综合并标准化,生物信息研究人员可以利用大量电子信息资料,来了解生物遗传网络系统、信号传递及相互关系,可以利用计算机模拟蛋白质分子的三维结构,人工合成新的蛋白质及创建新的生命形态。

以大规模序列信息产出为基本特征的 HGP,对计算机科学和信息技术无疑是一种压力和挑战。值得庆幸的是,HGP 一开始就与信息高速公路和数据库技术形成了同步发展。迄今,国际上三个大的生物信息中心,即美国的国家生物技术信息中心(NCBI)、欧洲生物信息学研究所(EBI)和日本 DNA 数据库(DDBJ)已经建立和维持了源自数百种生物 DNA 序列的大型数据库。这些中心和全球的基因组研究实验室通过互联网联系,可供研究者在多种不同的分析系统中对序列数据提出质询,这些分析包括基因的识别,蛋白质模体的鉴定,调控元件的分析,重复序列的鉴别,相似性的分析,核苷酸组成的分析及物种间的比较等。

随着 HGP 进度的加快,基因组数据爆炸的程度也不断增加,使得超级计算机的使用成为必须;如 Celera 公司即构建了 600 台康柏克 a 处理器所联成的并行计算系统,是目前世界上最大的计算机之一。可以毫不夸张地说,作为对 DNA 和蛋白质序列资料中各种类型信息进行识别、储存、分析、模拟和传输的学科,生物信息学已经显著地改变了基础生命科学的运作方式,并将带来医学和药物学的重大革命。

# 四、以个人基因组为基础的疾病个性化治疗

个体化医疗将信息技术和基因组信息整合进入医学,对疾病既要进行预测和预防、也要做针对特定目标的治疗。如药物基因组已经发现了几十种基因型,包括对于感染性疾病的易感基因型和防御基因型、对癌症的易感基因型、对药物代谢速率不同的基因型。如对一种淋巴癌的化疗药,有些人用很大剂量都没有不良反应,而带有 TPMP 基因突变的人剂量就一定要降低,否则会致命。

以解剖学为基础的现代医学(根据疾病症状作诊断和治疗),正在逐步迈向基因组医学(可以在疾病症状出现前开展预测、诊断、治疗和预防)。在诊断方面,预测性遗传检查能够将诊断和预防联系在一起;在治疗方面,基因疫苗和干细胞治疗是新兴的,但药物治疗还是主流。以特定基因为目标的药物研发和针对特定基因型的个体化用药必将大力推动基因组医学的发展。将来,人们不仅要预防传染病,还可能预防很多常见病。医学各科的医生都需要了解他们的患者可能涉及的与疾病相关的遗传因素和环境因素。基因和基因组不再是时新概念,而是日常医疗实践的基础。科学家预期,到 2050 年,一个较全面、完整的以基因组为基础的医疗实践和卫生保健体系将有可能在发达国家成为标准和规范应用:

(1)在 5~10 年内,常规的基因诊断将能够预测个体对某些常见疾病和遗传性癌症的易感风险。

(2)在 5~10 年内,对肿瘤特征的基因诊断将能够对许多癌症(包括遗传性癌症和散发性癌症)作早期诊断。

(3)在 10~20 年内,安全的基因治疗将成为对某些遗传病的有效治疗手段;而且安全的基因疫苗将成为对某些癌症的有效治疗手段。

(4)在 10~20 年内,针对特定病原生物基因组的基因疫苗将会普遍用于预防。

(5)在 10~20 年内,针对个体基因型的特异、高效、低毒性的基因药物将会广泛使用。

(6)在 50 年内,人类许多疾病发生、发展的分子机制将会阐明,并能够在疾病症状出现前或早期在基因水平上得以诊断和治疗。

(7)在 50 年内,与许多复杂性疾病发生、发展相关的基因变异及其环境的诱导作用将会阐明,并能够通过改变生活习惯和改进环境条件来降低患病风险,使得对这些疾病的预防成为可能。

(邝晓聪)

# 参 考 文 献

杜传书,刘祖洞.1993.医学遗传学.第2版.北京:人民卫生出版社.

方德福,孟雁.2003.癌基因组学研究进展.癌症进展杂志,1(2,3):97-107.

刘天承,邱长春,周文郁.2003.多基因疾病相关基因定位的研究策略.中国科学,33(3):193-201.

骆天红.2001.2型糖尿病易感基因定位克隆研究新进展.国外医学·内分泌学分册,5(3):113-116.

史燕顺,潘世扬.2005.DNA指纹分析在肿瘤临床诊断中的应用研究进展.临床检查杂志,23(4):310-311.

周爱儒.2001.生物化学.第5版.北京:人民卫生出版社.

Ghosh K,Khare A,Shetty S.2005. Implications of human genome and modern cell biology research in management of cardiovascular diseases. Indian Heart J,57(3):270-273.

Joseph G. 1999. Hacia Resequencing and mutational analysis using oligonucleotied microarrays. Nature Genetics Supplement,21:42-47.

Lewin,B,Genes IX. 2007. Jones & Bartlett Publishers;9 ed.

# 第九章　蛋白质组学与疾病

蛋白质组学是研究细胞、组织或生物体全部蛋白质的组成和变化规律的学科,是在后基因组时代出现的一个新的研究领域。本章就蛋白质组学基本概念、研究技术及其疾病与蛋白质组学的研究进行介绍。

## 第一节　概　　述

"PROTEOME"即为蛋白质组,是由 PROTEins 和 genOME 整合而成。最早于 1995 年,出现在 Wasinger VC 发表在 Electrophoresis 杂志的一篇论文中。其后的 1997 年,澳大利亚 Macquarie 大学的 Wilkins MR 和 Williams KL 等撰写了第一部关于蛋白质组的专著,定义蛋白质组为"一个细胞或一个组织基因组所表达的全部蛋白质"。目前认为,蛋白质组是一个细胞、一种组织或生物的基因组表达的全部蛋白质。蛋白质组作为一个整体在空间和时间上做动态的变化。蛋白质组学(proteomics)是从整体的角度,以蛋白质组为研究对象,分析细胞、组织或生物体动态变化的蛋白质组成与表达规律。

## 第二节　蛋白质组分析的常用技术

### 一、双向电泳技术

双向电泳技术(2-DE)于 1975 年首先由 O'Farrell 等发明,是目前蛋白质组学研究中应用最广泛的一种技术。其原理是依据蛋白质的两个一级属性,将蛋白质样品进行两次电泳,第一向基于蛋白质的等电点不同,用等电聚焦电泳(isoelecric focusing,IEF)分离;第二向则按分子量的不同分离蛋白质。根据第一向等电聚焦的条件和方式不同,可以把双向电泳分为三种系统,分别是:

(1) ISO-DALT(isoelectric focusing followed by separation with respect to molecular mass expressed in daltons)系统。第一向应用载体两性电解质(carrier ampholyte,CA),在聚丙烯酰胺管胶内建立 pH 梯度。但该系统 pH 梯度不稳定,重复性差。

(2) IPG-DALT 系统。使用固相 pH 梯度(immobilized pH gradient,IPG),解决了 pH 梯度不稳定的问题。是当前使用最多的双向电泳体系。

(3) 非平衡 pH 梯度电泳(non-equilibrium pH gradient electrophoresis,NEPHGE)系统。是分离碱性蛋白质的一种方法,电泳时间较短,但易丢失蛋白质,重复性较差。

该技术主要用于分离细胞或组织蛋白质,构建特定组织或细胞蛋白质的二维电泳图谱,分析特定条件下蛋白质的表达情况,进行蛋白质组差异比较。常和其他技术结合,用于新蛋白质的发现和鉴定。

### 二、生物质谱技术

质谱分析技术(mass spectrometry,MS)是将化合物形成离子和碎片离子,按离子的质荷比(m/z)进行成分和结构分析的方法。质谱技术随着"软电离"技术的出现开始用于蛋白质的鉴定领域。20 世纪 80 年代,电喷雾电离和基质辅助激光解吸电离技术的应用,使得质谱分析技术广泛应用于生命科学研究领域,并形成了质谱学一个全新的领域——生物质谱。电喷雾电离串联质谱(ESI-MS/MS)在喷射过程中利用电场使液相的多肽离子化,基质辅助激光解析/电离飞行时间质谱(MALDI-TOF-MS)利用基质吸收激光的能量使固相的多肽样品离子化,通过测量肽段离子的相关参数,可获得肽质量指纹(peptide mass fingerprint,PMF)、肽序列标签(peptide sequencetag,PST)或部分氨基酸序列,然后应用适当的软件搜寻基因组和蛋白质组数据库,实现对蛋白质的定性鉴定。还可以结合应用同位素亲和标签(ICAT)方法或荧光差异显示双向凝胶电泳(F-2D-DIGE),进行蛋白质的定量分析。

## 三、生物信息学

生物信息学是对生物信息进行获取、存储、分析和解释的科学。可用于编码 DNA 序列的寻找与分析、蛋白质序列信息的获取、蛋白质鉴定和性质预测、蛋白质结构和功能预测、数据的分析与整合,在蛋白质组研究中有重要作用。

数据库是生物信息学的主要内容,构建不同的蛋白质组和基因组数据库,可以分析蛋白质的结构、性质和功能,同时也是实现模拟和预测蛋白质的基础。目前较常用的蛋白质数据库有:①SWIS-PROT/TrEMBL 数据库,该数据库又对蛋白质的详细注释内容,与其他数据库整合程度最高;②PIR(protein information resource)数据库,最初由美国国家生物医学研究基金会支持创立,后来与德国慕尼黑蛋白质序列信息中心和日本国际蛋白质序列数据库合作,共同建立了公共领域最大、最全的蛋白质数据库;③SWISS-2DPAGE 数据库,是由日内瓦大学附属临床滑雪中心实验室与瑞士生物信息协会合作创立的人类二维凝胶蛋白数据库,为在 2D 凝胶上预测蛋白质迁移提供了许多标准化的凝胶图像和工具。

# 第三节　疾病蛋白质组学

## 一、肿瘤蛋白质组学

近年来,恶性肿瘤的发病率不断提高,已经成为严重威胁人类生命健康的一种疾病。阐释恶性肿瘤的发病机制,寻找早期诊断和治疗的方法是当前临床面临的严峻问题。肿瘤蛋白质组学的研究正是通过对不同阶段肿瘤表达的蛋白质进行定性和定量分析,以期为临床的诊断和治疗提供解决方案。

### (一)揭示肿瘤的发病机制

比较肿瘤组织或细胞与其起源的正常组织或细胞及肿瘤发展不同阶段中,蛋白质在表达数量、表达水平和修饰状态上的差异,可以发现与癌变相关的特异性蛋白质,这些肿瘤相关的特异蛋白不仅可为研究肿瘤发病机制提供线索,而且可作为肿瘤诊断和治疗的生物标志物。如 Sarto C 等通过比较分析正常肾组织和肾细胞癌的蛋白质双向电泳图谱,发现 4 种蛋白质在肾细胞癌中缺失,其中两个与线粒体氧化还原功能有关,说明线粒体氧化还原功能障碍在肾细胞癌的发生、发展中起重要作用。

恶性肿瘤的转移大大降低了肿瘤的治疗效果。因此,寻找影响肿瘤转移的关键分子,有针对性地进行治疗,对肿瘤的治疗具有重要意义。肿瘤的转移过程包括:肿瘤细胞之间的黏附降低、肿瘤细胞的移动、肿瘤细胞穿越血管或淋巴管、在转移部位形成新的肿瘤。基质金属蛋白酶

（MMP）可降解细胞外基质,促进肿瘤细胞的运动。

### （二）寻找肿瘤标志物

肿瘤标志物是特异性存在于恶性肿瘤细胞或由恶性肿瘤细胞产生,或机体对恶性肿瘤产生反应释放的物质。肿瘤标志物可存在于患者的纸质、体液和排泄物中,能用多种方法检测到。由于蛋白质的功能受到转录、转录后修饰和翻译的调控,因此,一个基因可产生多种蛋白质。在蛋白质水平,同一种物质可能因不同的表达、修饰而具有不同的功能,进而影响细胞的功能,包括正常细胞的恶变。分析这些变化并进行肿瘤的早期诊断和鉴别诊断是肿瘤蛋白质组学的重要工作。例如,突变的抑瘤蛋白 P53 可在 30% ~ 40% 的肿瘤患者诱发自身抗体,高表达的癌蛋白 L-Myc、C Myc 亦可在某些肿瘤患者诱导自身抗体的产生。

### （三）治疗肿瘤的药物开发

蛋白质组学可用于研究新的药物,如新药物靶点的发现、药物的筛选、评价药物的疗效等。许多蛋白质是临床治疗疾病的潜在靶点,高通量的蛋白质组研究技术为监测分析和确定治疗的靶蛋白提供了有力的技术保障。尤其是功能蛋白质组学更适合于发现药物靶点。当前,世界各国均在这方面投入了巨大的人力和物力,也取得了一些初步的结果。

蛋白质组学在药物筛选和新药物的疗效、毒性等方面的快速观察有明显的优势。应用该技术,可以观察活性药物对细胞、组织的影响,不仅能快速获得该药物的作用和毒性方面的信息,而且可将该药物作用的靶蛋白构建成分子药理学模型,并用于大量新化合物的筛选和评价其药物效能。

# 二、心血管疾病蛋白质组学

心血管疾病是全世界发病率和死亡率较高的疾病之一。但目前许多心血管疾病的发病机制仍不完全清楚,尤其是较深入的分子机制较匮乏。因此,运用新的技术手段深入研究心血管系统疾病的发病机制,发现可用于心血管系统疾病的诊断、发病风险评估、疗效评价、预后监测的标志物有中央药的实际意义。

目前,心血管疾病蛋白质组学的研究主要集中在:①蛋白质表达水平的改变,采用高通量的蛋白质组研究技术分析心肌细胞及血管内皮细胞等表达的蛋白质,建立心肌细胞和血管内皮细胞的蛋白质组全谱和这些蛋白质在不同疾病条件下的差异表达;②翻译后修饰是调节蛋白质功能的重要方式,研究在疾病发生发展的过程中蛋白质修饰如磷酸化、糖基化、甲基化和乙酰化等的变化,对揭示蛋白质的变化在心血管系统疾病中的作用具有重要意义;③蛋白质功能的研究,蛋白质组学研究的最终目标即是蛋白质功能的研究,包括研究蛋白质结构和功能之间的关系,以及基因结构和蛋白质结构与功能之间的关系等。

### （一）冠状动脉粥样硬化性心脏病

冠状动脉粥样硬化性心脏病(冠心病)是由动脉粥样硬化引起的心脏病变,其病理变化有心肌缺血、缺氧、坏死及心肌重塑,其发病机制尚未完全阐明。研究发现,多种蛋白质的结构和数量的改变参与了冠心病的发生和发展。如冠心病患者铁蛋白轻链的表达增高,增加的铁蛋白轻链通过氧自由基的产生调节血管壁内脂类的氧化过程,加速冠状动脉病的产生。

### （二）心力衰竭

心力衰竭与细胞骨架及肌纤维蛋白、应激反应相关蛋白、线粒体及能量产生相关蛋白等三类蛋白的改变密切相关。研究显示,心力衰竭时,线粒体氧化酶表达下降,糖分解酶表达增加,细胞骨架蛋白表达有改变。热休克蛋白 27 的表达也有变化。

### (三)缺血-再灌注损伤

通过功能蛋白质组学方法,发现 PKC-ε 信号复合物对于抗缺氧有一定的作用,且 PKC-ε 参与底物翻译后的修饰。研究发现,缺血-再灌注损伤可使蛋白二硫化物异构酶去磷酸化。缺血时热休克蛋白 60 表达增加,再灌注时恢复正常。中药也对缺血-再灌注损伤过程中的蛋白表达有影响,主要可引起心肌收缩相关蛋白、能量代谢相关蛋白、细胞保护蛋白、信号转导相关蛋白的改变。

## 三、神经系统疾病蛋白质组学

神经系统功能改变时蛋白质的结构、功能和数量均可发生变化。人类脑蛋白质组计划(human brain proteome project,HBPP)是专门针对人脑蛋白质组进行研究的一项计划,通过该计划的实施,深入研究人类神经系统疾病的发病机制,寻找新的有效的诊断和治疗方法。

### (一)阿尔兹海默症

阿尔兹海默症(Alzhelmer's disease,AD)是一种严重影响人类健康的神经退行性疾病。随着社会人口的老龄化,该病的发病率有逐渐增加的趋势,其危害日益突出。到目前为止,尚缺乏有效的治疗手段。

研究发现 AD 患者脑脊液中载脂蛋白 J、β-淀粉样肽、tau 蛋白等有特异性改变。对阿尔兹海默症和正常对照的脑组织进行蛋白质组学分析,发现有 37 个蛋白质具有明显差异。这些蛋白质功能涉及糖代谢、脂类转运、应激反应或为神经递质,如 α-晶状体蛋白、3-磷酸甘油醛脱氢酶、过氧化物歧化酶、二氢嘧啶酶相关蛋白等。

异常蛋白质的聚集在阿尔兹海默症中也很常见。β-淀粉样肽是 AD 患者老年斑的主要成分,此外还有 NAC(non-myloid component)。神经元纤维缠结的主要成分是过度磷酸化的 tau 蛋白。

### (二)帕金森病

帕金森病也是一种常见的神经元变性性疾病,其主要病理改变是脑干神经元的选择性丧失。氧化应激、线粒体功能障碍、异常蛋白质的聚集与帕金森病的发生有密切关系。如 α-突触核蛋白的聚集在帕金森病的发病过程中有重要作用。DJ-1 蛋白与常染色体显性遗传性帕金森病有关,能对抗 α-突触核蛋白的聚集。泛素蛋白酶系统和线粒体应激也参与了帕金森病的发生。

(王　谦)

### 参 考 文 献

(美)哈马驰(Hamacher M.)等.2008.药物研究中的蛋白质组学.北京:科学出版社.
(美)威廉·B·科尔曼,(黎巴嫩)格雷戈里·J·聪格拉斯.2012.分子病理学:疾病的分子基础,北京:科学出版社.
将宋敏,李军,孙庆文.2010.蛋白质组学.北京:军事医学科学出版社.
邱宗萌,尹一兵.2008.临床蛋白质组学.北京:科学出版社.

# 第十章 代谢组学与疾病

## 第一节 代谢组学概述

### 一、代谢组与代谢组学

随着人类基因组测序工作的完成,基因功能的研究逐渐成为热点,随之出现了一系列的"组学"研究,包括研究转录过程的转录组学(transcriptomics)、研究某个生物体系中所有蛋白及其功能的蛋白组学(proteomics)、研究代谢产物的变化及代谢途径的代谢组学(metabolomics/metabonomics)。

代谢组学的概念来源于代谢组。代谢组是指一个细胞、组织或器官在某一特定生理时期内所有的低分子量代谢产物的集合。1999年,Nicholson正式提出,代谢组学技术是可以定量测定生物体系对病理生理刺激或遗传因素改变所产生的动态多参数代谢应答的一种方法。它是一门"在新陈代谢的动态过程中,系统研究代谢产物的变化规律,揭示机体生命活动代谢本质"的科学。代谢组学是对某一生物的细胞、组织或整体在某一特定生理时期内其所有低分子量的代谢产物同时进行定性和定量分析,并寻找代谢物与生理病理变化的相对关系的研究方式,是系统生物学的组成部分。其研究对象大都是相对分子质量1000以内的小分子物质。

基因组学和蛋白质组学分别从基因和蛋白质层面探寻生命的活动,而实际上细胞内许多生命活动是与代谢物相关的,如细胞信号(cell signaling)、能量传递等都是受代谢物调控的。代谢物是基因表达的最终产物,在代谢酶的作用下生成。虽然与基因或蛋白质相比,代谢物较小,但是不能形成代谢物的细胞是死细胞,因此不能小看代谢物的重要性。基因与蛋白质的表达紧密相连,而代谢物则更多地反映了细胞所处的环境,这又与细胞的营养状态、药物和环境污染物的作用,以及其他外界因素的影响密切相关。因此有人认为,基因组学和蛋白质组学能够说明可能发生的事件,而代谢组学则反映确实已经发生了的事情。

代谢组学是一门快速发展的新兴科学,它的出现是生命科学研究的必然。代谢组学的概念最早来源于代谢轮廓分析(metabolic profiling),它由Devaux等于20世纪70年代提出。1986年,Journal of Chromatography A出版了一期关于metabolic profiling的专辑。到90年代后期,随着基因组学的提出和迅速发展,Oliver于1997年提出代谢组学(metabolomics)的概念,之后很多植物化学家开展了这方面的研究;1999年Jeremv K、Nicholson等提出metabonomics的概念,并在疾病诊断、药物筛选等方面做了大量的卓有成效的工作,使得代谢组学得到了极大的充实,同时也形成了当前代谢组学的两大主流领域:metabolomics和metabonomics。一般认为,metabolomics是通过考察生物体系受刺激或扰动后(如将某个特定的基因变异或环境变化后)代谢产物的变化或其随时间的变化,来研究生物体系代谢途径的一种技术。而metabonomics是生物体对病理生理刺激或基因修饰产生的代谢物质质和量的动态变化的研究。前者一般以细胞做研究对象,后者则更注重动物的体液和组织。

# 二、代谢组与系统生物学

各种组学的迅速发展催生了系统生物学,其研究内容涵盖基因组学、转录组学、蛋白组学和代谢组学。在这几种组学的研究中,基因组学主要研究生物系统的基因结构组成,即 DNA 的序列及表达;蛋白组学研究由生物系统表达的蛋白及由外部刺激引起的蛋白表达之间的差异;代谢组学是研究生物体系(细胞、组织或生物体)受外部刺激所产生的所有代谢产物的变化,可以认为代谢组学是基因组学和蛋白组学的延伸。随着这些组学的深入,科学家们逐渐认识到:基因组学的变化不一定能够得到表达,从而并不一定会对系统产生影响;某些蛋白的浓度会由于外部条件的变化而升高,但由于这个蛋白可能不具备活性,从而也不对系统产生影响;同时,由于基因或蛋白的功能补偿作用,某个基因或蛋白的缺失会由于其他基因或蛋白的存在而得到补偿,最后反应的净结果为零。而小分子的产生和代谢才是这一系列事件的最终结果,它能够更准确地反映生物体系的状态。

系统生物学是以组群指标分析为基础,以高通量检测和数据处理为手段,以信息建模与系统整合为目标的学科。它的诞生标志着研究哲学由"还原论"向"整体论"转变。系统生物学的中心任务就是要针对生物系统整体(细胞、组织、器官或整体),建立定量、普适、整体和可预测的认知。具体而言,系统生物学研究就是要将给定生物系统的基因、转录、蛋白质和代谢水平所发生的事件、相关性及其对所涉及生物过程的意义进行整体性认识,从而出现了许多的"组"和"组学"的新概念。但是现已提出的一百多个"组"和"组学",可以大体归纳为"基因组"/"基因组学"、"转录组"/"转录组学"、"蛋白质组"/"蛋白质组学"和"代谢组"/"代谢组学"四个方面(图10-1)。显而易见,DNA、mRNA 及蛋白质的存在为生物过程的发生提供了物质基础,而代谢物质所反映的是已经发生了的生物学事件。因此,代谢组学是对一个生物系统进行全面认识的不可缺少的一部分,是全局系统生物学(global systems biology)的重要基础,也是系统生物学的一个重要组成部分。

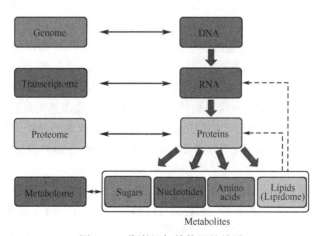

图 10-1 代谢组与其他组的关系

相对于基因组学、转录组学和蛋白质组学来说,基因、转录子、蛋白的存在是为某生物学事件或过程的发生奠定了物质基础,但这个事件或过程有可能不发生;而代谢物的存在则反映生命过程中已经发生的生物化学反应,其变化正是对该生物事件或过程的反映。代谢组学是对其他三种组学的重要补充。

正常状态下,机体中代谢物的组成处于一种动态平衡。当机体受到外界环境刺激或者自身生理因素的影响时,在细胞、组织,甚至整体水平会发生代谢的显著变化,导致最终代谢物种类和浓度的变化。代谢组学恰恰就是通过考察生物体系在受到外界刺激后对其体液(血液、尿液、淋巴液等)及组织代谢产物的组成变化或其随时间的变化,来研究生物体系代谢途径的一种技术。

与转录组学和蛋白组学比较,代谢组学还具有以下优点:①基因和蛋白表达的有效的微小变化会在代谢物上得到放大,从而使检测更容易;②代谢组学的技术不需建立全基因组测序及大量表达序列标签(EST)的数据库;③代谢物的种类要远小于基因和蛋白的数目:每个生物体(organism)中代谢产物大约在 $10^3$ 数量级,而最小的细菌,其基因组中也有几千个基因;④因为代谢产物在各个生物体系中都是类似的,所以代谢组学研究中采用的技术更通用。

由于代谢组学能跳过生命体内复杂调控过程,利用高通量、高灵敏度与高精确度的现代仪器分析技术,对机体代谢物的整体组成进行动态跟踪分析,发现与疾病相关的一组特征性生物标志物,从而帮助人们更好理解病变过程并实施疾病的诊断,因而近年来在疾病诊断、药物开发、药物毒性及安全性评价等领域展示了广阔的应用前景。事实上,代谢组学研究已经能诊断出一些代谢类疾病,如糖尿病、肥胖症、代谢综合征。目前,已经研究清楚的普通代谢途径包括三羧酸循环(TCA)、糖酵解、花生四烯酸(AA)/炎症途径。

# 第二节　代谢组学的研究方法

代谢组学的研究目的就是通过定量分析生物系统中内源性代谢物的变化来评价外源性刺激的效果并探讨其机制。其分析目标是针对生物体系中尽可能多的内源性代谢组分进行无偏差的定性、定量测定,整个分析过程应尽量保留生物样品中代谢物的整体信息。具体方法即通过检测、提取潜在的有诊断或解析价值的生化信息,建立"小组学"参数的输入与响应输出之间的联系,从而阐述生物体对相应刺激的不同反应,如找到疾病的潜在生物标志物,或明确某种药物的代谢及作用等。

根据研究目的与对象的不同,代谢组学对生物体系的代谢产物分析分为四个层次:①代谢物靶标分析(metabolite target analysis):某个或某几个特定组分的分析;②代谢轮廓分析(metabolic profiling):少数预设的一些代谢产物的定量分析,如某一类结构、性质相关的化合物(氨基酸、有机酸、顺二醇类)或某一代谢途径的所有中间产物或多条代谢途径的标志性组分;③代谢组学(metabolomics):限定条件下的特定生物样品中所有代谢组分的定性和定量;④代谢物指纹分析(metabolic fingerprinting):不分离鉴定具体单一组分,而是对样品进行快速分类(如表型的快速鉴定)。

代谢组学研究平台主要由分析技术平台和数据分析平台构成,其完整的研究流程包括:①样品的采集、制备;②代谢产物的检测、鉴定;③数据分析、建模;④建立代谢产物时空变化与生物体特性的关系。其主要研究方法有:①分析技术平台:NMR 是代谢组学最常见的分析技术,包括液体高分辨 NMR、高分辨魔角旋转(HRMAS)NMR 和活体 NMR 波谱(MRS)等。其波谱常用氢谱($^1$H-NMR)、碳谱($^{13}$C-NMR)及磷谱($^{31}$P-NMR),最常见的是 $^1$H-NMR。NMR 可用于体液、组织提取液和活体分析。其样品前处理简单,检测具有非破坏性、非选择性,但存在敏感度低、分辨率不高等缺陷。近期,学者们通过发展 $^{13}$C-NMR 等一些其他技术部分改善了 $^1$H-NMR 中的问题。

## 一、样品的采集及预处理

代谢组学力求分析生物体系(如体液和细胞)中的所有代谢产物,整个分析过程应能尽可能保留和反映总的代谢产物的信息。由于实际研究对象不同,采用的样品采集、预处理技术也千差万别。如采用 NMR 技术平台,对样品的预处理相对非常简单;而采用 MS 进行"全"成分分析技术时,样品的预处理虽简单,但却没有一种通用的标准化方法。代谢产物通常用水或有机溶剂(如甲醇、己烷等)分别提取,获得水提取物和有机溶剂提取物,以便进行数据采集分析。

## 二、数 据 采 集

对于代谢组这样复杂的研究体系,理想的检测分析方法应该具备无偏向性、良好的分辨率和重现性、高灵敏度和系统性、样品制备的简易性和高通量分析可操作性等。代谢组数据采集技术主要包括核磁共振(nuclear magnetic resonance,NMR)、质谱分析(mass spectrometry,MS)、色谱等。目前核磁共振波谱法和质谱法及液质联用的方法在各个领域中的应用最为广泛。

### (一)核磁共振(NMR)技术

基于核磁共振(NMR)的方法 metabonomics 是在长期研究生物体液的基础上提出的,是定量研究有机体对由病理生理刺激或遗传变异引起的、与时间相关的多参数代谢应答,它主要利用核磁共振技术和模式识别方法对生物体液和组织进行系统测量和分析,对完整的生物体(而不是单个细胞)中随时间改变的代谢物进行动态跟踪检测、定量和分类,然后将这些代谢信息与病理生理过程中的生物学事件关联起来,从而确定发生这些变化的靶器官和作用位点,进而确定相关的生物标志物。

迄今为止,NMR 是在代谢组学研究中最常见的分析工具,特别是 $^1$H-NMR,能够实现对样品的非破坏性、非选择性分析,满足代谢组学中对尽可能多的化合物进行检测的目标。NMR 样品只需要简单预处理,且样品还可回收用于其他分析;无损伤性,不会破坏样品的结构和性质;可在一定温度和缓冲范围内进行生理条件或接近生理条件的实验;可与外界特定干预相结合,研究动态系统中机体化学交换、运动等代谢产物的变化规律;可以进行实时和动态检测,没有偏向性;对所有化合物的灵敏度是一样的,因为它是一种非选择性的测定技术;可设计多种编辑手段,实验方法灵活多样。NMR 氢谱的谱峰与样品中各化合物的氢原子是一一对应的,所测样品中的每一个氢原子在图谱中都有其相关的谱峰,图谱中信号的相对强弱反映样品中各组分的相对含量。因此,NMR 方法很适合研究代谢产物中的复杂成分。实际上,NMR 氢谱很早就被用于研究生物体液,从一维高分辨 $^1$H 谱图可得到代谢物成分图谱,即代谢指纹图谱。

### (二)质谱(MS)

质谱是植物代谢组学研究中最主要的技术。其优点是较高的分辨率、敏感度和专一性,普适性好,可以实现对多个化合物的同时快速分析与鉴定。其缺陷在于选择性检测能力不高、大量谱峰的识别力差、不同离子化程度对代谢物定量有影响等。因此,常与分离能力强、定量准确但定性分析能力薄弱的色谱技术联用,不仅提高了分析的通量和敏感度,而且扩大了可分析的代谢组分范围。

**1. 气相色谱-质谱联用**(GC-MS) 随着质谱及其联用技术的发展,越来越多的研究者将气-

质联用(gas chromatography - mass spectrometry,GC-MS)、液-质联用(liquid chromatography - mass spectrometry,LC-MS)等联用技术,是对代谢物逐一定性定量时不可缺少的手段,而且在进行相对分子质量测定及分子式推算时,质谱是无可取代的。采用 GC-MS 可以同时测定几百个化学性质不同的化合物,包括有机酸、大多数脂肪酸、糖、糖醇、芳胺和氨基酸。最近发展起来的二维 GC(GC×GC)MS 技术,由于其具有分辨率高、峰容量大、灵敏度高及分析时间短等优势,而备受代谢组学研究者的青睐。GC-MS 的另一个优势是有大量可供参考、比较的标准质谱图库,可以方便地得到待分析代谢组分的定性结果,因而在植物和微生物代谢指纹分析上应用较广。

**2. 液相色谱-质谱联用**(LC-MS)　液相色谱(LC)已经广泛地应用在生物样品的分析,但几乎是目标成分分析而不是结合化学计量学的整个样品的指纹谱分析。液相色谱技术强大的分离能力和高灵敏度使人们认识到它也可以用于生物体液指纹谱。但是色谱用于高通量的样品轮廓谱分析时,还有许多技术问题需要解决。

LC-MS 技术不受此限制,又经济实用,适用于那些热不稳定、不易挥发、不易衍生化和分子量较大的物质。质谱多通道监测的功能和色谱卓越的分离能力使 LC-MS 技术对检测样品的浓度和纯度要求与 NMR 技术相比明显降低,甚至对含量极低的物质也能通过优化质谱的扫描模式给出可视化响应。同时,LC-MS 技术又有较好的选择性和较高的灵敏度,得到了越来越广泛的应用。

# 三、数据分析及解释

代谢组学的数据分析是指对海量谱学数据进行统计和归类分析,包括对原始图谱的数据进行提取、峰对齐、去噪等处理;然后将多维、分散的数据进行总结、分类及判断分析,从中有效挖掘出有用信息,对代谢组学分析结果做出最终解释。

在代谢组学研究中,大多数是从检测到的代谢产物信息中进行两类(如基因突变前后的响应)或多类(如不同表型间代谢产物)的判别分类及生物标记物的发现。由于生物样品的组成复杂,在得到分析对象的原始谱图后,首先需要对数据进行预处理(归一化和滤噪),消除干扰因素,保留有用信息。数据的解析可分为如下三个基本步骤:①提取出色谱分离后未能有效分开的代谢物峰并得出其相应浓度;②根据其保留时间及质谱图等信息鉴别有效峰所代表的化合物;③根据代谢数据建立代谢网络模型。

代谢组学分析得到的是信息含量丰富的多维数据,应用模式识别和多维统计分析等方法能从这些大量的数据中充分挖掘出其中的信息,这些方法能够为数据降维,使它们更易于可视化和分类。

目前数据分析常用的两类算法是基于寻找模式的非监督方法(unsupervised method)和有监督方法(supervised method)。非监督方法是用来探索完全未知的数据特征的方法,对原始数据信息依据样本特性进行归类,把具有相似特征的目标数据归在同源的一类里,并采用相应的可视化技术直观地表达出来。应用在此领域的常见方法有聚类分析(cluster analysis)和主成分分析(principal components analysis,PCA)等。如果存在一些有关数据的先验消息和假设,有监督方法比非监督方法更适合且更有效。有监督方法是在已有知识的基础上建立信息组(class information),并利用所建立的组对未知数据进行辨识、归类和预测。应用于该领域的常见方法有线性判别分析(linear discrimination analysis)、偏最小二乘法-显著性分析(PLS-discrimination analysis)和人工神经元网络(artificial neural networks,ANN)。

目前在代谢组学中运用较多的,包括主成分分析(principal component analysis,PCA)、层次聚聚类分析(hierarchical clustering analysis,HCA)、非线性影射(nonlinear innuendo analysis,NLM)等非监督分类方法,以及偏最小二乘法-判别分析(partial least squares projection to latent structure discriminant analysis,PLS-DA)、神经网络(neural network clustering,NN)等监督分类方法,其中以主成分分析方法和偏最小二乘法-判别分析最为常用和有效。

## (一)主成分分析法(PCA)

主成分分析是一种常用的基于变量协方差矩阵对信息进行处理、压缩和抽提的有效方法。它是根据方差最大化原理,用一组新的、线性无关且相互正交的向量来表征原来数据矩阵的行(或列)。这组新向量(主成分)是原始数据向量的线性组合。通过对原始数据的平移、尺度伸缩(减均值除方差)和坐标旋转(特征分解),得到新的坐标系(特征向量)后,用原始数据在新坐标系下的投影(点积)来替代原始变量。如果原来有 p 个变量,则最多可以选取 p 个主成分,这 p 个主成分的变化可以完全反映原来全部 p 个变量的变化;如果选取的主成分少于 p 个,则这些主成分的变化应尽可能多地反映原来全部 p 个变量的变化。

它通过压缩变量个数,用较少的变量去解释原始数据中的大部分变量,从而剔除冗余信息,使模型更好地反映真实情况。即将许多相关性很高的变量转化成个数较少、能解释大部分原始数据方差且彼此互相独立的几个新变量,也就是所谓的主成分。这样就可以消除原始变量间存在的共线性,克服由此造成的运算不稳定、矩阵病态等问题。

PCA 分析在很多领域有广泛应用(模式识别、化学组分的定量分析、多元物系的组分数目确定、动力学反应机制的确定等)。它将分散在一组变量上的信息集中到某几个综合指标,即主成分上,利用这些主成分来描述机体代谢的变化情况,发挥降维分析的作用。主成分是由原始变量按一定权重经线性组合而形成的新变量。第一个 PC 包含了数据集的绝大部分方差,第二个次之,依此类推。据此,由前两个或三个 PC 作图,直观地描述药物作用到器官之后或者基因改变之后生物体内的代谢模式变化。如 Yang 等对 2 型糖尿病的研究中用 PCA 得分图将患病组与对照组区明确分开,并用 PCA 投影图提示可能的疾病标志物。

## (二)偏最小二乘法-判别分析(PLS-DA)

偏最小二乘法是一种新型的多元统计数据分析方法,它主要研究的是多因变量对多自变量的回归建模,特别当各变量内部高度线性相关时,用偏最小二乘回归进行回归建模分析,对比逐个因变量进行多元回归,更加有效,其结论更加可靠,整体性更强。

另外偏最小二乘回归可以较好地解决许多以往用普通多元回归无法解决的问题,最典型的问题是自变量之间的多重相关性。如果采用普通的最小二乘回归方法,这种变量多重相关性就会严重危害参数估计,扩大模型误差,并破坏模型的稳健性。而采用偏最小二乘回归方法,是利用对系统中的数据信息进行分解和筛选的方法,提取对因变量解释性最强的综合变量,辨识系统中的信息与噪声,从而更好地克服多重相关性在系统建模中的不良作用。另一方面,在使用普通最小二乘回归时经常受到样本点数的限制(样本点不宜太少)。一般统计书上介绍该数目应是变量个数的 2 倍以上,但由于费用、时间等条件的限制,所能得到的样本点个数却少于变量的个数,此时采用普通的多元回归方法无能为力,而采用偏最小二乘回归方法可得到较好解决。

偏最小二乘回归方法可以实现多种数据分析方法的综合,所以被称为第二代回归方法。它是集主成分分析、典型相关分析和多元线性回归分析三种分析方法的优点于一身。它与主成分分析法都试图提取出反映数据变异的最大信息,但主成分分析法只考虑一个自变量矩阵,而偏最小二乘法还有一个"响应"矩阵,因此具有预测功能。Wang 等对糖尿病患者和正常对照者血清分析得到 PCA 图,区分以上两组的正确率只有 69.1%,将同样一组数据首先进行信号校正,然后再用 PLS-DA 的方法进行区分,准确率提高到 88.2%。

# 第三节  代谢组学与疾病

代谢组学自出现以来,引起了各国科学家的极大的兴趣,并被广泛地应用于各个领域,如疾病动物模型的确证、药物的筛选、药效及毒性评价、作用机制和临床评价等方面。例如,通过利用 NMR 代谢组学技术在药物毒性评价方面展开的研究表明:代谢组学方法可判断毒性影响的组织器官及其位点,推测药物相关作用机制并确定与毒性有关的签字生物标志物;并在此基础上建立可供毒性预测的专家系统及毒物影响动物内源性代谢物随时间的变化轨迹。

## 一、代谢组学与疾病诊断

当机体出现病理变化时,代谢产物也会产生某种相应的变化。利用代谢组学技术筛选和监测正常人群和患病人群中相关代谢组织和体液中的代谢产物,从小分子水平研究疾病代谢产物变化,不但可以在病理上寻找病因,为早期诊断和预后判断提供依据;同时也可以针对疾病特有的代谢小分子变异情况进行修复,从而探索和寻求新的治疗途径。

在肿瘤的相关研究方面,特别是无症状早期肿瘤的诊断,代谢组学日益突显出其无法比拟的优势。如有着明显癌前病变的发展阶段性的卵巢交界性肿瘤、宫颈癌和子宫内膜癌往往与激素、脂质类小分子物质的代谢明显相关,缺乏早期预警的生物标志物,这些都符合了代谢组学研究的特点与要求,给代谢组学提供了研究的时机与方向。此外,代谢组学在肝癌、脑瘤研究中的成功更加显示其可行性。近年来,尤其妇科肿瘤的代谢组学研究越来越多,焦点主要集中在肿瘤生物标志物的发现与诊断意义、抗肿瘤药物的代谢及作用上,不少研究已获得可喜的成果。

通过采用代谢组学技术,采集并分析严重心血管疾病患者的血清和血浆数据,可能实现对心血管疾病及其严重程度的判别。

## 二、代谢组学与病理生理研究

生命是一个完整的系统,在复杂的生物体中,生物分子组织和调控水平是相互关联的、互相依赖的,并受各种各样的生理和环境因素的影响。生物体液中的代谢物与细胞和组织中的代谢物处于动态平衡,生物体中细胞功能异常一定会反映在生物体成分的变化中。这种变化有可能是出现新的代谢产物,而更多的情况是各种代谢产物之间的相对浓度发生细微且具特征性的变化。通过各种方法检测代谢物的化学成分,并使用各种化学计量学和生物信息学工具研究代谢物,就能够得到生物体的一些病理生理的资料,指导临床的病理生理研究。

疾病在发生发展过程中,机体会对其做出相应的反应,代谢组学可通过对与某一疾病相关的代谢物变化加以分析,来帮助人们更好地理解病变过程及机体内物质的代谢途径变化,从而更好地对疾病机制进行研究。

## 三、代谢组学与器官移植

在器官移植中,对器官再灌注损伤和器官功能状态的评价是监测器官移植的重要指标,之前的研究多局限于一些已知化合物,如肌酐、葡萄糖等。现代研究表明,多种代谢物的变化均与器官功能状态有关,如枸橼酸盐、乳酸盐、组氨酸、甘氨酸等。因此应用代谢组学技术全面研究器官移植后机体内特异代谢物变化并找到与器官移植功能变化的相关性具有重要意义。

有学者研究了严重缺血-再灌注损伤的肾移植模型鼠的血清和肾组织中的代谢物变化,利用MR 技术检测血清和肾组织中的代谢物,结果发现肾组织中多不饱和脂肪酸含量降低,尿囊素含量升高,说明机体氧化应激反应增强。血中氧化三甲胺升高,说明肾髓质可能受到损伤。用代谢组学技术研究肝移植患者机体的代谢变化,结果显示在肝移植后 2h 的血液中能够检测到六种早期移植肝无功能的代谢标志物,分别是乳酸、尿酸、脂肪酸、谷氨酰胺、甲硫氨酸和枸橼酸。传统方法在肝移植早期往往很难发现有意义的变化,利用代谢组学技术则可以弥补这一缺陷,及时检测到肝移植患者早期体内小分子代谢物的变化,了解移植肝状态,正确调整治疗方式从而提高受者器官移植后的存活率。

## 四、代谢组学与中药开发

中药成分复杂,数量和质量制约因素多,作用机制不明,毒性和不良反应认识不足,研究水平低,这些因素严重影响了中医药的发展,不能为西方社会广泛接受。代谢组学的核心是研究外源性物质对生物体所产生的整体效应。用它研究对机体所形成的内源性代谢组的系统作用时,其研究方法与中医药治疗疾病的整体观念相一致,用其研究中药,对中药的药效作用物质基础、产生毒副作用的物质基础,正确认识用药剂量和疗程、防止毒性反应都有重要意义。

中药及其复方药效的特点是药效物质多成分、多途径、多靶点的整体调节,将代谢组学技术应用到中药的整体药效评价、作用机制及药物在体内的"代谢指纹图谱"研究,不仅可监测药物本身在体内的代谢变化过程,更重要的是可以通过观察药物所引起的内源性代谢物的变化,推测体内生化过程和状态的变化,进而推断中药的作用机制,利用代谢物的终端性信息寻找或阐明药物作用的靶点或受体。

代谢组学正日益成为研究的热点,其应用也越来越广泛,全球各种代谢组学研究中心或公司纷纷成立。国内代谢组学的发展也已呈现出良好的势头。在肿瘤方面,广大科研学者已经得到大量与重要的生理病理变化或基因变异等有关的标志性代谢物,但各个潜在的生物标志物之间错综纷繁,关联性不强,缺乏交叉验证,离建立完整的诊断专家系统、诊断常规化还有一定距离。但最近已有学者开始拓展更新、更有效的手段(如质谱等)技术,这种多技术联用的方法对代谢组学的发展无疑提供了更加广阔的空间和平台。相信随着代谢组学应用广度和深度不断增加,我们将更充分认识到代谢组学的优越性。

(韦 星)

## 参 考 文 献

孙立业,颜贤忠.2012.代谢组学技术在疾病研究中的应用进展.医学综述,18(7):961-963.

许国旺,杨军.2009.代谢组学及其研究进展.色谱,24(4):316-320.

杨军,宋硕林.2005.Jose Castro-Perez,etc.生物工程学报,21(1):1-5.

曾令冬.2011.代谢组学研究技术与应用.中央民族大学 120 宿舍学报,1(1):1-4.

Nicholson JK,Lindon JC,Holmes E. 1999.'Metabonomics':understanding the metabolic responses of living systems to pathophysiological stimuli via multivariate statistical analysis of biological NMR spectroscopic. data. Xenobiotica,29(11):1181-1189.

# 第十一章　微管相关蛋白 tau 与疾病

## 第一节　tau 蛋白的生理功能

tau 的 cDNA 首次从鼠脑中分离出来，随后相继在其他许多物种大脑，其中包括人类，都克隆出来。tau 蛋白是一种神经元微管相关蛋白，正常情况下广泛存在于神经元内，在脑内主要分布在神经细胞轴突之中，其与轴突的结合力更甚于与胞体或树突的结合力。目前研究发现，在外周组织内也有 tau 蛋白的表达。人类 tau 基因位于 17 号染色体长臂第 2 区第 1 带，由 17 个外显子和 16 个内含子组成。在正常成人大脑内，由于 mRNA 的选择性剪接，tau 蛋白主要有 6 种不同的异构体，这 6 种异构体主要表现为 N 端插入序列数目的不同(0N/1N/2N)及微管结合重复区(3R/4R)数目的差异(图 11-1)。其相对分子量在 56 000~66 000Da 之间，这些异构体是对 tau 外显子 2、3、10 选择性剪切而形成的，分别由 352、381、383、410、412 和 441 个氨基酸残基组成，它们的区别在于 C 末端有 3 或 4 个由 31~32 个氨基酸残基组成的微管结合区及 N 末端有 0、1

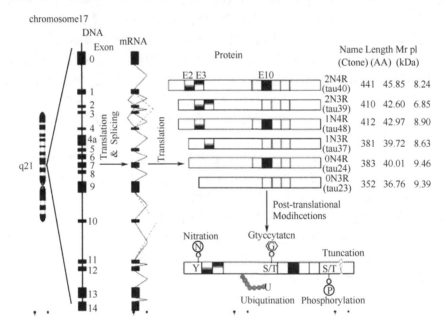

图 11-1　tau 蛋白的转录、选择性剪接及翻译后的修饰。通过对定位于人类 17 号染色体长臂 2 区 1 带的一个单个基因 tau 的 mRNA2、3、10 号外显子的转录和选择性剪接，可以产生 6 种 tau 蛋白亚型。不同的 tau 亚型根据 N 端插入数目和 C 端微管结合域数目命名(如 2N4R)，或者根据克隆数命名(如 tau40)。tau 亚型的氨基酸(AA)数目、实际的分子量(Mr)，以及等电点(PI)标记在每个亚型的右边。tau 亚型通过转录后修饰：如磷酸化、泛素化、硝化、糖基化和截断作用，其复杂性进一步增加，这些修饰可以在 Western blot 分析中产生更多条带。Exon 4a 只存在于外周神经系统中。

或 2 个由 29 个氨基酸残基构成的插入序列(0N/3R,0N/4R,1N/3R,1N/4R,2N/3R 和 2N/4R)。而胎脑 tau 蛋白基因只表达最短的 tau 蛋白亚型,其相对分子量为 48 000Da。在正常成人的大脑内,3R 和 4R 两种亚型的比例大概为 1∶1;而在不同 tau 蛋白病(tauopathy)患者的大脑内,3R 和 4R-tau 亚型的比例存在特定差异。

## 一、生理条件下 tau mRNA 的选择性剪接

tau mRNA 的选择性剪接在正常神经元功能中同样重要,在这方面,外显子 10 的选择性剪接已有报道。胎儿大脑内仅包含最短的 3R-tau(0N/3R),并且这种 tau 亚型(不含外显子 10)在齿状回颗粒细胞中也有检测到。近来研究表明,成熟的神经发生中,0N/3R-tau 亚型有短暂表达。3R-tau 相对 4R-tau 结合微管的效率较低,对细胞骨架弹性来说,好的微管动力学稳定性在神经元迁移、轴突延伸及树突扩散过程中,很是必要,在神经元发育早期阶段尤为重要。因此,3R-tau 的表达可能是神经元可塑性的一个标志。

tau 自身的基因序列和侧翼内含子共同调节外显子 10 的剪接。tau 基因内含子和外显子的突变均能破坏 4R-tau/3R-tau 亚型比例的平衡。此外,有些突变不能改变 tau 的氨基酸序列,但能改变它的选择性剪接,以至于 4R-tau/3R-tau 比例显著升高。剪接调节蛋白(the splicing regulatory proteins,SRps)也参与了 tau 的剪接。与嵌合 tau 微小基因共转染时,众所周知的剪接调控子过表达能够影响外显子 10 的剪接。在各种剪接子中,hnRNPE2 和 Tra2β 与外显子 10 的富含嘌呤的外显子剪接增强元件结合,促进生成包含外显子 10 的产物。与此相反,SRp54 是一种反式作用因子,抑制外显子 10 的剪接,从而产生不含外显子 10 的产物。到目前为止,还没有文献介绍 tau 选择性剪接因子对内源性的全长 tau 的剪切作用。不同 tau 亚型的表达受发育调控。所有物种中,C 末端区域会随着发育发生变化,胎儿或婴儿时期,3R-tau 亚型显性,而到了成年时期,则为 4R-tau 显性。由此可想象,特殊的剪接调节蛋白参与了 tau 蛋白发育表达可变性。剪接因子活性通过磷酸化作用来调节。据报道,一些蛋白激酶能够影响外显子 10 的剪接,例如,与细胞分裂周期激酶 2(cdc2)相似的激酶 2 抑制外显子 10 的表达,然而抑制糖原合酶激酶-3β 的活性能够促进外显子 10 的剪接。

## 二、tau mRNA 选择性剪接各种问题

缺乏外显子 2(1N/3R or 1N/4R tau)或缺乏外显子 2 和 3(0N/3R or 0N/4R tau)的 tau 亚型已见报道。外显子 2 和 3 是选择性剪接框;外显子 2 可单独出现,但外显子 3 从未独立于外显子 2 出现过。由于外显子 2 和 3 主要涉及 tau 与其他蛋白或元件的相互作用,所以这个部位的选择性剪切能够影响到 tau 与其他蛋白的相互作用。此外,人类 tau 中几乎没有外显子 6 和 8 的表达。外周神经系统中有一个能够表达外显子 4a 的大分子量 tau 亚型,分子量接近 100kDa。鸡中 tau 的亚型是 tau-5R,它包含一个额外的微管蛋白结合区。

人 tau 的内显子 9 中有一个区域类似于外显子,从而导致一种新的蛋白 saithoin 的表达。尽管已经证实该基因的多态性涉及氨基酸 Q7R 的突变,可促使更高的 AD 发生率,但对这个嵌在 tau 基因里的蛋白的功能目前还知之甚少。

## 三、正常 tau 蛋白的结构及生理功能

脑内 tau 蛋白划分为两大结构域:投影域与微管结合域。投影域覆盖了氨基末端,占分子的

2/3,微管结合域覆盖了 C 末端,占分子的 1/3。每个结构域都有小结构域,这些小结构域赋予 tau 性质与功能。tau 的主要生物学功能是促进微管组装并维持之前形成的微管的稳定,微管稳定性对于神经元的轴突运输是必不可少的。tau 蛋白对微管网络的作用在于维持正常神经元形态,尤其对神经元伸出的相对跨越较长距离的轴突结构的维持具有重要意义,由于微管网络是轴突运输的关键保障结构,因此,tau 蛋白对轴突运输、神经元及其突起的功能与生存都具有深远的影响。此外,tau 不仅在细胞正常骨架体系中发挥关键作用,在神经元信号转导中同样起重要作用。

tau 蛋白微管结合域可分为基本的微管蛋白结合域与酸性 C 末端区域。微管结合域包含 3 (3R-tau)或 4(4R-tau)个相似但不完全重复的带有 31 或 32 个残基的序列。这个重复序列氨基末端的 18 个残基具有最强的微管蛋白结合能力。该重复序列能够结合微管蛋白,促进微管组装,这是 tau 公认的最经典的生物学功能。在所有微管相关蛋白中,tau 占据 80% 以上,对微管组装的起始、延长及微管稳定性必不可少。在微管组装的起始阶段,微管蛋白必须成核形成种子,而 tau 恰恰可以促进微管蛋白的成核。tau 与微管蛋白的结合能够促进微管延伸与稳定。tau 结合到微管上有两种方式:与以前组装好的微管结合时,tau 结合到微管外表面上;然而 tau 与微管蛋白混合,再进行组装时,tau 蛋白整合到生长的微管中形成一个整体结构。无论哪一种结合方式,tau 都是借助它的微管结合重复序列与微管结合的,该重复序列由位于分子 C 末端的外显子 9~12 所编码。

在正常生理情况下,tau 蛋白总是处于与微管结合和从其上游离下来的动态平衡之中,尽管其他一些修饰如糖基化可能对这一动态平衡有直接影响,但其主要受 tau 蛋白丝/苏氨酸介导的磷酸化状态的调节;因此 tau 蛋白磷酸化被认为是调节 tau 蛋白与微管亲和力的最重要机制。tau 蛋白与微管结合和游离状态的周期性改变,可能在保持微管结构稳定性基础上保证了轴浆运输的有效性。

使用反义寡核苷酸下调 tau 的表达,可以证明 tau 的稳定微管作用,同时还发现:tau 对神经突起的生长有作用。在非神经细胞中,tau 的表达能诱导突起的形成,导致微管稳定与成束。就这一点而言,tau 能够稳定微管对抗微管毒物的损害。另一方面,由于微管蛋白分子上的 tau 结合位点与其他蛋白如分子驱动蛋白的结合位点有重叠,所以 tau 的过表达抑制了驱动蛋白依赖型囊泡、线粒体及内质网的运输。在非磷酸化时,tau 可阻扰驱动蛋白及驱动蛋白类似物驱动子与微管的结合,从而引起定向轴突运输的优先抑制。这可用来解释在多种过表达 tau 转基因模型运动神经元内出现神经纤维积聚,从而出现肌萎缩性脊髓侧索硬化(ALS)的表征。

外显子 10 的选择性剪接引起 3R-tau 或 4R-tau 表达,反过来可能造成细胞明显不同的表型。4R-tau 与微管结合更具亲和性,能够取代先前结合在微管上的 3R-tau。另外,tau 与 MAP2 或 MAP3/MAP4 等微管相关蛋白具同源性,有着相似功能,这就可以部分解释为什么当 tau 基因被敲除时,动物仍能存活的缘故。

tau 蛋白除了稳定微管的功能外,还可能与其他结构蛋白或酶类,如细胞膜、肌动蛋白细胞骨架、src 家族酪氨酸蛋白激酶(src family of protein tyrosine kinase, srcPTKs)及早老素-1 (presenilin 1,PS1)相互作用,这些发现提示,tau 蛋白,尤其是从微管游离下来的 tau 蛋白可能倾向于与异种物质相互作用,从而导致蛋白质的错误折叠和聚集。

tau 的投影域能进一步分为两部分:包含高比例酸性残基的氨基末端和富含脯氨酸残基的 C 末端。tau 投影域的准确功能目前还不是很清楚。目前认为 tau 蛋白投影域决定神经元轴突和树突微管间距。它与其他细胞骨架蛋白如神经微丝蛋白等相互作用,神经微丝蛋白在维持神经元正常骨架结构与轴突直径中扮演重要角色。由于这个区域有酸性氨基酸残基存在,故包含阳离子如铁离子的结合域。该区域已经证实有其他结构域,包括 KKXK 序列,该序列涉及与肝素的结合作用。另外,还有报道该区域(外显子 2 和 3)能提高微管包捆效率。脯氨酸富含区域的PPXXP 或 PXXP 结构域在 tau 结合胞膜相关蛋白,尤其是带有 SH₃ 结构域的蛋白如 fyn 或 src 蛋白家族,起重要作用,tau 的脯氨酸富含区域与非受体酪氨酸激酶 fyn 蛋白家族的 SH₃ 结构域之间的相互作用表明:tau 可能具有其他的新的细胞功能。如 tau 与 SH₃ 结构域的结合可能有助于将 tau 绑定在细胞膜上,提示 tau 可能参与细胞信号转导。这一点在 tau 敲除鼠中实验结果中得到了支持:采用基因芯片检测脑 mRNA 的表达,发现最突出一个变化是 c-fos 表达增多。由于 c-fos 是一种诱导型转录因子,参与信号转导,在生长因子早期应答中被激活,因此敲除 tau 可能影响信号转导。

　　tau 与 fyn 或 src 蛋白家族的结合可能导致 tau 的酪氨酸位点发生磷酸化。相对于 tau 丝氨酸和苏氨酸的磷酸化,酪氨酸(Tyr18)磷酸化不会影响到 tau 与微管结合的相关特性。神经细胞中,酪氨酸磷酸化对于生长锥功能很重要。生长锥包含 src 和 fyn 蛋白,来源于 src 和 fyn 缺陷鼠的原代培养神经元存在突起生长缺陷。tau 酪氨酸磷酸化也支持 tau 在神经元信号转导中的作用,这同时提示:tau 在维持神经元突起与生长锥的正常骨架结果中起重要作用。最近发现,AD患者大脑内的神经原纤维缠结中,tau 蛋白酪氨酸磷酸化水平显著增加与聚积。因此也提示,fyn等酪氨酸激酶在神经退行性疾病发病机制中扮演重要角色。

# 第二节　tau 蛋白翻译后修饰

　　tau 蛋白是一种重要的微管结合蛋白,早期研究表明,其主要功能是促进微管组装,维持微管组装与解组装的平衡;近期研究发现,tau 蛋白在体内蛋白质的转运、细胞骨架的维持及信号转导等方面也有一定的作用。正常发育过程中,tau 经历了各种翻译后修饰,包括磷酸化、糖基化、糖化、泛素化、截尾、硝化等。除糖化外,尽管 tau 的其他修饰水平很低,但在生理学条件下均能检测到。tau 蛋白的翻译后修饰是调控 tau 蛋白结构和功能的重要方式,异常翻译后修饰与tau 蛋白相关的神经退行性疾病有一定的关联。主要由过度磷酸化 tau 蛋白所组成的神经原纤维缠结是 AD 的一个重要病理特征,而其他翻译后修饰的形式,如糖基化、乙酰化、截断、泛素化、类泛素化及硝基化等也对 tau 蛋白的结构和功能有调节作用。

## 一、tau 蛋白的磷酸化修饰

　　磷酸化修饰是一种重要的,也是最广泛的 tau 蛋白翻译后修饰形式。在人成长的不同时期(如胚胎期和成人等),tau 蛋白磷酸化程度有一定的差异。成人脑内最长的 tau 蛋白异构体形式(tau441)共含有 80 个丝氨酸(Ser)和苏氨酸(Thr)残基,这些位点均是潜在的磷酸化位点。同时一些文献报道,tau 蛋白上的酪氨酸(Tyr)在某些情况下也可以被磷酸化。在正常人脑内,tau 蛋白的磷酸化和去磷酸化是受磷酸激酶和磷酸酯酶共同调控的近似平衡过程,将 tau 蛋白维持在正常的磷酸化水平。每摩尔 tau 蛋白一般含 1~3 摩尔磷酸。而 AD 患者脑组织内 tau 磷酸化水平要比在同样年龄对照组脑组织内高 3~4 倍。tau 蛋白的磷酸化和去磷酸化还受其构象的调控,顺式构象的 tau 蛋白更容易被过磷酸化且容易形成神经原纤维缠结,而顺反构象之间的转化与肽脯氨酸顺反异构酶(微小菌素样多肽脯氨酸顺反异构酶,Pplase)Pin1 有关。而反过来,tau蛋白的磷酸化对蛋白本身局部或者整体的构象产生一定的影响,进而对蛋白的功能产生一定的影响。而 tau 蛋白的糖基化及其他翻译后修饰也对磷酸化有微妙的调节作用。

tau 磷酸化修饰似乎也受到发育调控。在胚胎及出生后早期,单个最短的 tau 亚型表达伴随高水平磷酸化修饰,然而正常成年人脑内检测到 tau 磷酸化水平明显低于前者,并且同时各种 tau 亚型都有表达。tau 在神经退行性变时发生过磷酸化,这暗示着神经发育与退化的内在关系。tau 在胚胎时期及出生后早期阶段发生过磷酸化,某些磷酸化位点如 Thr181、Ser198、Ser199、Ser202、Thr217、Thr231、Ser235、Ser396、Ser400、Thr403、Ser404 和 Tyr394,与 AD 患者脑内发生退化的神经元内的 tau 蛋白磷酸化位点一致。tau 磷酸化同样受功能调控。例如,在 SH-SY5Y、N2a、LAY-5 细胞株有丝分裂期间,AT100、tau-1、AT8、AT180、PHF-1、pS214 和 T46 等磷酸化 tau 水平显著升高。通过依赖于磷酸化的单克隆抗体、质谱及其他测序技术等,已经对 AD 患者中 tau 蛋白上的磷酸化位点进行了鉴定,发现在 AD 患者中存在 40 个以上的磷酸化位点,这些磷酸化位点只有少数位于微管结合区。不同位点的磷酸化对 tau 蛋白功能的影响不同,如 Thr231、Ser262 位点的磷酸化会影响 tau 蛋白与微管的结合及下游的信号通路等,而 Ser262 位点的磷酸化对 Aβ 诱导的神经细胞毒性也有重要作用。同时,tau 蛋白不同位点磷酸化之间可以相互调控,如 Thr231 位点发生磷酸化后使 Ser235 位点更易于发生磷酸化。

## 二、tau 蛋白的糖基化修饰

糖基化定义为:低聚糖在糖基转移酶催化下共价连接到蛋白侧链上。根据糖苷键性质,糖基化分为 O 连接糖基化和 N 连接糖基化。N-糖基化指糖连接到蛋白质天冬酰胺侧链的酰胺基上,O-糖基化则是将 O-连接的 N-乙酰氨基葡萄糖(O-GlcNac)残基加到临近脯氨酸残基的丝氨酸或苏氨酸的羟基上。糖基化是 tau 蛋白一种重要的翻译后修饰形式,N-糖基化主要存在于过度磷酸化的 tau 蛋白中,而 O-糖基化是正常 tau 蛋白主要的糖基化形式,两种不同的糖基化对 tau 蛋白的磷酸化均有一定的影响。

N-糖基化一般发生在粗面内质网和高尔基体上,并且通常局限于膜结合蛋白和分泌蛋白。借助于各种不同凝集素,发现相对于正常 tau、PHF-tau 的 N-糖基化有所加强。此外,在内切糖苷酶 F/N-糖苷酶 F 作用下,PHF/缠结 tau 去糖基化可使它们转化为直纤维束。tau 异常糖基化本质仍不清楚,它可能导致受累的神经元的膜流动性受损。体外研究表明,异常的糖基化会促进 tau 的过度磷酸化,这一过程通过蛋白激酶 A(PKA)、糖原合酶激酶-3β(GSK-3β)、细胞周期蛋白依赖性激酶-5(Cdk5)磷酸化作用增强和抑制蛋白激酶-2A(PP-2A)、PP5 对 tau 去磷酸作用来实现的,并且糖基化对 tau 随后的磷酸化的作用具有位点特异性。去糖基化的 PHF/缠结 tau 发生去磷酸化,导致 tau 释放增加,这说明了 PHF/缠结 tau 的磷酸化和 N-糖基化存在着某种联系。

与 N-糖基化不同,AD 脑内能够检测到 O-N-乙酰氨基糖基化水平降低。由于 O-N-乙酰氨基糖基化和 tau 磷酸化有相同的丝氨酸和苏氨酸位点,故 AD 中 tau 的 O-N-乙酰氨基糖基化降低可能是由高度磷酸化引起的。tau 蛋白的 O-N-乙酰氨基糖基化和磷酸化在某些位点发生竞争,表明 tau 蛋白的 O-糖基化对磷酸化具有负调节的作用;并且一些位点的糖基化将对其他位点磷酸化产生一定的影响。通过调控糖代谢可以对 tau 蛋白的磷酸化水平进行调节。在一定程度上抑制 OGA 活性从而提高 tau 蛋白的糖基化水平,能有效降低 tau 蛋白某些位点的磷酸化程度,同时,这种变化能有效地抑制 tau 蛋白形成神经原纤维缠结。因此,tau 蛋白的糖基化和磷酸化有一定的关联,而有效地调节 tau 蛋白的糖基化水平,进而对 tau 蛋白的磷酸化水平进行调控,可能是治疗 AD 的一种有效策略。

tau 的 O-糖基化受损可能由葡萄糖摄入障碍引起,因为禁食会引起 tau 的 O-糖基化水平降低,同时发生高度磷酸化。tau 磷酸化和 O-糖基化之间的关系可能在 tau 的核定位中扮演重要角色。当 tau 发生过磷酸化时,tau 的 O-糖基化水平降低,同时,tau 的核运输减弱。由这些发现提出假设:AD 患者葡萄糖摄取/新陈代谢受损会抑制 tau 的 O-糖基化,与 AD 发病机制相关,tau 的 O-糖基化下调会引起 tau 磷酸化上调,造成神经原纤维形成和退行性变。

## 三、tau 蛋白的乙酰化修饰

乙酰化是发生在蛋白质赖氨酸侧链氨基上的一种翻译后修饰,而蛋白质的乙酰化/去乙酰化主要受组蛋白乙酰基转移酶(histone acetyltransferase, HAT)/赖氨酸乙酰基转移酶(lysine acetyltransferase)及组蛋白去乙酰化酶(histone deacetylase, HDAC)/赖氨酸去乙酰化酶(lysine deacetylases)的调控。p300 和 SIRT1 分别调控 tau 蛋白的乙酰化和去乙酰化,tau 蛋白的 Lys280 位点乙酰化能够促进 tau 蛋白自身的磷酸化,并且在相同条件下乙酰化的 tau 蛋白更易聚集形成纤维丝。在 AD 患者病情发展的前期和中期,tau 蛋白的乙酰化修饰已经存在。tau 蛋白乙酰化在 AD 的发生和发展过程中所起的作用有如下假设:某些因素(SIRT1 酶的下调、Aβ 的刺激及其他因素等)会导致 tau 蛋白的错误乙酰化,进而可能降低 tau 蛋白与微管的结合能力,从而导致微管稳定性下降,甚至解组装;同时,tau 蛋白的乙酰化能加剧 tau 蛋白本身磷酸化程度。

## 四、tau 蛋白的泛素化和蛋白酶体参与的 tau 蛋白水解

AD 脑分离得到的 PHF/缠结-tau 存在多泛素修饰,而正常 tau 或 AD 脑内分离得到的可溶性、异常过磷酸化 tau 无多泛素化修饰。通过串联色谱法和定量分析发现:PHF-tau 通过三个多泛素化连接 Lys-6、Lys-11 和 Lys-48 来进行修饰,其中,Lys-48 是主要的多泛素化形式。Lys-48 连接的多泛素化链是泛素-蛋白酶体系统降解目标蛋白的基本方式,Lys-6 上的修饰能抑制泛素依赖型蛋白降解。

tau 通常以未折叠蛋白形式存在,在体外试验中,非泛素依赖性蛋白酶体核心蛋白(20s)可对其进行降解。tau 蛋白与含 76 个氨基酸的泛素结合后,被泛素-蛋白酶体系统利用 ATP 进行降解。泛素-蛋白酶体系统参与降解错误折叠蛋白,提供一个有效的蛋白质量控制系统,该系统对细胞生存及功能不可缺少。错误折叠蛋白的累积引起应激反应,诱导热休克蛋白(HSPs)的生成。热休克蛋白有助于不可修复的错误折叠蛋白进入到泛素-蛋白酶体途径进行降解。

从 AD 患者脑内提取的磷酸化 tau 在体外能被 E2 酶(UbcH5B)和 Hsc70 的蛋白 C 末端-相互作用蛋白(CHIP)-Hsc70 组成的复合体即 E3 连接酶泛素化,E3 连接酶在 tau 聚合物中可检测到。AD-tau 发生磷酸化,成为 E3 连接酶的识别信号,导致 tau 进入蛋白酶体系统,说明磷酸化有助于 tau 被蛋白酶体降解。事实上,CHIP 主导的泛素化能逆转磷酸化 tau 所诱发的细胞死亡。此外,tau 的磷酸化状态会影响到它被蛋白酶体系统差异降解,而这取决于所涉及的激酶。AD 患者脑内泛素化的 PHF-tau 未被降解,而是沉积在神经原纤维缠结上,说明泛素-蛋白酶体系统受损。

已经证实 CHIP 是一种 tau E3 连接酶,在 tau 降解及 AD 中的作用引起了很大关注。相对于正常组织,AD 样品中 CHIP 水平提高,在 CHIP 缺乏的 P301L 小鼠脊髓中,不可溶 tau 包涵物增加,CHIP 缺失会引起内源性的、异常磷酸化 tau 的聚积;而过表达 CHIP 促进过磷酸化 tau 的降解,这一过程是由激活 GSK-3 或抑制蛋白磷酸酶-2A(PP-2A)而诱发的。正常鼠中,无论 tau 蛋白磷酸化状态如何,CHIP 也会使 tau 降解。尽管过表达 CHIP 不能显著改善激活 GSK-3 所引起的空间记忆障碍,但对正常鼠记忆功能并不构成明显危害。这些研究表明,CHIP 可能在生理和

病理条件下使 tau 降解，且不影响正常行为，意味着 CHIP 过表达可能是 tau 病变中对抗 tau 聚积的潜在治疗方法。

## 五、tau 蛋白的截断

tau 蛋白是一种天然的、无特殊折叠性质的蛋白。同时，tau 蛋白也是一系列蛋白酶的底物，而蛋白酶酶切或者通过其他途径产生的蛋白片段可能会加速 tau 蛋白的聚积及神经退行性疾病的进程。目前，已知的与 tau 蛋白截断及降解相关的酶包括胰蛋白酶、糜蛋白酶、半胱氨酸天冬氨酸蛋白酶、钙蛋白酶、凝血酶、组织蛋白酶、嘌呤霉素敏感性氨肽酶等。已经鉴定出 tau 蛋白的酶切位点有 9 个，不同位点的酶切与不同种类蛋白酶相关。其中 Asp421 和 Glu391 位截断所产生 tau 片段的积累与 AD 的进程成正相关；体外实验证明，Asp421 位的酶切与 caspase-3 有关，而截断所产生的片段与全长 tau 蛋白相比聚积程度明显加剧。同时，Ser422 位点磷酸化可以抑制 caspase-3 在 Asp421 位的切割活性。tau 蛋白截断产生的片段最主要的特点是聚积速度加快，从而有可能启动或者加速 tau 蛋白相关神经退行性疾病的进程。Glu391 处 tau 的截尾发生在 AD 患者脑内的神经原纤维缠结中和异常轴突上，截尾后的 tau 蛋白构象与正常健康细胞完全不同。体外实验发现，半胱天冬酶主导的 tau 截尾发生后，比相对完整 tau 分子表现出更强的微管装配能力。截尾后的 tau 片段会引起细胞凋亡。而 tau 蛋白截断除直接与蛋白酶相关外，还受蛋白酶体降解系统及一些非酶体系的影响。因此，详细研究 tau 蛋白截断的分子机制，对于了解 tau 蛋白相关神经退行性疾病的发病机制有一定的意义。

## 六、tau 蛋白的肽脯氨酸异构化

Ser/Thr-Pro 类序列中 Ser/Thr 的磷酸化和细胞信号通路有关。而在一些蛋白质中，pSer/Thr-Pro 序列存在顺式和反式两种构象，这种构象之间的转化对于细胞信号通路很重要。tau 蛋白 pThr212-Pro213 和 pThr231-Pro232 是肽脯氨酸异构酶 Pin1 的结合位点，这种特异性的结合会促进磷酸化 tau 蛋白肽脯氨酸的异构化，即从顺式到反式的转化，反式构象是 tau 蛋白行使微管组装功能的优势构象。而 Pin1 功能下降或者缺失之后，tau 蛋白主要以正常功能缺失的顺式构象为主。顺式构象的 tau 蛋白缺失微管的组装功能，并容易聚积形成神经原纤维缠结，同时，顺式构象的 tau 蛋白不易被去磷酸化及被蛋白降解系统降解。顺式构象 tau 蛋白已被证明是 AD 发病的一个诱因。与此同时，Pin1 还与淀粉样前体蛋白（APP）的顺反异构有关，顺式构象的 APP 更容易被 β- 和 γ- 分泌酶（β- 和 γ-secretase）切割最终产生有毒的 Aβ 蛋白，因此，Pin1 功能下降或缺失是 AD 发病的一个可能的重要原因。研究表明，Pin1 酶活性降低或表达抑制均和神经退行性疾病有关。同时，小鼠模型研究表明，Pin1 敲除所引起的神经退行性疾病还会导致 tau 蛋白的过磷酸化以及神经原纤维缠结的形成，而 Pin1 过表达可以显著提高过表达 tau 蛋白的 AD 模型小鼠的认知能力。体外实验也证明，Pin1 可以使过磷酸化的 tau 蛋白重新恢复原有功能；并且 Pin1 与 PHF 有比较强的结合力，这种结合导致的 Pin1 活性下降或者丧失可能是导致 AD 的一个原因。

## 七、tau 蛋白的硝化

已有报道表明，AD 脑内有蛋白硝化的增长，PHF-tau 发生了硝化并且与神经原纤维缠结共定位。tau 的硝化具有位点特异性,只针对 Tyr18、Tyr29、Tyr197 和 Tyr394 位点。Tyr29 处的硝化与 AD 疾病相关,Tyr29 的硝化只发生在严重受累的 AD 患者脑内,在正常老化的对照患者脑内并没有发现。硝化后的 tau 微管结合活性明显降低。

硝化可能是脑的氧化性损伤的表现形式,AD 脑内氧化剂的累积在 tau 的硝化过程中起重要作用。AD 脑内,特别是海马区域,氧化产物 3-硝基酪氨酸水平显著提高。显著升高的 3-硝基酪氨酸水平很可能与 AD 患者认知功能的下降正相关。并且,内生性过氧硝酸盐清除剂尿酸水平随着 3-硝基酪氨酸的增长不断下降。

## 八、tau 蛋白的糖化

糖化指糖与多肽氨基侧链的非酶性连接。从 AD 脑内分离的 PHF-tau 发生糖化,然而正常tau 中未检测到多糖。糖化涉及疾病早期过程,并且糖化似乎能促进 PHF 的形成。糖化会引起后续的氧化及最后不均一产物——糖化终产物(AGE)的形成。AD 患者老年斑和神经原纤维缠结中都有糖化终产物存在。此外,糖化终产物可诱导体外培养的神经细胞发生病理效应。因此,有假设认为:血清或脑脊液(CSF)中糖化终产物水平有望成为 AD 的生物学标志物。到现在为止,糖化终产物的形成被认为是 AD 演变中的晚期事件。

## 九、tau 蛋白的其他翻译后修饰

除以上几种翻译后修饰的形式之外,tau 蛋白还存在其他的翻译后修饰,类泛素化(sumoylation,SUMO)及多聚胺化(polyamination)等。研究表明,发生在 tau 蛋白 Glu 上的聚胺化(poly-amination)修饰也和 tau 蛋白相关神经退行性疾病的发生和发展有一定的关联。

## 十、tau 蛋白其他翻译后修饰与磷酸化的相互关系

综上所说,研究 tau 蛋白各种翻译后修饰对 tau 蛋白功能的调控作用及与 AD 进程的相互关系具有重要的意义;同时,tau 蛋白某些不同形式的翻译后修饰形式可能发生在同一个位点,而且不同的翻译后修饰之间也相互影响。通过调控糖基化水平可对其磷酸化进行调节,脑内葡萄糖的摄入和代谢发生紊乱可能是导致 AD 发生的一个原因。这种紊乱主要导致 tau 蛋白 O-糖基化水平下降及 tau 蛋白去磷酸化相关脂酶调控异常;脑内糖代谢功能的恢复可以显著降低 tau 蛋白的磷酸化水平,并提升 AD 模型小鼠的认知能力。而 N-糖基化主要在神经原纤维缠结中显著增加,且与无 N-糖基化 tau 蛋白相比,N-糖基化的 tau 蛋白更容易被 PKA 磷酸化,这证明 N-糖基化可能使 tau 蛋白的磷酸化上调。tau 蛋白的乙酰化主要发生在 Lys280 位,乙酰化 tau 蛋白可以抑制磷酸化 tau 蛋白的降解,促使 tau 蛋白从微管上脱落进而使 tau 蛋白聚集成纤维丝;同时,tau蛋白的乙酰化还会上调 tau 蛋白某些位点的磷酸化。tau 蛋白的截断,一方面产生了一些聚集速度更快和毒性更大的片段,从而加剧了 tau 蛋白的细胞毒性;另一方面,tau 蛋白截断所产生的片段还能加剧 tau 蛋白的磷酸化,而反过来 tau 蛋白的磷酸化也能影响 tau 蛋白的截断。Pin1 异构化酶对 tau 蛋白的构象,即肽脯氨酸从顺式向反式的转化至关重要。对于 tau 蛋白而言,Pin1 异构化酶的底物为 pThr231-Pro232(主要)和 pThr212-Pro213,可见 tau 蛋白 212 和 231 位 Thr 的磷酸化对 Pin1 异构化功能的行使很重要。同时发现,顺式 tau 蛋白的累积是引起 AD 的一个因素,主要是因为顺式构象的 tau 蛋白磷酸化程度有所加剧,且更不易被去磷酸化。

# 第三节 tau 蛋白磷酸化的调控

tau 的翻译后修饰中,tau 磷酸化修饰研究最为广泛。tau 过磷酸化是蛋白激酶和蛋白磷酸酶脂酶失衡的结果。

## 一、蛋白激酶的作用

体外已经发现了十多种能磷酸化 tau 的丝氨酸和苏氨酸激酶。根据结构域特异性,这些激酶划分为两大群:脯氨酸定向蛋白激酶(PDPKs)和非脯氨酸定向蛋白激酶(NPDPKs)。PDPKs 包括胞外信号调节激酶 1/2(ERK1/2)、细胞分裂周期激酶 2(Cdc-2)、细胞周期素依赖性激酶 2(CDK-2)和细胞周期蛋白依赖型激酶 5(Cdk5)。尽管 GSK-3 磷酸化 tau 时并不严格要求一定要有脯氨酸,但脯氨酸能提高其磷酸化效率。NPDPKs 包括钙和钙调蛋白依赖型蛋白激酶 Ⅱ(CaMK Ⅱ)、蛋白激酶 A(PKA)、蛋白激酶 C(PKC)、酪蛋白激酶 Ⅰ、酪蛋白激酶 Ⅱ 和 p110MARK。这些激酶中 GSK-3β 与 AD 脑内 tau 异常过磷酸化关联最为紧密。

GSK-3 有两种亚型,GSK-3β 和 GSK-3α,其中,GSK-3β 是最先得到鉴定的 tau 激酶,参与了 AD 中 tau 和 β-淀粉样蛋白病理学过程。GSK-3β 与神经元死亡、PHF-tau 形成、神经突起回缩及行为学能力下降有关。在体外,GSK-3β 是磷酸化重组 tau 及自 AD 脑内提取的、经 PP-2A 作用去磷酸化的 tau 最有效的激酶。GSK-3β 条件表达转基因鼠中,GSK-3β 过表达会引起 tau 过磷酸化和神经退行性变,上调 GSK-3β 会抑制长时程增强作用(LTP)。AD 脑内有缠结类似物的神经元内 GSK-3β 激活。淀粉样前体蛋白(APP)C 末端片段通过诱发 GSK-3β 表达发挥神经毒性作用。这都说明 GSK-3β 是 AD 中极为重要的 tau 蛋白激酶。

目前为止,还没有发现特异性/直接激活 GSK-3 的激活物。基于 GSK-3 是通过在 Ser9(GSK-3β)或 Ser21(GSK-3a)发生去磷酸化而活化的,调控信号转导途径激活 GSK-3 可诱导 tau 蛋白的 AD 样过磷酸化。GSK-3β 异常不仅见于 AD,在其他疾病,如双向情感障碍、脑卒中、颅脑损伤、2 型糖尿病中也有涉及,因此,GSK-3β 是一个潜在的药物靶点。尽管其理论基础还有待进一步的研究,制药公司正在研究试图找到 GSK-3 选择性抑制剂。在这些抑制剂中,锂长期用于临床上双向情感障碍治疗。除了抑制剂外,调控其上游信号转导通路也能灭活 GSK-3,如胞外信号调节激酶 1/2(ERK1/2)的激活能使 GSK-3β 发生磷酸化而失活。另外,有许多化合物能够抑制 GSK-3,从而阻断 tau 过磷酸化。例如,毒蕈碱激活剂毛果芸香碱或乙酰胆碱酯酶抑制剂毒扁豆碱可快速升高老鼠海马、大脑皮层、纹状体等区域的 GSK-3β Ser9 位点磷酸化水平。NMDA 受体拮抗剂美金刚也会使老鼠脑内 GSK-3 两种亚型的丝氨酸位点的磷酸化水平升高。某些抗氧化剂如去氢吴茱萸碱和褪黑素,也能逆转 GSK-3 激活所诱导的 tau 过磷酸化和记忆障碍。

## 二、蛋白磷酸酯酶的作用

无论是体内还是体外,除 PP-2C 外,丝氨酸和苏氨酸蛋白磷酸酯酶(PP)-2A、PP-2B、PP-1 都能使 tau 蛋白在许多 AD 相关位点发生去磷酸化。在这些磷酸酯酶中,使自 AD 脑内分离的过磷酸化的 tau 去磷酸化,PP-2A 最有效。冈田酸(OA)或花萼海绵诱癌素 A(CA)抑制 PP-2A,诱导细胞株和鼠脑 tau 的过磷酸化,出现记忆障碍。抑制神经母细胞瘤细胞中 PP-2A 和 PP-1,可导致细胞轴突运输障碍和突起回缩,这部分解释了抑制磷酸酯酶活性诱发记忆损伤的机制。PP-

2A 活性占人脑内所有 tau 磷酸酯酶活性 71% 左右,且 AD 脑内 PP-2A 活性明显降低。因此,维持 PP-2A 正常活性是阻止 AD 样 tau 病变的有效策略。

PP-2A 全酶有一个催化亚基 C(PP-2Ac)和一个结构亚基 A。这些核心亚基与多种决定了磷酸酯酶底物特异性的调节亚基 B 装配在一起,在细胞中形成具有不同功能的异三聚体。近来研究发现,PP-2Ac C-末端 Leu309 的甲基化对于 PP-2A 全酶的组装必不可少,甲基化作用由一种特异性 PP-2A 甲基转移酶(PPMT)催化。AD 脑区 PPMT 蛋白和 PP-2Ac 甲基化水平降低。PP-2Ac 在 Leu309 位点的特异性突变会引起调控亚基募集减少,从而影响全酶合成,导致 tau 磷酸化水平增高。经尾静脉注射同型半胱氨酸,制造高同型半胱氨酸血症大鼠模型,发现高浓度血浆同型半胱氨酸会降低 PP-2Ac Leu309 位点的甲基化水平,同时 Tyr307 位点磷酸化水平升高,这两者均会使 PP-2A 活性降低。此外,链脲霉素会灭活 PP-2A 过磷酸化 tau。而急性缺氧会激活 PP-2A,引起 tau 去磷酸化。

现有的 PP-2A 抑制性冈田酸、花萼海绵诱癌素 A 等或多或少都会影响 PP-1 的活性,因此,PP-1 抑制物 1($I_1^{PP-1}$)可用于评估两种磷酸酯酶活性的分析。PP-2A 活性在体内由两种特异性抑制蛋白调控,这两者抑制性蛋白称为抑制物 1($I_1^{PP-2A}$)和抑制物 2($I_2^{PP-2A}$)。AD 患者大脑新皮质区域两种内源性 PP-2A 抑制物显著增加,并且 $I_2^{PP-2A}$ 从神经细胞核转移到细胞质内。AD 患者大脑神经元细胞质内 PP-2A、抑制性蛋白($I_1^{PP-2A}$、$I_2^{PP-2A}$)、异常过磷酸化 tau 共定位。而且 GSK-3 激活会引起 $I_2^{PP-2A}$ 减少,同时 PP-2A 活性降低,tau 磷酸化水平升高。GSK-3β 活性和 $I_2^{PP-2A}$ 水平呈正相关,而 GSK-3β 和 PP-2A 活性呈负相关。

PP-5 是最新得到确定的蛋白磷酸酯酶,可使过度磷酸化的 tau 去磷酸化,在许多磷酸化位点上与 PP-2A 具有相似的亲和性和效率。PP-5 在哺乳类动物大脑内高度表达,AD 患者大脑新皮质区域 PP-5 活性降低了将近 20%。PP-2B 也能使 AD-tau 在许多磷酸化位点发生去磷酸化,优先使 Ser262 和 Ser396 位点去磷酸化。注入环孢霉素 A(CsA,用作 PP-2B 特异性抑制物)抑制 PP-2B 活性,可诱导 tau 过磷酸化及行为学障碍。然而,因为 AD 脑内 PP-2B 活性显著增加,故 PP-2B 可能在 AD 患者脑内 tau 过磷酸化过程中扮演次要角色,

一种肿瘤抑制基因 PTEN,具有磷酸酯酶活性,也能影响 tau 磷酸化、聚积和微管结合能力。过表达 PTEN 会通过一种间接的、脂磷酸酯酶依赖的途径降低 tau 过磷酸化。PTEN 主要通过降低 ERK1/2 和 Cdk5 活性,降低 tau 磷酸化,但其作用独立于 Akt、GSK-3、JNK、PP-1 和 PP-2A。

## 三、激酶和磷酸酯酶对 tau 磷酸化的互作效应

脑内 Tau 处于包含各种激酶和磷酸酯酶的环境中,因此,某些蛋白激酶和磷酸酯酶可能协同调节 tau 磷酸化。蛋白激酶对 tau 磷酸化作用的比例与程度取决于 tau 最初或基本的磷酸化状态。Ser396 位点磷酸化发生在 Ser400 位点预磷酸化之后。GSK-3β 诱导的 tau Thr231 位点磷酸化在 tau 与微管结合和微管稳定中起着决定性作用。PKA 诱导 tau 的预磷酸化能大大促进随后的 GSK-3 诱导 tau 在多个位点磷酸化,tau 在两种或两种以上激酶作用下连续发生磷酸化后,其生物学功能受到显著抑制。在诱导 tau 过磷酸化的不同激酶组合中,当 PKA 和 GSK-3β 相继激活时,tau 磷酸化水平和生物学功能抑制程度最高。这表明 PKA 催化的磷酸化能够促进 GSK-3 诱导的 tau 磷酸化,同时引起空间记忆障碍。这些结果说明在 tau 蛋白异常过磷酸化及相关神经原纤维变性和记忆损失中,PKA 处于 GSK-3β 上游。但到目前为止,在 AD 末期,脑内并未检测到 PKA 活性有所增强。那么,PKA 在 tau 磷酸化中的意义到底是什么呢? PKA 短暂激活可以诱发 tau 在 PKA 位点或某些非 PKA 位点发生持续过磷酸化。因此 AD 发病早期阶段,PKA 短暂

激活可能在 AD 样 tau 病理学改变中扮演某种角色。除了 PKA 磷酸化的(tau)Ser214 位点外,其他激酶作用的位点如 Ser198、Ser199、Ser202 和 Thr231,也能调节后续过程中 GSK-3β 所诱导的 tau 磷酸化。而 GSK-3 的激活可抑制 PP-2A 活性,表明激酶与磷酸酯酶在 tau 过磷酸化中有协同效应。

除了激酶和磷酸酯酶,tau 一级结构也会影响它的磷酸化和聚积水平。研究表明,FTDP-17 突变会改变 tau 的构象,使 tau 更易于磷酸化;与野生型 tau 相比,突变 tau 蛋白可在更低磷酸化水平下聚积成长纤维。去磷酸化的人 4R-tau 和 tau-P301L 可以以同样的亲和力结合到微管上,这证实了突变对 tau 磷酸化的间接效应。此外,tau 磷酸化也受其他磷蛋白或调控分子水平的调节,例如,在 Disabled-1(Dab-1,一种衔接蛋白)敲除鼠中,tau 过磷酸化和易感鼠种的早逝有关联。

# 第四节 tau 蛋白介导的神经退行性病变

神经退行性疾病(neurodegenerative disease)是一类以神经系统功能和结构逐步丧失和萎缩为特征的疾病。这类疾病脑病理改变主要有两种表现形式:一种是细胞凋亡引起的大量神经元丢失;另一种则是神经系统没有明显细胞数量减少,但神经元出现功能和结构上的进行性、退行性变(neurodegeneration)。tau 蛋白是一种促使微管组装的微管相关蛋白,主要分布在神经元轴突中。自从发现 tau 蛋白是组成阿尔茨海默病(Alzheimer's disease, AD)的神经原纤维缠结(neurofibrillary tangles, NFTs)的双螺旋细纤维(paired helical filaments, PHFs)的主要成分后,tau 蛋白即成为一个研究的热点。而连锁于 17 号染色体上 tau 蛋白基因的突变和伴随帕金森病(PD)的额颞叶痴呆(chromosome 17 and their relationship to frontotemporal dementias with parkinsonism, FTDP-17)的发现增强了 tau 蛋白在认知神经病学中的重要性。近年来研究发现,除 AD 外,在 PD、FTDP-17、进行性核上麻痹(progressive supranuclear palsy, PSP)、皮克病(Pick's disease)等 20 多种有痴呆症状的神经系统疾病中,都有 tau 蛋白的异常磷酸化和基因缺陷,统称为 tau 蛋白病(tauopathies)——均可见异常 tau 蛋白聚积在细胞胞体和树突内,形成 tau 包涵体,并出现轴突的退行性变性。所以研究 tau 蛋白异常导致的神经原纤维退行性病变的分子机制是探讨治疗退行性神经病变的基础。

# 一、AD

在 AD 患者脑内,tau 蛋白不再与微管结合,而是在神经元中缠结成 NFTs;在神经胶质细胞或少突胶质细胞形成神经胶质缠结。在 AD 患者脑内神经原纤维网或神经营养障碍的过程中存在 tau 蛋白的异常。tau 蛋白丧失其促微管组装的生物学功能,导致细胞骨架的破坏、纤维状物形成和神经缠结、轴突运输损害,进而导致突触蛋白失去功能和神经退行性病变,这从另外一个角度说明稳定微管的药物可以改善神经退行性病变。

研究发现 NFTs 与 AD 患者脑内海马神经元的丢失、突触退化的数量及患者认知能力的减退程度有关,说明 NFTs 的变化反映疾病的严重程度。NFTs 的毒性效应可能是神经元内大量原纤维物质聚集造成的,这种物质会对细胞功能如轴突运输产生直接的干扰,NFTs 也会在疾病的发展过程中使 tau 蛋白和其他蛋白分离,从而强化和放大 tau 蛋白正常功能的丢失的危害。此外,(P301S)tau 转基因小鼠模型研究揭示了突触的丢失和神经胶质细胞的活性丧失在 NFTs 之前出现,可能是由 tau 蛋白异常磷酸化导致的运输损害引起的。

## 二、PD

PD 是人类常见的神经退行性疾病之一,其病理特征主要是黑质多巴胺能神经元选择性变性死亡。PD 可能是多种因素共同作用的结果。但 FTDP-17 的发现证实了 tau 异常可导致 PD 的发生。其可能机制有两种学说:tau 蛋白正常功能丢失使得微管细胞骨架稳定性的调节机制受损;受损 tau 蛋白的获得性细胞毒性作用,这两种学说具有互补性。新近研究还发现,PD 患者的脑脊液中 tau 蛋白水平是增加的,tau 蛋白参与了原发性 PD 的病理过程,tau 蛋白的转化影响 PD 患者认知缺损和痴呆的发展。学者对 tau 基因的研究发现有两种不同类型的突变:一种是 9、10、11、12、13 外显子的错义突变降低了 tau 蛋白与微管蛋白的结合能力;另一种是内含子和 10 号外显子中的编码突变导致 tau 异构体中 3R 型与 4R 型比率的变化,而研究证实 4R 型比 3R 型更能促进微管的聚集和稳定。此外蛋白激酶、磷酸酯酶等一些生物大分子也影响着 tau 蛋白的代谢。

## 三、Creutzfeld-Jakob 病(CJD)

CJD 是一种罕见的、致命的人类神经变性疾病,它属于可传递海绵状脑病或朊蛋白病。典型的临床三联征:①快速进行性痴呆;②肌阵挛;③典型的脑电图改变。确诊 CJD 只能通过死后尸检或脑组织活检来发现朊蛋白的病理性异构体($PrP^{Sc}$)。散发性 CJD 是 CJD 最常见的一种类型,每年的发病率是 1/1 060 000,约占所有已知 CJD 患者的 85%。CJD 患者的脑脊液中 tau 蛋白水平明显高于 AD 患者及其他痴呆患者。当脑脊液中 tau 蛋白含量>2 131pg/ml 时,能成功地将 CJD 与 AD 区分开来。而 tau 蛋白升高的原因可能是与 CJD 患者快速发生的神经元缺失有关,也有学者认为可能与 CJD 引起脑组织的空泡状态有关。

## 四、额颞痴呆(FTD)

额颞痴呆是一种早老性痴呆,其特点是行为改变、认知功能下降、性格改变、语言障碍。在疾病晚期表现为记忆力减退,有时以帕金森综合征症状为突出表现。神经病理学特点是额叶和(或)颞叶及基底节、黑质萎缩。在皮层及皮层下的一些部位可见到神经元缺失,灰质、白质中胶质增生,皮质表面的海绵状改变。FTD 常见于散发性,但是 30%~50% 的患者有家族史,是与染色体 17q21~22 有关的常染色体显性遗传,包括染色体 17 连锁性额颞痴呆并帕金森综合征(FT-DP-17)。在大多数 FTDP-17 患者中都可发现 tau 蛋白沉积于神经元或胶质中。在一些 FTDP-17 患者中 tau 沉积类似于 AD:tau 沉积于神经元内,并由双螺旋、直的纤维物质构成,它包含了所有 6 种人 tau 异构体。另一些 FTDP-17 患者脑内 tau 沉积于神经元和胶质中,而且它是由宽的、扭曲的带状物质构成,仅包含了一种 4R-tau 异构体。

目前研究认为,tau 蛋白基因突变可以引起 FTD,主要原因:①内含子的突变可能通过影响 tau mRNA 的剪接,从而引起特定形式 tau 蛋白过量产生,并导致神经变性;②外显子 10 突变,不仅可影响 tau 蛋白与微管的结合力和亲合力,而且 tau 蛋白促进微管聚合的功能也受损,导致过多的 4R-tau 聚集为不溶性沉积物,损害脑功能。

# 五、进行性核上性麻痹（PSP）

PSP 是一种少见的、晚发的神经变性疾病。它的临床症状包括早期姿势不稳、垂直性注视麻痹、后期出现痴呆。大量 NFT 由过磷酸化 tau 蛋白构成的神经原纤维是其神经病理学特点。PSP 患者脑内 NFT 无论在分布上还是在构成上都与 AD 不同。在 PSP 中 NFT 主要分布在皮层下区域，如脑干、基底节等，并存在于神经元和胶质中；在 AD 脑内 NFT 分布范围广，主要分布于皮层，而且局限于神经元。从超微结构水平上看，构成 PSP 的 NFT 纤维状物质是直的，且仅包含 4R-tau 蛋白异构体。而在 AD 中主要是由双螺旋纤维状物质构成的 NFT，包含所有 6 种 tau 蛋白异构体（4R-tau、3R-tau）。

# 六、GSS 综合征（Gerstmann-Strussler Scheinker syndrome）

GSS 综合征是一种少见的常染色体显性遗传神经变性病，从病理上看，朊蛋白是主要的致病物质，但在 GSS 脑组织中发现了淀粉样蛋白沉积斑块，其成分为相对分子质量为 60 000、64 000、68 000 Da 的 tau 蛋白。

# 第五节　tau 蛋白与 AD

## 一、AD 脑内的 tau 蛋白

用不同生化分离技术可将 AD 脑内的 tau 蛋白分成三个级分：①胞质内非异常修饰的 tau 蛋白（C-tau/AD-tau）；②异常修饰易溶型 tau 蛋白（ADP-tau）；③异常修饰并聚集为双螺旋纤维的 tau 蛋白（PHF-tau）。PHF 是以右手螺旋盘绕形成的双螺旋纤维结构，螺旋纤维的直径为 22～24nm，每 80nm 处有一狭窄区，其直径约为 10nm。根据 PHF-tau 在 2% 的十二烷基硫酸钠（sodium dodecylsulfate, SDS）中的溶解性差异，又可将其分为 PHF I -tau 和 PHF II -tau 蛋白。

## 二、AD 脑内 tau 蛋白过磷酸化水平增加

AD 脑内 tau 蛋白磷酸化水平比正常成年脑要高 3～4 倍。人全长 tau 亚型由 441 个氨基酸组成，总共有 79 个丝氨酸和苏氨酸磷酸化位点。其中，AD 脑样品中，通过 tau 磷酸化依赖型抗体对 tau 进行质谱和序列分析，30 多个磷酸化位点已经确认。这些位点包含 Thr39、Ser46Pro、Thr50Pro、Thr69Pro、Thr153Pro、Thr175Pro、Thr181Pro、Ser184、Ser185、Ser195、Ser198、Ser199Pro、Ser202Pro、Thr205Pro、Ser208、Ser210、Thr212Pro、Ser214、Thr217Pro、Thr231Pro、Ser235Pro、Ser237、Ser238、Ser245、Ser258、Ser262、Ser285、Ser293、Ser305、Ser320、Ser324、Ser352、Ser356、Thr377、Ser396Pro、Ser400、Thr403、Ser404Pro、Ser409、Ser412、Ser413、Ser416 和 Ser422Pro。正如上面所见，tau 蛋白中许多异常的过磷酸化位点是脯氨酸定向的，也就是说，丝氨酸和苏氨酸是跟随在脯氨酸后面（Ser-Pro 和 Thr-Pro）的结构域。

上述磷酸化位点中，Thr231 和 Thr181 位点磷酸化水平增高被认为发生在 AD 病变早期，因为 CSF 中这些位点 tau 的过磷酸化与轻度认知功能损伤患者发展为 AD 过程密切相关。由于 Ser262、Ser285、Ser305、Ser324、Ser352 和 Ser356 位于微管结合域，tau 在这些位点处的过磷酸化

被认为相对于其他位点危害性更大,会降低 tau 结合和稳定微管的生物活性。Ser262 位点磷酸化损害 tau 生物活性已经得到证实。另外,Thr231 位点磷酸化也参与了抑制 tau 与微管结合。尽管在 AD 脑样品中已经确定了 tau 的超过 30 个磷酸化位点,但 AD 病变演变过程中哪个位点具有决定性作用或哪一个位点使 tau 具有毒性并不完全了解。随着新技术的应用,这个谜团将会逐步解开。

## 三、AD 脑脊液过磷酸化 tau 蛋白增多

脑脊液是脑和脊髓的组织液组成的一个连续系统;因此,中枢神经系统的生化改变可能会表现在脑脊液中。AD 患者脑内一定数量的 tau 可能会从变性的神经元中泄漏到脑脊液中去,泄露程度依赖于神经退行性变程度。因此,脑脊液内总 tau 水平,特别是过磷酸化 tau 水平,可能预示神经退行性变程度。实际上,AD 患者脑脊液中总 tau 和磷酸化 tau 水平确有增高,并且被认为是 AD 患者脑脊液生物学标志物。脑脊液内磷酸化的 Thr231(tau)水平与新皮质区神经原纤维病理改变相关。

## 四、tau 蛋白异常磷酸化的机制

要想弄清导致 AD 患者脑内 tau 蛋白异常磷酸化的原因,首先必须鉴定调节 tau 蛋白磷酸化水平的蛋白激酶和磷酸酯酶活性。tau 分子中近 20% 的氨基酸残基是可被磷酸化的丝氨酸和苏氨酸残基,其中一半在 AD 患者脑内不同程度地被磷酸化修饰。研究发现,10 余种蛋白激酶和脑内主要的蛋白磷酸酯酶均可在体外磷酸化 tau 蛋白。目前认为最可能参与 tau 蛋白磷酸化的激酶包括糖原合酶激酶 3β(GSK-3β)、周期蛋白(cyclin)依赖性蛋白激酶 5(Cdk5)、cAMP 依赖性蛋白激酶(PKA)、应激激活的蛋白激酶和钙/钙调蛋白依赖性蛋白激酶 Ⅱ(CaMK-Ⅱ)。目前认为脑内调节 tau 蛋白磷酸化的主要蛋白磷酸酯酶是丝/苏氨酸蛋白磷酸酯酶家族中的 PP-2A,占总 tau 蛋白磷酸酯酶活性的 70% 左右,而 PP-1、PP-2B 和 PP-5 各约占 10%。由于 PP-2B 活性在 AD 脑内被异常激活而不是被抑制,它可能未参与脑内 tau 蛋白磷酸化水平的调节。AD 脑内 tau 蛋白的异常过度磷酸化是调节 tau 蛋白磷酸化的蛋白激酶或磷酸酯酶活性失衡的结果。在上述 tau 蛋白激酶中,Cdk5 曾被报道在 AD 脑内异常激活,另一方面,PP-2A、PP-1 和 PP-5 活性在 AD 脑内降低,与这一发现结果一致的是 AD 脑内其他蛋白质(如 MAP1B、β-catenin)均被过度磷酸化。蛋白磷酸酯酶特别是 PP-2A 活性的降低可能是导致 AD 脑内 tau 蛋白及其他蛋白过度磷酸化的原因。具有代谢活性的大鼠脑片和转基因动物模型研究表明,PP-2A 活性降低不仅导致其催化 tau 蛋白去磷酸化的能力下降,而且还可通过激活 PKA、CaMK-Ⅱ、MAPK 和应激激活的蛋白激酶等引起 tau 蛋白的异常过度磷酸化。然而,抑制动物脑内的 PP-2A 活性只能引起 tau 部分位点过度磷酸化,而不能产生双股螺旋纤维(PHF)。所以,PP-2A 的活性降低可能只是 AD 脑内 tau 蛋白异常过度磷酸化的部分原因。

引起 AD 脑内 PP-2A 活性降低的原因目前尚不清楚。有限的研究提示,AD 脑内 PP-2A 表达降低和内源性 PP-2A 抑制蛋白($I_1^{PP-2A}$ 和 $I_2^{PP-2A}$)表达增高可能引起 PP-2A 活性降低。除 PP-2A 外,PP-1 和 PP-5 的活性在 AD 脑内也降低,AD 脑内可能存在 PP-2A、PP-1 和 PP-5 的共同抑制因子。作为 tau 相关蛋白激酶和磷酸酯酶的底物,tau 蛋白本身的改变也会引起其异常过度磷酸化并转化为 PHF,如 β-N-乙酰葡萄糖胺可糖基化 tau,对 tau 蛋白的磷酸化呈负性调节作用;饥饿小鼠可因脑内糖代谢低下而引起 tau 蛋白乙酰葡萄糖胺糖基化降低和 tau 蛋白磷酸化增加。

## 五、AD 患者 tau 蛋白异常聚积的机制

AD 患者神经细胞内 tau 蛋白异常聚积是其特征性病理改变,因此,tau 蛋白聚积可能是神经细胞退行性变的前提。哪些因素会引起 tau 蛋白在细胞内聚积呢? 首先,tau 蛋白过度磷酸化可能是引起其聚积的关键因素。有研究表明,在 SY5Y 细胞、N2a 细胞、大鼠基底核和海马中,抑制 PP-2A 或 PP-2A 和 PP-1 可导致 tau 蛋白或神经细丝过度磷酸化并向胞体聚积;在无细胞系,先用 PKA 磷酸化 tau 蛋白,可促进 tau 蛋白进一步被 GSK-3 磷酸化。在大鼠整体激活 PKA 可导致 tau 蛋白不但在 PKA 位点(如 Ser214)、而且在一些非 PKA 位点(如 Ser396、Ser404,为 GSK-3 的高效磷酸化位点)发生过度磷酸化。PKA 是非脯氨酸依赖性蛋白激酶,GSK-3 是脯氨酸依赖性蛋白激酶(PDPK)。上述结果提示,tau 蛋白某些 PKA 位点的磷酸化可改变 tau 蛋白的底物性质,使其更易于被 GSK-3 等蛋白激酶磷酸化,更易聚积,功能受损更严重。其次,tau 蛋白的聚积还与其降解障碍相关。泛素-蛋白酶小体的主要功能是清除细胞内异常修饰和折叠的蛋白质,以防止其聚积。有报道,单纯过度磷酸化所引起的 tau 蛋白聚积在 24h 内被细胞清除,若诱导 tau 蛋白过度磷酸化的同时抑制泛素-蛋白酶小体,细胞内 tau 蛋白聚积形成的包涵体可持续存在。AD 患者脑内泛素-蛋白酶小体与 PHF 共存、被 PHF 抑制且活性降低。过度磷酸化的 tau 蛋白不易被中性蛋白酶降解。以上资料均提示,AD 患者脑内蛋白水解酶缺陷可能对 tau 蛋白在细胞内稳定聚积起重要作用。

# 第六节　tau 过磷酸化在神经退行性变中的作用

直到现在,我们对 tau 过磷酸化如何引起神经退行性变仍然不完全了解。过去研究表明,过磷酸化 tau 能隔绝正常 MAPs、紊乱微管动力学、阻碍神经元细胞内传输、促进细胞周期再入、抑制蛋白酶和促进 tau 蛋白聚合。这些都是 tau 过磷酸化所产生的毒性作用。

## 一、tau 过磷酸化的毒性作用

**1. 过磷酸化 tau 隔绝正常 MAPs**　过磷酸化的 tau 能够隔绝正常 tau 和其他微管相关蛋白(MAPs),如 MAP1 和 MAP2,导致微管解聚。另外,大多数错义突变会减弱 tau 在微管组装中的促进作用,导致微管不稳定和对细胞突起的毒害作用,如快速轴突运输等。内显子突变会改变外显子 10 的剪接,从而改变 3R-tau 和 4R-tau 亚型的比例。4R-tau 相比 3R-tau 与微管结合作用更强。过表达野生型 4R-tau 的转基因鼠神经元出现严重的轴突病变,就是 4R-tau 与微管的过度结合引起的。双向轴突运输的阻断反过来造成有严重神经退变和运动缺陷的轴突病变。最近报道指出,在生理浓度下,不同 tau 亚型对驱使货物沿微管运输的动力蛋白数量和速度有不同效应。因此,tau 所有缺陷均会改变那些用于维持神经元功能必需的轴突运输中重要因子。

**2. tau 过磷酸化紊乱微管动力学**　适当的微管动力学(微管组装和解体)调控对于细胞的正常形态、功能、生存来说是必不可少的。如果神经元微管动力学在正常范围外,神经元功能会受损伤,最终导致神经元死亡。tau 是主要的微管动力学调控者,其主要生物学功能是促进微管组装和维持微管稳定性。体外研究表明,异常过磷酸化的重组 tau 或自 AD 脑内分离的 tau 不能促进微管组装或与微管结合;去磷酸化使 tau 从 PHF 上解离,其生物学活性得到恢复。过磷酸化 tau 易于形成聚合物,该聚合物能阻断神经营养蛋白或其他功能蛋白的细胞内输送,从而造成神

经元上轴突或树突运输的降低或终止。磷酸酯酶抑制剂诱导的 tau 过磷酸化可诱导 tau 聚积和生物学活性损伤。tau 的假性磷酸化(PHP-tau),即丝氨酸或苏氨酸残基被谷氨酸替代,可模拟过磷酸化 tau 的结构和功能;相对于野生型 tau,假性磷酸化 tau 与微管的相互作用减弱,丧失稳定微管系统的作用。在一个表达人突变 tau 的转基因果蝇模型中,有过磷酸化 tau 累积和进行性神经退行性变的发生,但不形成细纤维,这暗示:体内可溶性、异常过磷酸化的 tau 具有毒性作用。Thr/Pro 和 Ser/Pro 结构域发生过磷酸化的 tau 蛋白有神经毒性作用,最近在果蝇模型中也得到进一步的证实。

**3. tau 过磷酸化阻碍神经元细胞内输送**　tau 的过表达会引起细胞形态的改变,细胞生长迟缓,显著性地改变通过微管蛋白依赖性动力蛋白运输的各种细胞器的分布:线粒体不能转运到周边细胞小区室,也不会在微管组织中心形成簇;同样,内质网不再延伸到细胞周边,密度降低。伴随 tau 蛋白和神经丝蛋白的过度磷酸化,细胞轴突运输显著破坏,细胞轴突样突起的生长被抑制,并且表现出典型的细胞退化现象,如"回缩"和静脉曲张样形态改变。此外,过表达人 4R-tau 蛋白的转基因鼠,在脑和脊髓特定神经元中出现轴突变性,并且表现出显著的轴突膨胀,轴突膨胀是由于神经丝、线粒体及其他囊状结构聚积引起的。这些研究表明,tau 过磷酸化阻碍了神经元内的运输。

**4. tau 过磷酸化抑制蛋白酶活性**　细胞内蛋白周转更新参与细胞周期与分裂调控、转录因子调节、细胞质量控制。泛素-蛋白酶体途径和自噬-溶酶体途径是清除损伤、错误折叠和易聚积蛋白的两个主要途径,根据这一点,tau 蛋白应与泛素-蛋白酶体降解蛋白的种类相符。然而,AD 脑内神经元原纤维缠结中发现有多泛素化 tau 蛋白。

那么,为什么 AD 中泛素化的 tau 蛋白不会被蛋白酶体降解呢? 越来越多的证据表明,蛋白水解系统障碍可能有助于 tau 蛋白的聚积。AD 脑内蛋白酶体活性降低,而在发生严重退行性变改变的区域,如海马和海马旁回,蛋白酶体活性显著降低。AD 脑内蛋白酶体活性与共沉淀的 PHF-tau 数量密切相关,将来源于 AD 患者脑内分离的 PHF-tau 或体外组装的 PHF-tau 与蛋白酶体进行孵育,蛋白酶体活性受到抑制,这些研究表明:蛋白酶体功能紊乱可能是 PHF-tau 和蛋白酶体结合受抑制造成的。

体外研究表明,经过纯化的重组未折叠的 tau 蛋白可被 26S 蛋白酶体的催化核心即 20S 蛋白酶体降解。GSK-3β 磷酸化的重组 tau 与正常未磷酸化的重组 tau 一样可被蛋白酶体水解,且效率相似。此外,tau 适度的磷酸化会刺激蛋白酶体活性;然而,tau 广泛的磷酸化会通过抑制 PP-2A 和激活 PKA 而抑制蛋白酶体的活性。冈田酸诱导的 tau 磷酸化能完全阻断蛋白酶体对 tau 的水解。这些研究表明,tau 蛋白的过磷酸化抑制蛋白酶体的活性,可能会随即加剧 tau 的过磷酸化和聚积。这样的恶性循环,最终可能导致神经元功能损伤和神经元死亡。不过,蛋白酶体活性降低与 tau 过磷酸化之间的因果关系还需进一步的研究。

**5. tau 过磷酸化会促进 tau 的聚积**　在神经原纤维变性早期阶段,异常过磷酸化 tau 出现在胞质中,过磷酸化可能先于聚积之前诱发 tau 蛋白构象变化。在体外,六种重组人 tau 亚型的磷酸化会促进 tau 蛋白自我组装,形成 PHF 缠结;而 tau 去磷酸化会抑制 tau 蛋白的自我组装。tau 在 Ser262 位点的磷酸化会加速 tau 组装进程。在人类神经母细胞瘤细胞中,用磷酸酯酶抑制剂冈田酸诱导 tau 磷酸化对 tau 蛋白微纤维形成是必不可缺的。果蝇脑内过表达人 tau,并没有引起神经原纤维缠结的形成;然而,人 tau 和 GSK-3 同系物 Shaggy 或 Cdk5 的共表达可以增加 tau 磷酸化和神经原纤维包裹体形成,加剧神经退行性变。部分去磷酸化的 tau 可以减少 tau 蛋白的聚积。用 LiCl(GSK-3 抑制剂)处理过表达人突变 tau(P301L)转基因鼠,tau 蛋白磷酸化水平显著降低,聚积的 tau 明显减少。采用 PP-2A 处理可溶性的 AD-tau,使其去磷酸化,可抑制其聚积形成 PHF；而经 PP-2A 去磷酸化的 AD-tau 依次经 PKA、CaMK Ⅱ、GSK-3β 或 Cdk5，或 Cdk5 和 GSK-3β 磷酸化，能够促使 tau 蛋白自组装，形成 PHF 缠结，这一现象与 AD 脑内看到情况类似。以上表明，在受累的神经元内，tau 异常过磷酸化先于聚积，去磷酸化可以防止聚积。同时说明，激活 PP-2A 或抑制 GSK-3β 和 Cdk5 或者抑制这两种激酶中一种和 PKA 或 CaMK Ⅱ 可能抑制 AD 患者脑内神经原纤维变性。

另外，tau 蛋白磷酸化可能促进神经元重新进入细胞周期，从而导致神经退行性变。tau 和淀粉样蛋白之间潜在的相互作用也可能有助于 AD 神经退行性变进程。

**6. tau 蛋白聚积的检测方法** 研究不同条件下 tau 蛋白的溶解和聚积，可采用不同梯度缓冲液进行连续抽提。此外，也常用高盐缓冲液、1% Triton-100 高盐缓冲液、细胞裂解液、SDS 缓冲液、70% 甲酸和肌氨酸溶液、负染色电子显微镜和最近开发的荧光共振能量转移显微镜（FRET）技术可用于 tau 蛋白自组装的研究，也可用免疫组织化学和免疫电镜技术检测 tau 蛋白的分布与聚积。硫黄素-S 和刚果红染色会优先标记包含 β-折叠结构的蛋白聚合物，通过硫黄素-S 和免疫荧光染色，聚积的 tau 可能代表"预缠结"蛋白聚合物。Gallyas-Braak 银染用于检测神经原纤维缠结的形成。

**7. tau 过磷酸化与认知功能障碍有关** AD 患者认知下降与 tau 相关的神经原纤维病理改变密切相关。然而，tau 异常过磷酸化和纤维形成是否会影响学习与记忆能力，又是如何影响的，仍待阐明。

FTDP-17 小鼠模型能够复制渐进性神经元损伤和神经原纤维缠结的人类 AD 样病理学改变。研究年轻的 P301L tau 转基因鼠（tau 过磷酸化和 tau 病变出现之前）学习与记忆能力，意外观测到齿状回有长时程增强效应，同时认知能力提高。这表明，tau 蛋白可能在海马依赖性记忆的正常神经进程中有重要作用，反之，并非 tau 突变本身，而是随之发生的过磷酸化在 tau 病变所导致的认知下降中起着决定性作用。在这个过程中，tau-P301L 鼠内 tau 磷酸化水平具有渐进性和聚积性升高，从而导致大范围神经原纤维病理学改变。随着年龄增长，tau 过磷酸化增加，发病率也增加。在另一种过表达人 4R-tau 突变（G272V 和 P301S）的小鼠模型，发现异常 tau 磷酸化随年龄而增长，与神经原纤维缠结的出现相关联，并且这些小鼠表现出认知行为障碍。此外，抑制突变 tau 的表达会改善 tau 转基因鼠的记忆功能。通过往大鼠脑内注入特定药物证明：tau 蛋白过磷酸化模式与记忆保留能力下降相关。大鼠海马区域的（tau）Thr231/Ser235 位点发生过磷酸化，采用电调台抑制性回避实验检测发现，大鼠出现记忆障碍。所有这些研究表明，tau 蛋白过磷酸化和认知损伤呈正相关关系。然而，还需进一步研究澄清 tau 过磷酸化与动物学习与记忆损伤之间的因果关系。

# 二、tau 过磷酸化的神经保护作用

一些 tau 病变，尤其是 AD，tau 过磷酸化/缠结和细胞变性同时发生；同时体外研究表明，过磷酸化 tau 会抑制微管组装，从而推导出 tau 具有毒害作用。然而，以上相关性研究和体外实验数据不足以得出以下结论：过磷酸化的 tau/缠结是神经退行性变疾病中细胞丢失的先兆或直接起因。此外，最近一些研究表明，瞬时或急性 tau 过磷酸化可能具有神经元保护功能。

**1. 有神经原纤维缠结的神经元可存活几十年** Coleman 研究团队对神经元丢失和神经原纤维缠结的存在时间进行了定量分析，发现：CA1 海马区域神经元在神经原纤维缠结存在的情况下可以存活大约 20 年。最近在转基因鼠动物模型的研究也表明，tau 纤维细丝的形成具有神经保护作用。而对表达突变型和非突变型人 tau 蛋白的转基因鼠神经元进行组织学分析，发现 tau

蛋白纤维的存在与单个神经元死亡并无直接关联。从这些研究看来,神经原纤维缠结对于 AD 患者脑内 CA1 海马区域神经元的死亡并不是必需的。

**2. tau 过磷酸化可能保护细胞免受氧化损伤** 氧化性损伤是细胞死亡的常见原因,是 AD 患者发生的最早期病变之一。据报道,氧化性损伤随着疾病进程和神经原纤维缠结的形成而减少,因此,AD 脑内神经原纤维缠结的存在是为了保护重要的细胞成分免受活性氧(ROS)的攻击。神经原纤维缠结的形成可能是一个代偿反应,旨在减少 ROS 导致的相关损伤。事实上,tau 磷酸化水平在氧化应激期间升高,并且 tau 可被氧化应激产物如:4-羟基-2-壬烯醛(HNE)和其他细胞毒性羰基化合物修饰。氧化加合物也能促进 tau 聚积,而 tau 构象改变发生在聚积之前。不过,研究也证实,$H_2O_2$ 和一些其他氧化剂可造成 tau 磷酸化水平降低。因此,tau 磷酸化水平增加或减少取决于氧化剂类型。实验发现,经氧化剂处理而存活的胚胎神经元相对死去的神经元,tau 磷酸化更强,这有力证实了 tau 过磷酸化的保护作用。细胞抗氧化诱导与 tau 磷酸化水平是相互对立的结果,表明有 tau 蛋白聚积的神经元中氧化损伤程度降低,可能是磷酸化 tau 直接对抗氧化剂作用的缘故。在小脑颗粒状神经元内也观测到 tau 参与了细胞存活。因此,成年哺乳动物脑内 tau 磷酸化的调节代表一个自然发生过程,这个过程与神经保护机制有关。

**3. tau 过磷酸化保护细胞免受凋亡** 神经退行性疾病的主要特征是结构和功能性神经元慢性丢失。凋亡在 AD 神经元丢失中可能起到重要作用。这个结论很大程度上是由于在 AD 脑样本新皮质与海马区域神经元内发现凋亡的 DNA 片段和凋亡信号蛋白,如 caspases-3、caspases-6、caspases-8 和 caspases-9、Bax、Fas 和 Fas-L 的表达;并且 β-淀粉样蛋白可以诱发神经细胞凋亡。然而,细胞凋亡通常是发生在几个小时内的急性过程,而 AD 脑内大多数有缠结的神经元经历长达几年的慢性变性。此外,死后尸检所观测到的 AD 患者脑内细胞凋亡可能是人为假象。因此,经典的细胞凋亡理论可能不是 AD 和其他 tau 蛋白病脑内神经元丢失的主要途径。

处于变性进程中的大脑有丰富的凋亡刺激因子,如氧化应激、羟基壬烯酸氧化剂和 β-淀粉样蛋白等。那么,为什么 AD 脑内神经元处于如此丰富的促凋亡环境中,却选择变性死亡而不是细胞凋亡呢?由于 AD 脑内存活的、变性神经元内含有主要由过磷酸化 tau 组成的神经原纤维缠结,因此假设 tau 蛋白过磷酸化诱导神经元逃避急性细胞凋亡。过磷酸化 tau 使细胞逃避凋亡,可能 tau 与 β-连环蛋白(一种细胞存活代表蛋白)竞争性结合 GSK-3β,抑制 GSK-3β 对 β-连环蛋白的磷酸化,从而促进 β-连环蛋白功能使细胞存活。同样的,tau 过磷酸化可能解救其他的细胞活力调节蛋白,从而抵抗细胞凋亡(图 11-2)。这就解释为什么大多数有缠结的神经元能从促凋亡刺激下存活,而选择慢性变性死亡。GSK-3β 是与 tau 磷酸化最密切关联的蛋白激酶之一。β-连环蛋白,一种参与 Wnt 信号通路的磷

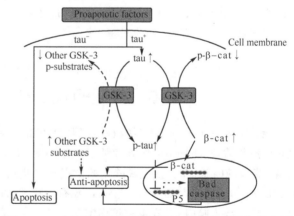

图 11-2 tau 过度磷酸化通过保留细胞内的促进细胞存活的蛋白表达使细胞抗凋亡。促凋亡因子诱导细胞凋亡。GSk-3 可使 tau 和 β-连环蛋白(β-catenin,β-cat)磷酸化,β-连环蛋白磷酸化促进它在细胞质内的水解,而去磷酸化的 β-连环蛋白则转位到胞核,调控促进细胞存活蛋白的表达。tau 的过度磷酸化可能通过与 β-连环蛋白竞争性与 GSK-3 结合,而保留 β-连环蛋白,从而使细胞逃避急性凋亡。tau 过度磷酸化也可能通过其他机制(虚线部分)使细胞抗凋亡,而这些则需要进一步的研究。

酸化蛋白,也能在 GSK-3β 作用下发生磷酸化。有研究指出,神经退行性变和 Wnt 信号通路的减弱有关联。小脑颗粒神经元中也观测到 tau 蛋白参与细胞存活。采用过表达人突变 tau 和非突变 tau 转基因鼠神经元作进一步分析证明:tau 蛋白纤维的存在与单个神经元的死亡并无直接关联。

神经元逃离细胞凋亡的主要好处在于防止神经元迅速丢失,因为脑内尤其是老年脑内很少有神经元补充。这很可能是神经元在进化中不惜一切代价促进神经元存活来维持脑的完美结构,因此脑发展了一些机制来防止细胞凋亡带来的神经元灾难性丢失。tau 过磷酸化诱导的凋亡逃避可能就是这些机制之一。因此,tau 蛋白过磷酸化会诱导神经元逃离细胞凋亡,从而防止大部分神经元快速丢失,以便这些神经元有机会自我修复。

事实上,细胞凋亡是机体消除缺陷细胞的一种自我调节机制。及时清除受损神经元对脑是有益的,这能阻止"病态"神经元间异常的信号传递,也能给祖细胞的成熟和迁移预留空间,及时补充脑内损失的神经元。我们认为,tau 过磷酸化的神经元是"有病"的,原因在于这些神经元不再胜任轴突运输,这是神经退行性变的一个早期标志;他们扣押正常 tau 蛋白,破坏微管动力学,阻断细胞内运输,促进聚积,抑制蛋白酶活性,这些都共同刺激 PHF/缠结形成,最终导致神经退行性变。此外,由于这些"病态"神经元生存时间延长,使得它们对环境和代谢刺激的抵制性减弱,也使过磷酸化 tau 演变成缠结。因此,能力不足的"病态"神经元可能是神经退行性变的源头,而神经退行性变可能是长期过磷酸化 tau 蛋白负担下的神经元的常见命运。

# 第七节　前景和挑战

尽管对 tau 的研究已超过 30 年,并且做了许多努力来发掘 tau 蛋白的生理功能和在 tau 病变中的作用,当前对 tau 在正常神经发育和病理条件下的作用的了解还不够,进一步研究尤为重要。以下列举几个期待研究的问题。

## 一、为什么 tau 相同的剪接和磷酸化模式在胎儿大脑和退行性变的大脑内导致不同表型

胎儿脑内只能检测到最短的 tau 亚型(3R/ON),并且这种 tau 是过磷酸化的,随着发育进行到正常成年阶段,不同 tau 亚型出现,tau 主要磷酸化位点发生去磷酸化。而发生神经退行性变的 AD 患者脑内 tau 蛋白发生磷酸化的位点与胎儿脑内的相同,皮克病和唐氏综合征主要检测到 3R/ONtau 亚型。然而,胎儿脑内 tau 没有生物学活性上的缺陷,不易形成聚合物。因此,探究是什么使得成人脑内 tau 在退化过程中发生再一次过磷酸化是一件很有趣的事。是什么使得退行性变大脑内过磷酸化的 tau 失去生物活性,形成 PHF/缠结? 在胎儿、成人和一些神经退行疾病如皮克病和唐氏综合征中,负责 tau 高选择性剪接模式的具体剪接因子或上游剪接因子调控蛋白又是什么?

tau 蛋白的空间构象还不是很清楚。tau 蛋白晶体结构对于理解全长型 tau 在生理和病理条件下,特别是对于不同翻译后修饰对 tau 自组装的作用,tau 和其他蛋白的相互作用很有帮助,从而有助于设计出特异性调节剂。

## 二、蛋白激酶和磷酸酯酶在 tau 过磷酸化和功能中的最关键位点和协同效应

人全长型 tau 亚型现有的 79 个公认的丝氨酸和苏氨酸磷酸化位点中,超过 30 个确定在 AD 脑内分离的 PHF-tau 上发生过磷酸化。由于人们认为可溶性、异常磷酸化的 tau 具有细胞毒性,了解哪些位点在 tau 蛋白正常功能丧失和毒性获得中起到关键作用十分重要。这些信息对于发现新的早期临床诊断生物标记物和神经退行性疾病药物研发也很有帮助。

## 三、tau 磷酸化在细胞凋亡和退化中的时空调控

大量研究表明,过磷酸化 tau 蛋白具有毒性,会刺激神经退行性变。虽然有研究提供了强有力的直接证据:tau 过磷酸化会诱导神经元逃避急性细胞凋亡,但不能否认神经退行性变中 tau 过磷酸化的作用。相反,tau 过磷酸化可能在诱导神经元逃避急性细胞凋亡和进入退化性变中扮演双重角色,也就是说,在短期内,tau 过磷酸化使得神经元具有更强的凋亡抗性,而长期的 tau 过磷酸化和聚积引起神经退行性变。因此,AD 脑内神经原纤维缠结的形成可能是一个普遍的病理过程,这个病理过程产生的原因是:神经元具有逃避急性凋亡所导致的细胞死亡,从而进入慢性退行性变细胞死亡途径的能力。这种神经元死亡类型定义为神经变性死亡,即神经变性也是一种细胞死亡的特殊类型。这种伴随 tau 过磷酸化的时空模式的神经元选择性的慢性退行性变和细胞凋亡一样,由多种因子紧密调控。因此,探索出神经退行性变的关键调控因子,对于疾病的预防和治疗具有重要的意义。

## 四、tau 动物模型

目前为止,tau 研究中最被接受和认可的动物模型是转基因鼠模型。这些动物模型已经广泛应用于与 tau 相关的神经退行性疾病的研究中。在许多神经退行性疾病包括 AD,发现有 tau 异常翻译后修饰而非基因突变。所以对于神经退行性疾病的研究,除了转基因动物模型外,还需代表散发疾病的其他动物模型。通过脑立体定位注射激酶和磷酸酯酶活性调节药物或外周注射同型半胱氨酸,可以在大鼠中复制出 AD 样的 tau 病变和记忆障碍。这些动物模型容易操作,不仅在动物水平上,对相关神经退行性变疾病的机制研究有帮助,对药物的快速筛选也很有帮助。最近,携带特定突变基因或 siRNA 的病毒注射等新技术已经广泛应用于 tau 基因水平的研究,这些技术相比传统的转基因技术更具可行性。

(刘恭平)

### 参 考 文 献

胡质文,陈永湘,李艳梅.2013.tau 蛋白的翻译后修饰语阿尔茨海默病.中国科学杂志,2013,43(8):953-963.

李礼轩,李晓辉.2011.tau 蛋白异常导致阿尔茨海默病等神经退行性 tau 蛋白病的机制与研究进展,神经药理学报,1(5):34-39.

孙瑞红,林世和,张艳.2004.tau 蛋白和中枢神经系统变性疾病.中华神经科杂志,37(1):80-82.

王建枝.1999.tau 蛋白:基因突变与神经退行性疾病.生命的化学,19(6):288-290.

张明明,何美霞,华海婴.tau 蛋白和退行性神经病变.中国老年学杂志,2009,29:251-253.

Wang JZ, Liu F. 2008. Microtubule-associated protein tau in development, degeneration and protection oneurons. Prog Neurobiol,85:148-175.

# 第十二章 心肌缺血-再灌注损伤

## 第一节 概 述

近年来,随着冠状动脉搭桥术、冠状动脉内扩张术、溶栓疗法、心脏外科体外循环、心肺脑复苏等方法的建立和推广应用,使心脏缺血后重新获得血液供应,是减轻心肌缺血性损伤的根本措施。但是,在临床观察和动物实验中也发现,再灌注后缺血心肌表现出损伤减轻或加重的双重特征。多数情况下,缺血后再灌注可使心肌功能得到恢复,损伤的结构得到修复,患者病情好转康复;但有时缺血后再灌注,不仅不能使心功能恢复,反而加重心肌的功能障碍和结构损伤。这种在缺血基础上恢复血流后心肌组织损伤反而加重,甚至发生不可逆性损伤的现象称为心肌缺血-再灌注损伤(myocardial ischemia-reperfusion injury,MIRI),又称心肌再灌注损伤(myocardial reperfusion injury,MRI)。同时,由于 MIRI 表现为心肌代谢、功能和形态等多方面的变化,临床上亦称心肌再灌注综合征(myocardial reperfusion syndrome,MRS)。

1955 年 Sawell 发现,结扎狗冠状动脉一段时间后恢复冠状血流,部分动物因发生心室颤动而死亡,最早报道了再灌注损伤的现象。1960 年 Jennings 发现再灌注可引起心肌超微结构改变,包括心肌水肿、收缩带形成、线粒体内磷酸钙颗粒沉积和坏死,首次提出了心肌再灌注损伤的概念。在对 MIRI 的实验研究中还发现,用低氧溶液灌注心脏或在缺氧条件下培养心肌细胞一定时间后,再恢复正常氧供应,心肌组织及细胞的损伤不仅未能恢复,反而更趋严重,这种现象称为氧反常(oxygen paradox)。预先用无钙溶液短时间灌流大鼠的心脏,再用含钙溶液进行再灌流时,心肌细胞酶释放增加、肌纤维过度收缩及心肌电信号异常,称为钙反常(calcium paradox)。缺血引起的代谢性酸中毒是细胞功能及代谢紊乱的重要原因,但在再灌注时如果迅速纠正缺血组织的酸中毒,反而会加重 MIRI,称为 pH 反常(pH paradox),这提示氧、钙和 pH 可能参与 MIRI 的发生与发展。

凡能引起重新恢复血流而导致心肌组织损伤的因素,都可能成为心肌再灌注损伤的发生原因。常见的有:①组织器官缺血后恢复血液供应,如冠状动脉痉挛的缓解等;②一些新的医疗技术的应用,如冠状动脉搭桥术、冠状动脉内扩张术、溶栓疗法、经皮腔内冠脉血管成形术等;③体外循环下心脏手术;④心脏骤停后心、肺、脑复苏。

## 第二节 心肌缺血-再灌注损伤的发生条件

众所周知,心肌再灌注有 3 种后果:①逆转心肌缺血性损伤,促进缺血心肌代谢、功能乃至结构的全面恢复;②扩大心肌可逆性损伤范围;③促使心肌从可逆性损伤转化为非可逆性损伤。后两者属于再灌注损伤的范畴。显然,并非所有心肌再灌注都出现损伤性表现,提示 MIRI 的出现是有条件的。目前认为,影响 MIRI 发生的主要因素如下。

### 一、再灌注前心肌缺血的时间和程度

实验表明,再灌注前心肌缺血时间长短和与 MIRI 的发生关系密切。缺血时间越长,缺血性

损伤越重,甚至可引起细胞坏死,但缺血时间过短或过长均不易发生 MIRI。缺血时间过短,因为心肌能耐受一定时间的缺血,恢复血供后可无明显的再灌注损伤;若缺血时间过长,缺血器官会发生不可逆性损伤,甚至坏死,反而不会出现再灌注损伤。另外,不同动物心肌发生再灌注损伤所需的缺血时间不同,小动物相对较短,大动物相对较长。例如,大鼠心肌缺血 2min 以内或10min 以上进行再灌注,不易发生 MIRI;狗心肌缺血 15min 以内或 40min 以上进行再灌注,MIRI不易发生,缺血 15~20min 再灌注,MIRI 的发生率高达 25%~50%。因此,心肌缺血后尽早再灌注对防止 MIRI 十分重要。此外,再灌注前心肌缺血程度对 MIRI 有明显的影响,如侧支循环越丰富的心肌,MIRI 越轻;否则,MIRI 越重。

再灌注损伤与心肌缺血时间及程度的依赖关系,提示在缺血过程中心肌组织发生的某些变化,是再灌注损伤发生的基础,心肌再灌注损伤实质上是将缺血期的可逆性损伤经恢复血流后进一步加重或转化为不可逆性损伤。

## 二、缺血前心肌的功能状态

若心肌缺血前存在严重的心肌肥厚、广泛性冠状动脉性病变及严重的心脏病患者,因心肌存在严重能量代谢障碍或 $Ca^{2+}$ 的运转障碍,易发生 MIRI。

## 三、再灌注液的压力、温度及成分

一定程度低压、低温灌注液灌注,不易发生 MIRI;再灌注液压力越大、温度越高,造成的再灌注损伤愈严重,容易发生 MIRI。一般而言,体外循环压力约为 6.7kPa,温度为 25~32℃时,不易发生 MIRI;低钙可防止钙超载,MIRI 不易发生。开始再灌注时 $Ca^{2+}$ 的浓度各家报道不一,一般宜低 $Ca^{2+}$,但不低于 $50\mu mol/L$。同时还应考虑灌注液其他离子组分,特别是 $K^+$、$Mg^{2+}$ 的影响。高 $K^+$ 使细胞膜去极化,促使胞外 $Ca^{2+}$ 内流,故在含高 $K^+$ 灌注液中,$Ca^{2+}$ 的浓度可进一步降低;$Mg^{2+}$ 在肌膜上与 $Ca^{2+}$ 有拮抗作用,并能竞争性地抑制线粒体 $Ca^{2+}$ 的运转,减轻 $Ca^{2+}$ 在线粒体中沉积,因而常用含高 $Mg^{2+}$ 的灌注液以防止 MIRI 的发生,此时 $Ca^{2+}$ 的浓度可适当增高。

# 第三节　心肌缺血-再灌注损伤的发生机制

## 一、分　子　机　制

### (一) 黏附分子与心肌再灌注损伤

黏附分子(adhesion molecules,AM),是指由细胞合成、存在于细胞膜或细胞外、可促进细胞黏附的一大类分子的总称,又称细胞黏附分子(cell adhesion molecules,CAM)。CAM 是重要的功能分子,可介导中性粒细胞(PMN)与血管内皮细胞(VEC)、中性粒细胞与心肌细胞之间的黏附,通过多种机制,在再灌注损伤中发挥重要作用。在心肌缺血-再灌注后不同时间,不同 CAM 的作用也不相同。

在免疫球蛋白超家族中,主要是 ICAM-1 和再灌注损伤关系密切。实验证实,心肌缺血 0.5h再灌注 8h,再灌注区 VEC 表达高水平 ICAM-1;有研究报道,心肌缺血 1h,再灌注 1h,在缺血心肌可检出 ICAM-1mRNA,且仅仅在缺血部位有 PMN 向血管外聚集,随着心肌细胞表达 ICAM 增加及 ICAM-1mRNA 水平增高,缺血组织 PMN 浸润也增加;在狗心肌再灌注模型中,收集心肌缺血 lh 后再灌注 3h 后的心脏淋巴液,发现以这种淋巴液再灌注离体心肌,可上调其 ICAM-1 表达。以上结果提示,心肌缺血及再灌注时,冠脉血管内皮细胞和心肌细胞 ICAM-1 表达均增强。

在整合素家族中,主要是 CD11/CD18 参与心肌再灌注损伤。实验证实,对 15 例 PT-CA 的患者再灌注后 20min,冠状动脉血中 CD11c 阳性的 PMN 从 56.7%±7.4% 增加到 64%±6.5%,且 PMN 表达水平与球囊扩张持续时间呈明显正相关;在大鼠心肌再灌注中,若在再灌注前给予抗 CD11a、CD11b、CD11c 和 CD18 的单克隆抗体,可减少 PMN 的渗出,减少再灌注后的梗死面积。由此表明,在心肌再灌注过程中,PMN 表面 CD11/CD18 的表达水平上调与 PMN 黏附、渗出有关。

3 种选择素在心肌再灌注过程中均可被激活。L-选择素在再灌注 20min 后,从激活的 PMN 表面释放,造成白细胞的滚动状态,这是白细胞与 VEC 黏附的先决条件。同样,P-选择素在再灌注后 10~20min 在 VEC 表达上调达高峰,2~4h 后逐渐降低至相对低水平。而 E-选择素在再灌注后 4h 内轻度上升,4h 后达中等程度激活。

在再灌注过程中,各种黏附分子的作用具有一定的时间顺序。L-选择素以结构成分存在于 PMN、单核细胞及某些淋巴细胞表面,可降低上述细胞在微血管内前进的速度,造成"流动"现象。随着再灌注时间的延长,PMN 表面的 CD11/CD18,VEC 表面的 E-选择素、ICAM-1 及心肌细胞表面的 ICAM-1 表达水平上调,在这种情况下,流动的 PMN 可通过其表面的 CD11/CD18 与 VEC 发生黏附,并通过以下多种途径促进再灌注损伤:①机械堵塞作用,进一步吸引 PMN 及血小板,促使白三烯 B4、血栓素 A2、血小板激活因子等化学趋化物的释入,进一步促进 PMN 和 VEC 的黏附,导致毛细血管堵塞及"无复流现象"的发生;②损伤因子的作用,当 PMN 和 VEC 在微循环内广泛黏附时,PMN 和心肌细胞间仅隔一层厚 0.8~1.0μm 的内皮细胞,于是 PMN 所释放的一些损伤性因子,如弹性蛋白酶、自由基及细胞因子等可扩散到心肌细胞,导致细胞损伤;③细胞毒作用,PMN 可以发生跨内皮细胞迁移至心肌细胞中,由于心肌细胞已表达 ICAM-1,PMN 可通过 CD11/CD18 与心肌细胞黏附,直接释放细胞毒素,导致心肌细胞损伤。

## (二)内皮素与心肌再灌注损伤

内皮素(endothelin,ET)是一种内皮源性收缩因子,具有 21 个氨基酸残基,目前,尽管对内源性 ET 在再灌注损伤中的作用见解不一致,但越来越多的实验显示,ET 与再灌注损伤关系密切。

心脏再灌注过程中,ET 释放水平显著增高。在离体大鼠心脏再灌注实验中,再灌注 5min 后,ET 水平比正常组增加 4 倍;闭塞在体的冠状动脉左前降支 10min 再灌注后 0.5min,前室间沟静脉血浆 ET 水平显著增高。ET 既是旁分泌激素,又是循环激素。动物实验发现,经过 45min 缺血 4.5h 再灌注的心肌组织,ET 含量比未受累区高出 7 倍,而同期缺血区局部血流中 ET 水平已几乎恢复到对照水平。

ET 水平增高具有强烈收血管和加重心肌损伤效应。在离体灌注大鼠的心脏实验中,ET 具有降低冠脉流量、减慢心率、降低左心室收缩压作用。当 ET 一次剂量增加到 400pmol,冠脉流量几乎中断。ET 的收缩血管效应具有剂量依赖性,而且这种依赖性不受钙通道阻滞剂及肾上腺素能受体阻滞剂的影响。ET 可扩大心肌梗死范围,利用单克隆抗 ET-1/ET-2 抗体(AWETN40)分别在冠状动脉阻塞前 5min 或再灌注前 5min 静脉注射(22.5ng/kg),则心肌梗死范围可比对照组减轻 38% 或 31%。此外,应用选择性 ET-A 受体阻滞剂(BQ-123)可使内源性心肌梗死范围减少 40%。

ET 促进心脏再灌注损伤的机制可能与心肌细胞膜上 ET 受体上调,促进细胞内钙超载,引发 PMN 聚集、黏附,促使氧自由基释放及内皮细胞自稳态失衡有关。ET 受体有 ET-A、ET-B 两类,属于 G 蛋白耦联系列。ET-A 对 ET 各异构体的亲和力不同,其大小呈 ET-1>ET-2>ET-3 的顺序,ET-B 则和各异构体的亲和力相似。再灌注时,可引起心肌细胞膜上 ET 结合位点密度增加。ET 可通过 G 蛋白-IP$_3$ 途径导致胞内钙浓度增高,一方面可导致冠脉强烈收缩;另一方面能激活磷脂酶,使膜磷脂降解,损伤生物膜。ET 具有明显地促 PMN 聚集和黏附作用,其机制在于 ET-1能促进 PMN 表面黏附分子 CD11/CD18 的表达,这种作用可被抗 CD11/CD18 抗体阻断。ET 还能促进 PMN 髓过氧化物酶(MPO)的活性,导致 PMN 源性氧自由基形成增加。此外,由于在再灌注过程中 ET 释放增加,导致内皮细胞释放收缩血管物质和扩张血管物质如一氧化氮、腺苷的功能失衡。

### (三) 血管紧张素 Ⅱ 与心肌再灌注损伤

在人体,血管紧张素 Ⅱ(angiotensin Ⅱ,Ang Ⅱ)可由血管紧张素转换酶(ACE)途径及非 ACE 途径(如胃蛋白酶、丝氨酸蛋白酶等)生成。已知有多种血管紧张素受体 AT 亚型,其中主要为 AT1、AT2。Ang Ⅱ 促交感神经末梢释放儿茶酚胺、收缩血管、刺激醛固酮分泌、促进心肌血管平滑肌增殖和肥厚等生理作用,主要由 AT1 介导。

Ang Ⅱ 和心脏再灌注损伤的关系,主要表现在再灌注过程中 Ang Ⅱ 水平增高,AT1 受体上调,以及应用 ACE 抑制剂(ACEI)或 Ang Ⅱ 受体拮抗剂具有抗再灌注损伤的作用。

实验证明,在鼠的心脏再灌注过程中,肾素活性增强、Ang Ⅱ 水平增高。Yang 等应用放射性自显影方法,证实鼠心肌再灌注后的即刻,总 Ang Ⅱ 受体表达增加,主要为 AT1 增加,该实验同时测定了缺血-再灌注前后冠脉灌注压(CPP)、左心室舒张末压(LVEDP)、左心室压力阶差(dLVP)等,发现再灌注后 LVEDP、CPP 明显增加,而 dLVP 下降,表明再灌注后心肌功能不全与 AT2 受体表达,尤其是 AT1 受体表达增强致使冠脉阻力增加有关。实验还表明,Ang Ⅱ 在血管损伤和炎症区域内可促进冠脉血管收缩和痉挛,并有致心律失常的作用。

实验表明,ACE Ⅰ 及 Ang Ⅱ 受体拮抗剂具有抗再灌注损伤的作用,且后者效应比前者明显。应用 ACE Ⅰ 如卡托普利(captopril)和依那普利(enalapril)可明显减轻心肌再灌注损伤,如缩小心肌梗死面积、减少 CK 漏出、减轻心肌顿抑等。ACE Ⅰ 拮抗心肌再灌注损伤的作用与拮抗 Ang Ⅱ 作用、减少缓激肽降解及抗氧化作用有关。由于人体心脏 80% Ang Ⅱ 是由非 ACE 途径产生的,不能被 ACE Ⅰ 阻断。所以,在受体水平发挥作用的 Ang Ⅱ 受体拮抗剂比 ACE 抑制剂作用更为明显。

### (四) 细胞凋亡与心肌再灌注损伤

细胞凋亡(apoptosis)是由体内外因素触发的、基因调控的、主动而有序的细胞自我消亡过程,又称程序性细胞死亡(programed cell death,PCD)。细胞凋亡是器官发育成形的主要雕刻力量,是细胞数量精确调控的重要机制,细胞凋亡的亢进或阻抑与许多疾病发生、发展关系密切。

细胞凋亡主要特征性表现是多累及单个细胞,膜相对完整,无炎症反应,早期线粒体保存完好,具有特殊的 DNA 片段梯样构图,原位缺口末端标记呈阳性,出现凋亡小体(apoptotic bodies)及硫酸糖蛋白-2(SGP-2)、Fas 蛋白等。Zhao 在缺血长达 7h 的在体狗的心肌中未发现凋亡现象,但缺血 1h 再灌注 6h 后心肌出现明显的凋亡现象,认为心肌细胞凋亡只发生于再灌注期。Gottlieb 等将家兔心脏在体冠脉结扎,然后移于 Langenderff 灌注装置做离体灌注发现,在缺血 5min 再灌注 4h、缺血 30min、缺血 4.5h 的心肌均无细胞凋亡发生,而缺血 30min 再灌注 4h 心肌显示典型的细胞凋亡迹象。说明心肌细胞凋亡不仅与缺血有关,更与再灌注有关;不仅要求缺血达到一定的时间,而且再灌注才是促使凋亡更为重要的因素。有研究者在心肌梗死坏死区周围心肌细胞检测到有凋亡发生,这一现象提示凋亡可能是导致了再灌注后心肌梗死面积的扩大。缺血-再灌注过程中坏死和凋亡的同时存在共同决定着心肌细胞的丢失程度,直接影响心肌梗死的面积,对心肌梗死后的心功能恢复有直接的影响。

Yue 等在家兔缺血-再灌注的心肌组织中发现 Fas 蛋白表达量显著升高,意味着心肌再灌注损伤的病理损害表现为凋亡。而且 Zhao 发现再灌注后缺血区心肌细胞 Bcl-2 表达下降,Bax 表达增加。但也有研究认为再灌注期心肌细胞凋亡与 Bcl-2/Bax 值无关。此外,线粒体通透性转换孔(mitochondrial permeability transition pore,mPTP)的开放也参与了心肌细胞凋亡。

生理条件下,mPTP 处于关闭状态,线粒体内膜仅允许少数选择性代谢物质和离子通透,对多数代谢产物和离子几乎没有通透性。在应激情况下,有多种因素可以诱发 mPTP 开放,如游离 $Ca^{2+}$ 增加、活性氧大量生成、能量底物腺嘌呤核苷酸耗竭、磷酸盐升高、pH 改变、线粒体跨膜电位 ($\Delta\psi m$) 下降、花生四烯酸增加等。在缺血期也可以引起 mPTP 开放,但更主要的是发生在再灌注的初期。mPTP 开放的结果是使线粒体膜通透性增加,首先是相对分子质量 $<1.5\times10^3$ 的小分子物质能自由穿越线粒体内膜,导致线粒体基质内渗透压增加,造成线粒体肿胀。如果 mPTP 的开放仅限于部分线粒体,或者轻度缺血损伤且进展缓慢,再灌注后 ATP 水平能够完全或部分恢复,则可避免细胞坏死。但是较多的 mPTP 开放和不断加重的线粒体肿胀会导致线粒体外膜断

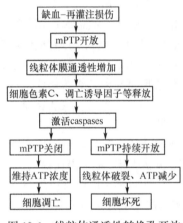

图 12-1 线粒体通透性转换孔开放
引发心肌细胞凋亡或死亡示意图

裂,使线粒体内的细胞色素 C、凋亡诱导因子及某些前凋亡蛋白释放入胞质,激活 caspase-9,继而激活 caspase-3,诱导心肌细胞凋亡。因此,在 mPTP 开放还没有扩大到足以削弱整个细胞能量产生的情况下,就可以引起心肌细胞凋亡。但如果线粒体的破坏达到一定程度,mPTP 大量且持续开放,质子的自由通透使得线粒体内膜电位无法维持,导致氧化磷酸化脱耦联,仅依赖糖酵解产生的 ATP 不足,甚至 ATP 合酶逆向工作,其功能由合成 ATP 转变为水解 ATP,会很快耗竭细胞 ATP,破坏细胞代谢内环境,磷脂酶、核酸酶、蛋白酶等活性增强,造成细胞不可逆性损伤,导致细胞坏死(图12-1)。mPTP 开放参与心肌再灌注损伤的直接证据来自缺乏亲环素的转基因小鼠。作为开放 mPTP 必需的元件,当亲环素缺乏时,缺血 30min 后再灌注引起的心肌梗死面积明显缩小。

# 二、自由基的作用

## (一) 自由基的概念、分类及代谢

自由基(free radical)是外层电子轨道上有一个或多个不配对电子的原子、原子团和分子的总称。自由基的种类很多,可分为:①氧自由基,由氧诱发的自由基称为氧自由基(oxygen free radical,OFR),如超氧阴离子($O_2^-$)和羟自由基(OH·),属于非脂性自由基。单线态氧($^1O_2$)及过氧化氢($H_2O_2$)不是自由基,但氧化作用很强,与氧自由基及过氧亚硝酸盐(peroxynitrite,ONOO⁻)共同组成为活性氧(reactive oxygen species,ROS);②脂性自由基,指氧自由基与多聚不饱和脂肪酸作用后生成的中间代谢产物烷,如自由基(L·)、烷氧自由基(LO·),烷过氧自由基(LOO·)等;③其他,如氯自由基(Cl·)、甲基自由基($CH_3$·)、一氧化氮(NO·)等。氧自由基

和脂性自由基的性质极为活泼,易于失去电子(氧化)或夺取电子(还原),特别是其氧化作用强,故具有强烈的引发脂质过氧化作用。

在生理情况下,氧通常是通过细胞色素氧化酶系统接受 4 个电子还原成水,同时释放能量,但也有 1%~2% 的氧接受一个电子生成 $O_2^-$,再接受一个电子生成 $H_2O_2$,或再接受一个电子生成 $OH \cdot$。另外,在血红蛋白、肌红蛋白、儿茶酚胺及黄嘌呤等氧化过程中也可生成 $O_2^-$。而 $O_2^-$ 可在 $Fe^{3+}$ 或 $Cu^{2+}$ 的催化下与 $H_2O_2$ 反应生成 $OH \cdot$。由于细胞内存在有超氧化物歧化酶(SOD)、谷胱甘肽过氧化物酶(GSH-PX)及过氧化氢酶(CAT)等抗氧化酶类可以及时清除它们。所以对机体并无有害影响。在病理条件下,由于活性氧产生过多或抗氧化酶类活性下降,则可引发链式脂质过氧化反应损伤细胞膜,进而使细胞死亡。

### (二)心肌再灌注时自由基生成增多的机制

**1. 血管内皮细胞源性** 黄嘌呤氧化酶(XO)的前身是黄嘌呤脱氢酶(XD)。这两种酶主要存在于毛细血管内皮细胞内。正常时只有 10% 以 XO 的形式存在,90% 为 XD。心肌缺血时,一方面由于 ATP 减少,膜泵功能障碍,$Ca^{2+}$ 进入细胞激活 $Ca^{2+}$ 依赖性蛋白水解酶使 XD 大量转变为 XO;另一方面 ATP 不能用来释放能量,并依次降解为 ADP、AMP 和次黄嘌呤,故在缺血组织内次黄嘌呤大量堆积。再灌注时,大量分子氧随血液进入缺血心肌组织,黄嘌呤氧化酶再催化次黄嘌呤转变为黄嘌呤并进而催化黄嘌呤转变为尿酸的两步反应中,都同时以分子氧为电子接受体,从而产生大量的 $O_2^-$ 和 $H_2O_2$,后者再在金属离子参与下形成 $OH \cdot$。因此,再灌注时心肌组织内 $O_2^-$、$OH \cdot$ 等自由基大量增加(图 12-2)。但人类血管内皮细胞缺乏 XO,似不是产生自由基的主要途径。

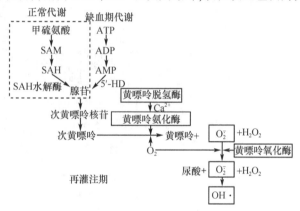

图 12-2 血管内皮细胞源性自由基生成示意图
SAM,S-腺苷甲硫氨酸;SAH,S-腺苷同型半胱氨酸;5′-ND,
5′-核苷酸酶。

以往曾认为,黄嘌呤氧化酶系统是产生活性氧的主要途径。但近年发现,小鼠、大鼠、豚鼠和牛的黄嘌呤氧化酶含量较丰富,而人、兔和猪体内的含量较低,再灌注时不足以引起大量活性氧产生,所以其他途径形成的活性氧日益受到重视。

**2. 白细胞源性** 中性粒细胞(neutrophils,PMN)在吞噬活动时耗氧量显著增加,所摄取的氧绝大部分经细胞内的 NADPH 氧化酶和 NADH 氧化酶的作用而形成氧自由基,并用以杀灭病原微生物。

$$NADPH + 2O_2 \xrightarrow{\text{NADPH 氧化酶}} 2O_2^- + NADP^+ + H^+$$

$$NADH + 2O_2 \xrightarrow{\text{NADH 氧化酶}} 2O_2^- + NAD^+ + H^+$$

如果自由基生成过多或机体清除自由基的酶系统活性不足或抗氧化剂不足时,中性粒细胞形成的自由基就可损害组织。在再灌注时,由黄嘌呤氧化酶的作用所产生的自由基起原发的、主要的作用;这些自由基作用于细胞膜后产生的具有趋化活性的物质如 $LTB_4$ 等,可吸引大量中性粒细胞到局部聚集,并释放氧自由基等物质,而进一步损害组织。

**3. 心肌细胞源性** 生理状态下,线粒体内的 $O_2$ 绝大部分在细胞色素氧化酶的作用下还原

成 $H_2O$，仅 l% ~ 2% 的 $O_2$ 经单电子还原生成少量的氧自由基，但立即被线粒体内的超氧化物歧化酶、过氧化氢酶等抗氧化物质清除。缺氧时心肌细胞内氧分压降低及缺氧使 ATP 减少，$Ca^{2+}$ 进入线粒体增多而使线粒体功能受损，细胞色素氧化酶系统功能失调，以致进入细胞内的氧，经单电子还原而形成的氧自由基增多，而经 4 价还原而形成的水减少。当然，$Ca^{2+}$ 进入线粒体内可使含 Mn 的 SOD 减少，氧自由基的清除下降，因此自由基水平增高。

**4. 其他源性** 在各种应激包括缺氧的条件下，交感-肾上腺髓质系统可分泌大量的儿茶酚胺，儿茶酚胺一方面具有重要的代偿调节作用，但另一方面，过多的儿茶酚胺特别是它的氧化产物，往往又成为对机体的有害因素。实验证明，大量的异丙肾上腺素、去甲肾上腺素、肾上腺素均能引起细胞损伤。造成心肌损害的是儿茶酚胺的氧化产物，即具有细胞毒性的氧自由基，而非儿茶酚胺本身。

### （三）自由基引起心肌再灌注损伤的机制

自由基具有极为活跃的反应性，能和各种细胞成分（膜磷脂、蛋白质、核酸）发生反应，造成组织细胞严重损伤（图 12-3）。

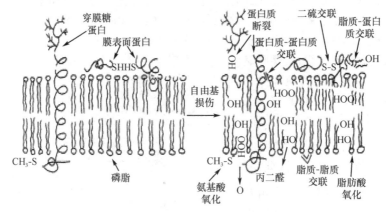

图 12-3 自由基对生物膜的损伤作用示意图

**1. 膜脂质过氧化增强** 自由基同膜脂质不饱和脂肪酸作用引发脂质过氧化反应，使膜结构受损、功能障碍。表现为：①破坏膜的正常结构，脂质过氧化使膜不饱和脂肪酸减少，不饱和脂肪酸/蛋白质的比例失调，细胞膜及细胞器膜如线粒体、溶酶体等液态性、流动性降低及通透性升高，细胞外 $Ca^{2+}$ 内流增加。②间接抑制膜蛋白功能，脂质过氧化使膜脂质发生交联、聚合，从而间接抑制膜蛋白如钙泵、钠泵及 $Na^+/Ca^2$ 交换系统等的功能，导致胞质 $Na^+$、$Ca^2$ 浓度升高，造成细胞肿胀、钙超载；另外，脂质过氧化可抑制膜受体、G 蛋白与效应器的耦联，引起细胞信号转导功能障碍。③促进自由基及其他生物活性物质生成，膜脂质过氧化可激活磷脂酶 C、磷脂酶 D，进一步分解膜磷脂，催化花生四烯酸代谢反应，在增加自由基生成和增强脂质过氧化的同时，形成多种生物活性物质如前列腺素、血栓素、白三稀等，促进再灌注损伤。④减少 ATP 生成，线粒体膜脂质过氧化导致线粒体功能抑制，ATP 生成减少，细胞能量代谢障碍加重。

**2. 蛋白质功能抑制** 在自由基的作用下，由于脂质过氧化作用，胞质及膜蛋白和某些酶交联成二聚体或更大的聚合物，这种蛋白质的交联使其丧失活性、结构改变，整个细胞丧失功能。在心外科手术中，可以观察到人工停跳的心脏在再灌注即刻冠状窦血中氧化型谷胱甘肽的含量升高，这是自由基攻击蛋白质巯基的代谢标志。自由基可以抑制膜离子通道蛋白，与膜磷脂微环境的改变一起,共同导致跨膜离子梯度异常;自由基可损伤肌纤维蛋白,如巯基氧化使其对 $Ca^{2+}$ 反应性降低,抑制心肌收缩力;肌质网钙转运蛋白受到自由基的损伤,可使钙调节功能异常;自由基可改变受体与信号转导分子的结构和功能,导致细胞信号转导异常。

**3. 核酸及染色体破坏**　自由基对细胞的毒性作用主要表现为染色体畸变、核酸碱基改变或 DNA 断裂。这种作用 80% 为 OH· 所致。

自由基除直接造成多种物质氧化外,还可以通过改变细胞的功能引起组织损伤。例如, $O_2^-$ 可以灭活一氧化氮,影响血管舒缩反应;OH· 可以促进白细胞黏附到血管壁,生成趋化因子和白细胞激活因子;氧自由基可使透明质酸降解、胶原蛋白发生交联,从而使细胞间基质变得疏松,弹性降低;自由基还可促进组织因子生成和释放,加重弥散性血管内凝血。

可见,再灌注能使自由基生成增多,自由基生成增多可加重细胞损伤,两者相互影响,促进再灌注损伤的发生、发展。故自由基是再灌注损伤的极为重要的发病学因素和环节。

# 三、细胞内钙超载

正常心肌细胞含 $Ca^{2+}$ 总量为 $2.0 \sim 2.5 \mu mol/g$ 干重。Peng 等报道,结扎狗的冠状动脉 2h 后再灌注,心肌中 $Ca^{2+}$ 含量可增加 4 倍。再灌注前心肌缺血时间长短与再灌注后 $Ca^{2+}$ 的增加量密切相关,如对兔室间隔的研究表明,缺血 30min 后再灌注 30min,心肌中 $Ca^{2+}$ 的含量为 $(4.0\pm0.2)$ $\mu mol/g$ 干重,而缺血 60 min 后再灌注 30min,心肌中 $Ca^{2+}$ 含量高达 $(6.7\pm0.7) \mu mol/g$ 干重。实验还证实, $Ca^{2+}$ 的大量流入胞内多发生在再灌注后的最初 2min 内。再灌注损伤发生时,再灌注区心肌细胞内有过量 $Ca^{2+}$ 积聚,此种现象称为钙超载(calcium overload)。细胞内 $Ca^{2+}$ 过量积聚,可引起组织器官严重的功能及结构障碍,且细胞内 $Ca^{2+}$ 浓度与细胞受损程度成正相关。

## (一)心肌再灌注时细胞内钙超载的发生机制

再灌注时心肌细胞内钙超载的机制目前尚未完全清楚,可能与下列因素有关。

**1. $Na^+$-$Ca^{2+}$ 交换异常**　$Na^+$-$Ca^{2+}$ 交换蛋白($Na^+$-$Ca^{2+}$ exchanger)是心肌细胞膜钙转运蛋白之一,在跨膜 $Na^+$、$Ca^{2+}$ 梯度和膜电位驱动下对细胞内外 $Na^+$、$Ca^{2+}$ 进行双向转运,交换比例为 $3Na^+ : 1Ca^{2+}$。生理情况下, $Na^+$-$Ca^{2+}$ 交换蛋白以正向转运的方式将心肌细胞内 $Ca^{2+}$ 转移至细胞外,与肌质网和细胞膜钙泵共同维持细胞静息状态时的低钙浓度。病理情况下如心肌细胞内 $Na^+$ 明显升高或膜正电位等, $Na^+$-$Ca^{2+}$ 交换蛋白则以反向转运的方式将细胞内 $Na^+$ 排出,细胞外 $Ca^{2+}$ 进入细胞。在正常心肌细胞,反向转运的模式仅在动作电位达到峰值时短暂发生。而在缺血-再灌注损伤心肌细胞, $Na^+$-$Ca^{2+}$ 交换的方向发生了逆转,

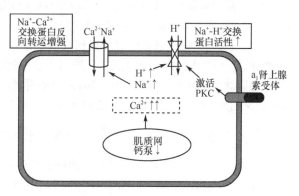

图 12-4　再灌注时细胞内钙超载的机制示意图

反向转运增强,成为 $Ca^{2+}$ 进入细胞的主要途径(图 12-4)。

(1)细胞内高 $Na^+$ 对 $Na^+$-$Ca^{2+}$ 交换蛋白的直接激活:心肌缺血时 ATP 生成减少,导致钠泵活性降低,细胞内 $Na^+$ 含量明显升高。再灌注时缺血细胞重新获得氧及营养物质供应,心肌细胞内高 $Na^+$ 除激活钠泵外,还迅速激活 $Na^+$-$Ca^{2+}$ 交换蛋白,以反向转运的方式加速 $Na^+$ 向细胞外转运,

同时将大量 $Ca^{2+}$ 运入胞质,从而导致细胞内 $Ca^{2+}$ 浓度增加引起心肌细胞损伤。

(2) 细胞内高 $H^+$ 对 $Na^+$-$Ca^{2+}$ 交换蛋白的间接激活:心肌缺血时,由于无氧代谢增强使 $H^+$ 生成增多,组织间液和细胞内酸中毒,pH 降低。再灌注时,组织间液 $H^+$ 浓度迅速下降,而细胞内 $H^+$ 浓度仍然很高,细胞内外形成显著的 pH 梯度差,由此激活心肌细胞膜的 $H^+$-$Na^+$ 交换蛋白,促进细胞内 $H^+$ 排出,细胞外 $Na^+$ 内流,细胞内 $Na^+$ 增加。再灌注后,由于恢复了能量供应和 pH,从而又促进 $Na^+$-$Ca^{2+}$ 交换,引起胞外 $Ca^{2+}$ 大量内流,加重心肌细胞内钙超载。

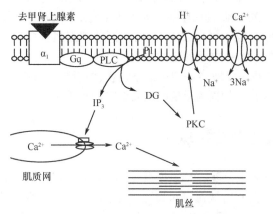

图 12-5 蛋白激酶 C 间接激活 $Na^+$-$Ca^{2+}$ 交换蛋白示意图

(3) 蛋白激酶 C(PKC)活化对 $Na^+$-$Ca^{2+}$ 交换蛋白的间接激活:组织缺血、再灌注时,内源性儿茶酚胺释放增加,一方面作用于 $\alpha_1$ 肾上腺素能受体,激活 G 蛋白-磷脂酶 C(PLC)介导的细胞信号转导通路,促进磷脂酰肌醇($PIP_2$)分解,生成三磷酸肌醇($IP_3$)甘油二酯(DG)。其中 $IP_3$ 促进肌质网释放 $Ca^{2+}$,DG 经激活 PKC 促进 $H^+$-$Na^+$ 交换,进而增加 $Na^+$-$Ca^{2+}$ 交换,共同使胞质 $Ca^{2+}$ 浓度升高。另一方面儿茶酚胺作用于 β 肾上腺素能受体,通过激活腺苷酸环化酶增加 L 型钙通道的开放,从而促进胞外 $Ca^{2+}$ 内流,进一步加重细胞内钙超载(图 12-5)。

**2. 生物膜损伤** 细胞膜和细胞内膜性结构是维持心肌细胞内、外及细胞内各间区离子平衡的重要结构。生物膜损伤可使其通透性增强,细胞外 $Ca^{2+}$ 顺浓度差进入细胞,或使细胞内 $Ca^{2+}$ 分布异常,加重心肌细胞功能紊乱与结构破坏。

(1) 细胞膜损伤:①心肌缺血可造成细胞膜外板与糖被表面分离,使细胞膜对 $Ca^{2+}$ 通透性显著增强;②心肌再灌注时生成的大量氧自由基引发细胞膜的脂质过氧化反应,进一步加重膜结构的破坏;③细胞内 $Ca^{2+}$ 增加激活磷脂酶,使膜磷脂降解,进一步增加心肌细胞膜对 $Ca^{2+}$ 通透性增高,共同促使胞质 $Ca^{2+}$ 浓度升高。

(2) 肌质网膜损伤:自由基损伤及膜磷脂降解可造成肌质网膜损伤,使其钙泵功能障碍,对 $Ca^{2+}$ 摄取减少,引起心肌细胞胞质 $Ca^{2+}$ 浓度升高。

(3) 线粒体膜损伤:氧自由基的损伤及线粒体膜磷脂的降解可引起线粒体膜受损,抑制氧化磷酸化,使 ATP 生成减少,细胞膜、肌质网钙泵功能障碍,促进细胞内钙超载的发生。

在心肌缺血期间细胞内 $Ca^{2+}$ 开始增高,心肌再灌注时又通过上述机制,既可加重细胞 $Ca^{2+}$ 转运障碍,又随血流运送来大量 $Ca^{2+}$,使细胞内 $Ca^{2+}$ 增多,最终导致钙超载。

## (二) 细胞内钙超载引起心肌再灌注损伤的机制

细胞内钙超载引起心肌再灌注损伤的机制目前尚未完全阐明,可能与以下因素有关。

**1. 促进氧自由基生成** 心肌细胞内 $Ca^{2+}$ 增多可增强钙依赖性蛋白酶活性,从而促使 XD 转变为 XO,使自由基生成增加。

**2. 加重酸中毒** 细胞内 $Ca^{2+}$ 浓度升高可激活某些 ATP 酶,导致细胞高能磷酸盐水解,释放出大量 $H^+$,加重心肌细胞内酸中毒。

**3. 破坏细胞(器)膜** 细胞内 $Ca^{2+}$ 增加可激活磷脂酶,促使膜磷脂降解,除造成心肌细胞膜及细胞器膜受损,并可释放花生四烯酸代谢产物,能促进冠状动脉收缩及血栓形成。

**4. 引发线粒体功能障碍**　线粒体是再灌注损伤的重要靶细胞器。在再灌注早期就出现线粒体肿胀,线粒体膜渗透性增加和完整性的破坏;再灌注后,胞质内 $Ca^{2+}$ 浓度明显增加,刺激线粒体钙泵摄钙,使胞质内 $Ca^{2+}$ 向线粒体转移。这在再灌注早期有一定代偿意义,可减少胞质钙超载的程度。但线粒体过多摄入 $Ca^{2+}$,除增加 ATP 消耗外,$Ca^{2+}$ 与线粒体内含磷酸根的化合物结合,形成不溶性磷酸钙,干扰线粒体的氧化磷酸化,使 ATP 生成减少。此外,损伤的线粒体成为活性氧生成的重要来源;再灌注引起的氧化应激反应导致线粒体通透性转换孔(mPTP)的开放,释放凋亡启动因子,诱导心肌细胞凋亡或死亡。当然,活性氧引起核内多聚 ADP-核糖聚合酶[poly(ADP-ribose) polymerase-1, PARP-l] 激活,诱导凋亡诱导因子(apoptosis-inducing factor, AIF)核转位,也可经由 caspase 非依赖性途径引起心肌细胞凋亡。

**5. 激活其他酶的活性**　如激活蛋白水解酶,促进细胞膜和结构蛋白的分解;激活核酶,引起染色体的损伤。

**6. 促进肌原纤维挛缩**　激活心肌兴奋-收缩耦联装置,导致肌原纤维挛缩;肌原纤维挛缩除加速 ATP 消耗外,其挛缩力可使肌纤维膜破裂,加剧 $Ca^{2+}$ 超载,形成恶性循环,严重时大块心肌可呈持续挛缩状,终成"石头心"。

**7. 加重"无复流现象"**　$Ca^{2+}$ 增加能促进血小板黏附、聚集及释放等反应,促进血栓形成,加重心肌"无复流现象"的发生。

**8. 导致心律失常**　由 $Na^+$-$Ca^{2+}$ 交换形成的一过性内向电流,在心肌动作电位后引发延迟后除极(delayed after-depolarization),成为心律失常的原因之一。

# 四、白细胞的作用

近年来的研究表明,白细胞聚集、激活介导的微血管损伤和细胞损伤在心肌再灌注损伤的发病中起重要作用。

## (一)心肌再灌注时白细胞增多的机制

动物实验证明:狗心肌再灌注仅 5min,心内膜中性粒细胞就增加 25%,缺血轻的组织白细胞集聚减少。心肌缺血和再灌注时白细胞浸润增加的机制还不十分清楚,可能是:

**1. 黏附分子生成增多**　心肌缺血和再灌注时,PMN 和 VEC 的多种黏附分子表达增强,引起它们之间的广泛黏附、聚集。而激活的 PMN 又可释放肿瘤坏死因子、IL-1 及 IL-6 等,导致 VEC 和 PMN 表面的黏附分子暴露,两者的亲和力增强,甚至促使 PMN 穿过血管壁趋化游走,使白细胞的浸润进一步加重。

**2. 趋化因子生成增多**　心肌组织损伤时,细胞膜磷脂降解,花生四烯酸代谢产物增多如白三烯(LT)、血小板活化因子、补体及激肽等,具有很强的趋化作用,因而能吸引大量白细胞进入组织或黏附于血管内皮。当然,PMN 与 VEC 本身也可释放许多具有趋化作用的炎性介质,如 $LTB_4$ 使微循环中白细胞进一步增加。

在心肌再灌注早期(数秒至数分钟),血管内皮细胞内储存的一些蛋白质前体被活化,释放多种细胞黏附分子,促进中性粒细胞黏附和聚集;在再灌注数小时后,血管内皮细胞内一些蛋白质在转录水平上表达增加,大量合成细胞黏附分子等。在临床已经发现体外循环手术后患者血管内皮细胞表达选择素和细胞间黏附分子增加。激活的中性粒细胞可释放 TNF-α、IL-1 和 IL-6,引起血管内皮细胞和白细胞表面黏附分子暴露,两者的亲和力增强。随着再灌注时间的延长,致炎因子和白细胞激活因子如 IL-8、血栓素 $A_2$ 和血小板激活因子等不断释放,促进中性粒细胞的黏附和激活。而黏附的中性粒细胞与血管内皮细胞进一步激活,自身合成和释放更多的具有趋化作用的炎性介质,形成恶性循环,使白细胞浸润进一步加重(图 12-6)。

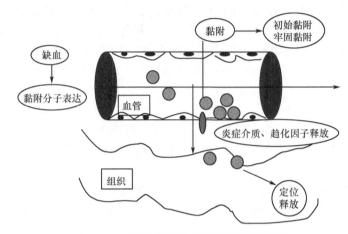

图 12-6　白细胞的黏附、聚集及浸润示意图

传统的观点认为 T 细胞和 B 细胞是构成适应性免疫反应的基本组分,但它们在再灌注损伤的急性期并不起作用。近年来的证据指出,T 细胞可以介导再灌注损伤。由于认识到白细胞和 T 细胞在再灌注损伤中的作用,人们开始尝试通过抑制其激活而减轻再灌注损伤。例如,霉酚酸酯(mycophenolate mofetil,MMF)是一种抗增殖的免疫抑制剂,可通过抑制白细胞渗出减轻心脏移植引起的再灌注损伤。

## (二)白细胞介导心肌再灌注损伤的机制

**1. 微血管损伤**　激活的中性粒细胞与血管内皮细胞之间的相互作用,是造成微血管损伤的决定因素。

(1)微血管通透性增高:微血管通透性增高一方面引发心肌组织水肿,另一方面导致血液浓缩,有助于形成心肌"无复流现象"。动物实验显示,心肌缺血后再灌注 5min,可出现毛细血管通透性增高和心肌组织含水量增多,心肌水肿组织的含水量与白细胞的密度呈正相关,应用去除白细胞的方法可使毛细血管通透性增高的现象明显减轻。由此表明,心肌缺血及再灌注时微血管通透性的增高可能与白细胞的黏附及释放的某些炎性介质有关。

(2)微血管口径的改变:心肌缺血及再灌注时,损伤的 VEC 肿胀,可造成管腔狭窄,阻碍血流灌流。当然,微血管口径的改变还与花生四烯酸的代谢产物前列环素($PGI_2$)与血栓素 $A_2$($TXA_2$)之间的失衡密切相关。$PGI_2$ 主要由 VEC 生成,除了有很强的扩血管作用外,还能抑制血小板的黏附、聚集。$TXA_2$ 主要由血小板生成,不仅是一个很强的缩血管物质,而且也是一种引起血小板黏附、聚集的因子,因此是一个很强的致血栓形成的物质。缺血缺氧时,一方面因 VEC 受损而致 $PGI_2$ 生成减少,另一方面在儿茶酚胺等因素刺激下,血小板释放 $TXA_2$ 增多,因而发生强烈的血管收缩和血小板聚集并进一步释放 $TXA_2$,从而促使血栓形成和血管堵塞,有助于"无复流现象"的发生,加重心肌组织损伤。

(3)微血管内血液流变学改变:正常情况下,VEC 与血液中流动的 PMN 的相互排斥作用,是保证微血管血液灌流的重要条件。在心肌缺血和再灌注早期,即可见 PMN 黏附在血管内皮细胞上。随后,有血小板沉积和红细胞缗钱状聚集,造成毛细血管阻塞。实验表明,白细胞的流变学和形态学特点与微血管血流阻塞有密切关系。与红细胞相比,白细胞体积大,变形能力弱,而且在黏附分子参与下容易黏附在 VEC 上,极易嵌顿、堵塞微循环血管,加之组织水肿、内皮损伤、血小板栓子和微血栓形成等,更易形成"无复流现象",加重心肌组织损伤。

**2. 细胞损伤**　激活的 PMN 与 VEC 可释放大量的致炎物质,如氧自由基、蛋白酶、溶酶体酶、TNF-α 和高浓度的一氧化氮等,不但改变了自身细胞的结构和功能,而且造成心肌组织细胞损伤。

# 五、无复流现象

"无复流现象"(no-reflow phenomenon)是在狗的实验中发现的。结扎狗的冠状动脉造成局部心肌缺血后,再打开结扎的动脉,使血流重新开放,缺血区并不能得到充分的血流灌注,称此为"无复流现象"。中性粒细胞激活及其致炎细胞因子的释放是引起"无复流现象"的病理生理学基础。

Kloner 等研究狗在心肌缺血 40min 后和 90min 后再灌注的血流分布的情况发现,缺血 40min 再灌注,血流再灌注的分布比较均衡;而缺血 90min 后再灌注,几乎看不到血液再灌流的区域;并且在再灌注 10~12s、5min、20min 时,无血流再通区域的变化没有差异。由此可见,"无复流现象"是在心肌缺血 40~90min 时间内产生的。

"无复流现象"实质是一种无效再灌注,其所导致的组织损伤是缺血性损伤的延伸和叠加,但它不是缺血性损伤的始动因素。Kloner 观察到,心肌细胞损伤往往是先于微血管的障碍;同时,"无复流现象"不是心肌由可逆性损伤转化为不可逆性损伤的主要原因,因为狗心肌在缺血 40min 前出现不可逆性损伤,而此时并未出现无复流现象。影响"无复流现象"的因素很多,包括心肌缺血时间长短、缺血程度、梗死灶大小等。"无复流现象"的可能机制是:①微血管障碍及 PMN 栓塞;②血小板、血栓堵塞微血管;③膨胀的心肌细胞挤压微血管;④血液黏滞性变化等。其中,PMN 引起的毛细血管栓塞可能是主要因素,因为用去 PMN 的血液灌注,能明显减轻"无复流现象"。

# 六、能量代谢障碍

心肌缺血时,其能量代谢并非立即停止,而是利用储存的底物以糖酵解的形式进行。随着底物的耗尽,ATP、CP 明显减少甚至丧失。但再灌注时,缺血组织能量供应并不能立即恢复。实验证明,心肌缺血 15min 时,ATP 减少 60%,总腺苷也减少 50%,ADP 也轻度减少,AMP 明显增高;再灌注 20min,ATP 有所回升,但只接近正常的 50%,再灌注 24h,ATP 仍维持在低水平,只有在再灌注 4d 后,总腺苷池才近于正常,但仍低于非缺血区。

心肌再灌注过程中能量代谢障碍的主要原因如下。①合成障碍:再灌注时,因合成 ATP 的前身物质(腺苷、肌苷、次黄嘌呤等)被冲洗出心肌,或因"无复流现象"导致这些物质无法灌入心肌,以致高能磷酸化合物合成障碍。②用氧障碍:再灌注时,尽管供给心肌富氧血,但因在心肌缺血时或再灌注时,线粒体受损,出现用氧障碍。实验表明,在不可逆性缺血性损伤期进行再灌注,心肌的用氧率仅为 17%。此外,由于线粒体受损,氧化磷酸化障碍,高能磷酸化合物难以形成。③消耗增加:再灌注时,细胞膜 $Na^+$-$H^+$ 交换、$Na^+$-$Ca^{2+}$ 交换相继被激活,而这些过程具有能量依赖性,使 ATP 消耗增加;此外,胞内 $Ca^{2+}$ 超载,可激活 ATP 酶,使 ATP 分解增强。

ATP 作为高能磷酸化合物的主要储存和利用形式,一旦减少或缺乏,可以通过以下几个方面引起心肌细胞各种酶的活性减弱和各种离子泵的功能减退,从而导致心肌功能减退及心肌细胞损伤。①ATP 减少或缺乏,肌球蛋白头部 ATP 酶活性降低,对 ATP 的水解作用减弱,将化学能转为供肌丝滑动的机械能减少,导致心肌收缩性减弱;②ATP 减少或缺乏引起细胞膜及肌质网膜对 $Ca^{2+}$ 的转运和分布异常,导致 $Ca^{2+}$ 与肌钙蛋白结合、解离异常,从而影响心肌的收缩与舒张;③ATP 减少或缺乏引起细胞膜 $Na^+$-$K^+$-$ATP$ 酶活性减弱,大量 $Na^+$ 进入细胞内并通过 $Na^+$-$Ca^{2+}$ 交换引发细胞内钙超载,使心肌纤维挛缩、断裂;④ATP 减少或缺乏引起心肌收缩蛋白、调节蛋白等功能蛋白质合成减少,直接影响了心肌的舒缩功能。

综上所述,心肌缺血-再灌注损伤发生的基本机制,主要是自由基、细胞内钙超载、白细胞、"无复流现象"及能量代谢障碍等的共同作用。缺血-再灌注时生成的自由基可促进钙超载,胞质内游离钙增加又加速自由基的产生,共同导致心肌再灌注损伤,而细胞内钙超载是细胞不可逆性损伤的共同通路。中性粒细胞作为再灌注时自由基、黏附分子及其致炎因子的重要来源,在心肌再灌注损伤的发生发展中亦起着重要作用。此外,细胞代谢紊乱也参与心肌再灌注损伤的发生。例如,再灌注引起的细胞内液迅速碱化,可激活多种酶,加速细胞的分解;线粒体损伤造成的能量生成不足;血管内皮细胞损伤导致的多种生物活性物质释放和血管舒缩功能紊乱,亦可促进心肌再灌注损伤。在心肌再灌注损伤机制的各种学说中,都与能量代谢障碍有关,因此,高能磷酸化合物缺乏即使不是再灌注损伤的唯一发病因素,至少也是十分重要的环节。当然,中性粒细胞与血管内皮细胞之间的相互作用,在心肌再灌注损伤机制的研究中越来越受关注。

# 第四节　心肌缺血-再灌注损伤时机体的功能、代谢变化

心肌缺血-再灌注损伤表现为心肌的功能障碍、代谢紊乱及结构损伤的变化。而损伤的程度因缺血的时间和程度及再灌注的条件不同而异。

# 一、心功能变化

## (一)再灌注性心肌顿抑

心肌再灌注后,心功能一般可恢复,但多数情况下,不是迅速恢复,而是渐进性恢复,甚至后延 2~4 周之久,并且在心功能回升前的一段较长时期内,心肌收缩功能低下,甚至处于"无功能状态"(nonfunctional state)。Braunwald 等把处于这种状态的心肌称为"顿抑心肌"(stunned myocardium)。所谓顿抑心肌,实质上是指心功能暂时低下,但仍具有心肌活力和心肌功能恢复能力的心肌。顿抑心肌持续时间与再灌注前心肌缺血的时间长短有关。在可复性心脏功能恢复期内,心肌缺血时间越长,顿抑心肌持续时间越久。而这种缺血心肌在恢复血液灌注后一段时间内出现可逆性收缩舒张功能降低的现象,称之为再灌注性心肌顿抑,简称心肌顿抑(myocardial stunning)。它与心肌梗死引起的收缩舒张功能异常不同,此时心肌并没有发生坏死,仍处于可逆性损伤阶段,经过一定时间(数天到数周)后收缩舒张功能最终可以完全恢复正常。具体表现为静止张力(指心肌在静息状态下受前负荷作用而被拉长时产生的张力)随缺血时间的延长逐渐升高,发展张力(指心肌收缩时产生的主动张力)逐步下降,再灌注时静止张力更加增高,如心室舒张末期压力(VEDP)增大,发展张力如心室收缩峰压(VPSP)越加降低,心室内压最大变化速率(±dp/dt max)降低。目前认为,心肌顿抑是心肌缺血-再灌注损伤的表现形式之一,自由基爆发性生成和细胞内钙超载-收缩蛋白降解是心肌顿抑的主要发生机制(图 12-7)。

1992 年,Kusuoka 等提出了钙超载-收缩蛋白降解理论,Gao 等对这一理论做了进一步的阐

明。该理论认为：心肌缺血后，在再灌注开始的数分钟内，细胞内 $Ca^{2+}$ 水平异常增高，激活了胞内的"钙依赖性蛋白酶"（calpains），该酶可降解收缩蛋白，引起收缩蛋白对钙的反应性降低，导致心肌顿抑的发生。该理论似可解释顿抑心肌许多特征性变化：①再灌注性顿抑心肌中都曾有一过性钙超载；②钙依赖性蛋白酶只引起局限性蛋白降解，因此在组织形态学上无明显异常；③收缩蛋白局限性降解并不影响顿抑心肌对正性肌力物质的正常反应；④新的收缩蛋白合成、更新需数日至 2~3 周，它与顿抑心肌功能完全恢复的时程相吻合。

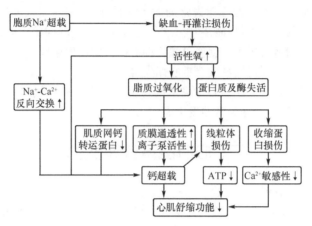

图 12-7 心肌顿抑的发生机制示意图

## （二）再灌注性心律失常

缺血心肌再灌注过程中发生的心律失常，称之为再灌注性心律失常（reperfusion arrhythmia）。其发生率高，以室性心律失常最多，如室性心动过速和心室纤颤等。动物实验证实，MIRI 过程中，出现心脏电活动异常的现象较为普遍，狗再灌注性心律失常的发生率为 50%~70%，大鼠为 80%~90%。临床观察发现，解除冠状动脉痉挛的血液再灌注，其发生率约为 50%；冠状动脉内溶栓疗法后的血管再通，其发生率高达 80%。再灌注性心律失常发生的基本条件如下。

（1）再灌区必须存在有功能上可以恢复的心肌细胞：这种心肌细胞存在越多，心律失常的发生率越高。

（2）再灌注前缺血时间的长短：实验证明，狗冠状动脉阻断后 15~45min 再灌注，心律失常的发生率最高，缺血时间过长或过短，其发生率都低。

（3）缺血心肌的数量、缺血的程度及再灌注恢复的速度：缺血心肌多、缺血程度重、再灌注恢复快，心律失常的发生率就高。

心律失常可由缺血直接引起，也可由再灌注触发，两者的机制不同。在缺血期，由于 ATP 减少，心肌 ATP 敏感性钾通道（ATP-sensitive $K^+$ channels，$K_{ATP}$）激活，钾外流增加使细胞膜超极化，心肌动作电位明显抑制，甚至不能兴奋，细胞与细胞脱耦联（cellular uncoupling），造成缺血性心律失常。

再灌注性心律失常的发生机制尚未阐明，可能与下列因素有关：

（1）再灌注心肌之间动作电位时程的不均一性，为折返性心律失常的发生提供了电生理基础。实验研究发现，再灌注的最初 30s，心肌动作电位迅速恢复，但缺血区心肌与正常区心肌动作电位的恢复有明显不同，即使是缺血细胞，动作电位的恢复也不相同。有的幅度高，持续时间长;有的幅度低,持续时间短。

(2)再灌注心肌动作电位后延迟后除极的形成,为再灌注性心律失常的发生奠定了基础。实验研究证实,再灌注时细胞内高 $Na^+$ 激活 $Na^+-Ca^{2+}$ 交换蛋白进行反向转运,使动作电位平台期进入细胞内的 $Ca^{2+}$ 增加,出现一个持续性内向电流,在心肌动作电位后形成短暂钙除极,即延迟后除极(delayed after depolarization),可造成传导减慢,触发多种心律失常。

(3)自由基导致的心肌细胞损伤、ATP 生成减少、ATP 敏感性 $K^+$ 通道激活等引起心肌电生理特性的改变,也促进了再灌注性心律失常的发生。另外,再灌注时被冲出的儿茶酚胺刺激 α 受体,提高了心肌细胞的自律性;再灌注时积聚在细胞外的 $K^+$ 、乳酸等代谢产物的冲走,也会暂时性影响心肌的电生理特性,进一步促使再灌注性心律失常的发生。

(4)再灌注可使纤颤阈降低,易致严重心律失常。

(5)近年来研究证明,再灌注性心律失常的发生与体内一氧化氮水平下降有关系,因为 L-精氨酸可明显减少再灌注性心律失常的发生。

# 二、心肌能量代谢变化

缺血时,心肌 ATP、磷酸肌酸含量迅速降低,尤以磷酸肌酸明显。由于 ATP 降解,使 ADP、AMP 含量升高。由于腺苷酸进一步降解为核苷类(腺苷、肌苷)及碱基(次黄嘌呤等),心肌中这些物质可增加百倍,这些非磷酸化嘌呤可进入血管,因而 ADP、AMP 迅速下降。如缺血损伤轻,心肌获得 $O_2$ 和代谢底物供应后,心肌高能磷酸化合物含量可较快恢复正常。若缺血损伤重,再灌注后心肌高能磷酸化合物含量不仅不回升,反而可能进一步降低。这是因为再灌注时自由基和钙超载等对线粒体的损伤使心肌能量合成减少;加之再灌注血流的冲洗,核苷类物质含量下降,以致合成高能磷酸化合物的底物不足。

# 三、心肌形态结构变化

再灌注损伤心肌的形态结构变化与单纯缺血心肌的变化性质基本相同,但前者程度更为严重。严重心肌缺血,出现凝固性坏死,可见基底膜部分缺失,质膜破坏,肌原纤维松弛、核染色质凝集、边缘化、线粒体膨胀、线粒体内嵴减少,但仍保持细胞大致轮廓。相反,在再灌注时,收缩蛋白大多保存,由于残存的 ATP 作用及在胞内钙超载的条件下,引起肌原纤维过度收缩,线粒体极度肿胀、嵴断裂、溶解,空泡形成、基质内致密物增多,并出现核及内质网等细胞结构完全破坏的收缩带坏死。这说明再灌注引起了快速的结构破坏过程,既破坏膜磷脂,也破坏蛋白质大分子及肌原纤维。再灌注损伤与缺血时间的依赖关系,提示在缺血过程中已经奠定了再灌注损伤的细胞及生化学的变化基础。

一般情况下,凝固性坏死发生在缺血程度严重的心内膜侧,收缩带坏死发生在缺血程度较轻、紧接心外膜侧或心肌内小血管的周围。再灌注所引起心肌收缩带坏死,目前应用改良性灌注法如低钙灌注、甘露醇高张液灌注、SOD 等,其疗效多数持否定意见,表明它是一种难治性收缩带坏死。

当然,再灌注损伤尚表现心肌细胞水肿、再灌注性心内膜下出血或出血性梗死、心肌酶漏出、心肌细胞凋亡等变化。

总之,心肌缺血性损伤与心肌再灌注性损伤既有密切的联系、又有本质的区别,尽管这个问题长期以来争执不休。从目前看,其主要区别似为:①前者是心肌氧供求失衡的一种损伤性表现,后者是在缺血性损伤基础上对重新获得血流供应的一种病理性反应,但不是简单的叠加性缺血性损伤;②前者是由于大血管闭塞导致微小血管血供中断,一般不发生微血管堵塞,后者出现微血管堵塞的"无复流现象";③前者心功能进行性下降,并且和梗死面积呈负相关,后者出现心肌顿抑;④前者心律失常多缓慢发生、逐渐增多,一般转化为心室颤动的较少,对 β 受体阻滞剂效果较好,后者多突然发生,常很快转化为心室颤动,一般对 α 受体阻滞剂效果较好;⑤前者多为凝固性坏死,后者多为收缩带或出血性坏死;⑥在心电图上,前者出现 S-T 段抬高、R 波振幅增加,后者则发生抬高的 S-T 段逐渐恢复至原水平,R 波振幅降低,可出现病理性 U 波(表 12-1)。

**表 12-1 心肌缺血性损伤与心肌再灌注性损伤的主要区别**

| | 心肌缺血性损伤 | 心肌再灌注性损伤 |
| --- | --- | --- |
| 发病环节 | 心肌氧供求失衡 | 再灌注血流病理性反应 |
| 微小血管 | 无堵塞 | 常见堵塞 |
| 心脏功能 | 进行性下降 | 心肌顿抑 |
| 心律失常 | 缓慢发生 | 突然发生 |
| | 较少为心室颤动 | 常很快转化为心室颤动 |
| | β 阻滞剂效果较好 | α 阻滞剂效果较好 |
| 心肌坏死 | 多凝固性坏死 | 多收缩带坏死 |
| 心电图 | S-T 段抬高 | S-T 段抬高不明显 |
| | R 波增加 | R 波降低 |
| | | 可出现病理性 U 波 |

# 第五节 心肌缺血-再灌注损伤的防治原则

心肌缺血-再灌注损伤的发生机制目前尚不十分清楚,故再灌注损伤的防治尚处在实验研究和临床实验观察阶段。目前认为,心肌再灌注损伤的防治应从以下几个方面着手。

## 一、消除心肌缺血原因,尽早恢复心肌供血

这是预防心肌再灌注损伤的首要环节。针对缺血原因,采取有效措施,尽可能在再灌注损伤发生的缺血时间以前恢复血流,避免严重的心肌再灌注损伤。

## 二、控制心肌再灌注条件

心肌再灌注时采用适当低温、低压和低流量灌注,则能避免原缺血心肌组织中氧急剧增高而产生大量自由基,还能降低缺血心肌代谢率,减少原缺血心肌能量代谢矛盾,并相应减少了代谢产物的堆积。用低钙、高钾的灌注液灌注,可明显减轻细胞内钙超载的发生和再灌注引起的原缺血心肌组织大量钾丢失。

# 三、改善心肌缺血组织代谢

缺血心肌有氧代谢低下,酵解过程增强,因而补充糖酵解底物如磷酸己糖有保护缺血心肌的作用;外源性 ATP 作用于细胞表面与 ATP 受体结合,或使细胞膜蛋白磷酸化,有利于细胞膜功能恢复,并可穿过细胞膜进入细胞直接供能;针对缺血时线粒体损伤所致的氧化磷酸化受阻,可以应用氢醌、细胞色素等进行治疗,延长缺血心肌的可逆性改变期限。实验证明,细胞色素 C 能增加线粒体的 ADP 磷酸化;醌类化合物则能加速电子传递或将电子直接传递给氢。当然,纠正酸中毒也是改善缺血组织代谢,减轻心肌再灌注损伤的重要措施之一。

# 四、清除自由基

自由基的产生既然是有机体在正常或病理条件下的常见现象,因此,在进化过程中也就形成了一系列对抗自由基、防止其损伤的系统。这一生化防护系统主要有两大了大类:低分子自由基清除剂及酶性自由基清除剂(表12-2)。

## (一)低分子清除剂

**1. 存在于细胞脂质部分的自由基清除剂** 维生素 E(α-生育酚)、维生素 A(β-胡萝卜素)等。

**2. 存在于细胞内外水相中的自由基清除剂** 半胱氨酸、维生素 C(抗坏血酸)、还原型谷胱甘肽(GSH)和 NADPH 等。

上述的自由基清除剂,能提供电子使自由基还原,如维生素 E 能还原 $O_2^-$、$^1O_2$ 及脂性自由基等;维生素 C 具有相同的作用,而且可协助维持维生素 E 处于有活性的还原状态;维生素 A 是 $^1O_2$ 的有效清除剂并能抑制脂质过氧化,与维生素 E 有相互增效作用;胞质中的 GSH 与 NADPH 在 CAT、GSH-PX 等抗氧化酶的协同作用下,能还原 $H_2O_2$、过氧化脂质、二硫化物及某些自由基。

## (二)酶性清除剂

酶性清除剂主要有超氧化物歧化酶(superoxide dismutase,SOD)、过氧化氢酶(catelase,CAT)、谷胱甘肽过氧化物酶(glutathione peroxidase,GSH-PX)及铜蓝蛋白(ceruloplasmin)等。

**1. SOD** 是一种金属酶,其活性中心含过渡金属元素铜、锌、锰或铁,哺乳类细胞含有两种 SOD,即胞质和血浆中的 $Cu^{2+}$、$Zn^{2+}$-SOD 和线粒体中的 $Mn^{2+}$-SOD。SOD 在各种组织中的活性可有较大差异,以肝、肾、脾等器官中含量较高。其主要功能是通过歧化反应清除 $H_2O_2$ 和 OH · 的前身 $O_2^-$,从而保护细胞免受毒性氧自由基的损伤。

$$2O_2^- + 2H^+ \xrightarrow{SOD} H_2O_2 + O_2$$

**2. CAT** 亦是一种金属酶,其活性中心含有铁-原卟啉辅基,广泛存在于动物的各种组织中,以肝和红细胞中最多。主要功能为催化过氧化氢分解为水和氧,达到清除 $H_2O_2$ 以避免高毒性 OH · 的产生。

$$2H_2O_2 \xrightarrow{CAT} 2H_2O + O_2$$

**3. GSH-PX** 是一种不含过渡金属元素而含硒的酶,可催化过氧化氢分解为水和氧,作用与

CAT 相似,但其效率低于后者,在缺乏 CAT 的脑和精子中可替代该酶。GSH-PX 的主要功能在于清除各种生物大分子的过氧化物,对于保护细胞的膜相结构和各种生物大分子起着重要的作用。

$$H_2O_2 + 2GSH \xrightarrow{\text{GSH-PX}} 2H_2O + GSSG$$

**4. ceruloplasmin**　是细胞外液中的一种主要抗氧化物,同时具有运输铜的功能。其主要的抗氧化机制在于:通过使二价铁氧化成三价铁,防止 Fenton 反应的发生,抑制了 OH· 的生成。

实验证明,黄嘌呤氧化酶抑制剂——别嘌呤醇及 OH·清除剂——二甲基亚砜(DMSO)等物质,也可减少自由基的生成和加快自由基的清除,而显著降低缺血-再灌注中的组织细胞损伤。

表 12-2　自由基清除剂的种类及作用

| 种类 | 作用 |
| --- | --- |
| 维生素 A | 疏水性抗氧化剂,清除 $^1O_2$ |
| 维生素 C | 亲水性抗氧化剂,清除 $O_2^-$、OH· |
| 维生素 E | 疏水性抗氧化剂,清除 $^1O_2$、$O_2^-$、OH· |
| 二甲基亚砜 | 直接清除 OH· |
| 别嘌呤醇 | 抑制 XO,减少 $O_2^-$ |
| 超氧化物歧化酶 | 歧化 $O_2^-$ 生成 $H_2O_2$ |
| 过氧化氢酶 | 酶解 $H_2O_2$ |
| 谷胱甘肽过氧化物酶 | 催化 $H_2O_2$ 还原为 $H_2O$ |
| 铜蓝蛋白 | 抑制 OH· 生成 |

## 五、减轻细胞内钙超载

许多实验证明,在缺血前或再灌注前使用钙通道阻滞剂可减轻心肌损伤时细胞内钙超载和维持细胞的钙稳态,如维拉帕米等,可根据病情适当选用。近年来研究表明,应用 $Na^+$-$H^+$ 交换蛋白及 $Na^+$-$Ca^{2+}$ 交换蛋白抑制剂可以更有效地防止心肌细胞内钙超载的发生。

## 六、中性粒细胞抑制剂的应用

采用中性粒细胞抗血清或抗中性粒细胞代谢药羟基脲可明显缩小缺血-再灌注后心肌的梗死面积。进一步研究表明,非甾体抗炎药物、脂氧化酶和环氧化酶抑制剂、前列环素及抑制中性粒细胞黏附的单克隆抗体均有减轻心肌缺血-再灌注损伤的作用。

## 七、黏附分子拮抗剂的应用

研究发现:应用选择素、$\beta_2$ 整合素和细胞间黏附分子的单克隆抗体在不同动物 MIRI 的模型中均显示了心肌坏死程度减轻,血清 CPK 活性降低等。研究表明:抗黏附分子治疗可成为临床预防 MIRI 的有效途径。

## 八、细胞保护剂的应用

近年来，提出了细胞保护的概念，即某些因素或药再灌注物，不是通过改变器官组织的血流量，而是直接增强组织、细胞对内环境紊乱的耐受力而起细胞保护作用。许多内、外源性细胞保护剂应用于心肌缺血-再灌注损伤，收到了良好的效果，如牛磺酸、金属硫蛋白等，具有抗脂质过氧化、调节 $Ca^{2+}$ 及溶酶体膜的作用。另外，肿瘤坏死因子单克隆抗体、甘露醇、前列腺素 E1 及 L-精氨酸等均有一定的抗心肌再灌注损伤作用。

## 九、中药制剂的应用

最近关于中药制剂在心肌缺血-再灌注损伤中的作用研究报道较多，认为中药制剂对心肌再灌注损伤有较好的防治作用，如粉防己碱、丹参、川芎嗪、三七、虎仗苷、葛根素等。

## 十、其　　他

以往研究表明，缺血预适应（ischemic preconditioning，I-Pre-C）对心肌缺血-再灌注损伤有一定的防治作用。其保护机制尚不清楚，可能与其对"触发因子-调节介质-终末效应器"通路的影响有关。近年来，动物实验结果显示，缺血后适应（ischemic postconditioning，I-Post-C）对心肌缺血-再灌注损伤也有较好的防治作用，其作用机制尚不完全清楚。

（王万铁）

### 参 考 文 献

金惠铭，王建枝 . 2013. 病理生理学 . 第 8 版 . 北京：人民卫生出版社，152～164.

卢建，余应年，吴其夏 . 2011. 新编病理生理学 . 第 3 版 . 北京：中国协和医科大学出版社，197～228.

王万铁 . 2011. 精编病理生理学 . 北京：清华大学出版社，132～145.

# 第十三章　心肌缺血预适应

## 第一节　预适应的概述

心肌缺血及再灌注损伤的发病机制复杂,因此单一的防治措施往往难以取得较好的效果。目前,通过调动机体内源性适应保护机制以减轻心肌缺血-再灌注损伤已经受到越来越广泛的关注。

## 一、预适应的概念

缺血是造成心肌细胞代谢障碍和功能异常的重要原因,严重时可引起细胞坏死。多年来人们一直认为,短暂缺血会引起心肌可逆性损伤,并使心肌难以承受再次缺血,反复多次的缺血发作可造成累积性心肌损伤甚至心肌梗死。1986 年 Murry 等报道,短暂夹闭狗冠状动脉左旋支 5min,再灌注 5min,重复 4 次后,持续夹闭左旋支 40min,再灌注 3h,可使心肌梗死面积比单纯夹闭左旋支 40min,再灌注 3h 组减少 75%,而局部血流量并无明显变化,从而首次提出了缺血预适应(ischemic preconditioning,I-Pre-C)的概念:反复短暂缺血-再灌注可以激发自身的适应性反应,使心肌对随后发生的持续性缺血的耐受力提高,对随后长时间的缺血-再灌注损伤产生明显保护作用的一种适应性机制。它又称为缺血预处理。这一概念的提出不但更新了以往的认识,而且为缺血心肌的保护尤其是激发机体内源性抗损伤机制开辟了新思路,迅速成为心血管领域的一个研究热点。

## 二、预适应的特点

**1. 有限记忆性**　若预适应与长时间缺血的间隔时间从 10min 延长至 1~2h,心肌细胞将不再"记忆"它曾被预处理过,故保护作用将随之消失。

**2. 双时相性**　预适应的保护作用在时间上呈现 2 个不连续的时相变化。

(1) 早期保护作用(early protection):是短暂缺血后即刻出现的保护作用,又称经典保护反应(classic protection),是延迟阶段保护作用的基础。它发生迅速,一般在预适应后 2h 内发生,保护作用明显但持续时间较短,可持续 1~3h,随再灌注时间延长而消失。一般而言,首次预适应后 1~5min 即可显现保护效应,其持续时间因动物种属而异,兔 30~60min,猪、大鼠约 60min,狗 90~120min。早期保护作用的意义主要在于延迟了缺血心肌发生坏死的时间。例如,正常狗心肌缺血 20min 即可发生不可逆损伤,但经预适应后,需缺血 40min 才出现坏死表现,这为挽救缺血心肌赢得了宝贵时间。

(2) 延迟保护作用(delayed protection):指在预适应后 24h 出现的保护作用。没有初始短暂阶段的保护作用,不可能发生延迟阶段的耐受。1992 年 Yamashita 等首先报道,狗经经典 I-Pre-C 后夹闭冠状动脉前降支 90min,再灌注 5h,心肌保护作用在 I-Pre-C 后即刻出现,12h 消失,24h 重现。随后在狗、兔、鼠和猪心脏均证实 I-Pre-C 存在延迟保护作用,又称为第二保护窗口(second

window of protection）。它是细胞的亚急性适应保护反应，与早期保护作用相比，延迟保护作用的强度较弱，在狗和兔，预处理后24h延迟保护作用降低心肌梗死范围的幅度为47%和45%，但延迟保护作用的持续时间较长，狗至少可持续48h，10d后完全消失，大鼠预适应后24h出现延迟保护作用可持续2~4d，因而可能具有更大的实用价值。

预适应的细胞保护作用与血流量的调节无关，是直接增强细胞对内环境紊乱的耐受力的适应性细胞保护反应。

**3. 非特异性** 利用反复短暂的I/R激发细胞内源性自我保护机制是一种简单有效的方法，适用于整体及器官水平的研究，在心外科亦有潜在的应用前景。除短暂I/R外，尚有许多方法可以诱导I-Pre-C的保护现象，包括冠脉结扎，乏氧血灌流心脏，高速率起搏心脏，增加心肌耗$O_2$而引起瞬时缺血，腺苷受体$A_1$激动剂，急性容量超负荷造成的心肌短时间张力增强，细菌内毒素预适应等。例如，一定时间的缺氧/复氧预适应不但可以用于整体、器官水平的研究，还可在组织和细胞水平研究预适应的现象及其机制；快速起搏预适应因增加耗氧使心肌相对缺血可诱导预适应的保护作用，较多用于预适应抗心律失常作用的研究。当然，给予亚致损伤量的药物（如内毒素减毒衍生物、去甲肾上腺素、内皮素等）造成组织损伤，以增强机体对后续长期缺血或其他有害刺激的耐受力的方法称为药物预适应，因其方法简单易行，且便于控制剂量，故有着良好的临床应用前景。将动物置于42℃温热环境或用42℃液体灌流心脏进行温度预适应（热休克）亦可激发机体内应激蛋白的生成，减轻组织的损伤。此外，还有学者采用能量应激预适应、牵张预适应等方法，这表明启动预适应保护作用的因素是非特异性的。预适应的方法各不相同，但对心脏发挥的保护作用十分相似，主要表现在：心肌梗死面积的减少，心肌收缩、舒张功能的恢复，心律失常发生率的降低。

**4. 普遍性** 预适应是生物界存在的一种普遍规律，具有种属、器官及预适应方法的普遍性。预适应可在多种不同种属动物中看到，但到达保护作用的阈值不同，如狗、猪、家兔、大鼠、人等。目前已经发现，预适应保护现象不仅限于心脏，在肠道、肝、肾、脑、骨骼肌及相应组织的血管床均存在着预适应保护效应，这说明预适应是机体对较轻损伤性刺激产生的一种内源性自我保护反应，其保护作用具有器官普遍性，是广泛存在于人体和多种动物的不同器官组织的普遍的生物学现象。此外，研究表明可以达到预适应效应的方法很多，它们均能发挥一定程度的保护作用，且可使用于不同器官。

**5. 时间特性** 激发I-Pre-C保护所需的I/R时间和次数因动物的种属而有差异。一般认为，一次性缺血的时间为2~5min。低于2min的短暂缺血所激发的I-Pre-C保护作用十分有限，超过5min的缺血并不能增强I-Pre-C的效果，而且超过10min的缺血已可造成兔心肌局灶性坏死，但在较大的哺乳动物如狗，亦有1次缺血15min可以产生I-Pre-C效应的报道。短暂缺血后再灌注持续的时间也可以影响预适应的效果。通常采用的再灌注时间是5~10min，在这个范围内激发的I-Pre-C保护作用最明显，如再灌注时间超过30min，I-Pre-C的保护作用减弱；超过90~120min，I-Pre-C的保护作用几乎不再出现。反复短暂I/R可在一定程度上增强I-Pre-C的保护作用，并避免因缺血时间过长对心肌造成不可逆的损伤。例如，2次2min短暂缺血减少随后30min持续缺血造成的心肌梗死范围的作用与1次5min缺血产生的保护作用相似，在狗最多有5min缺血后10min再灌注重复12次产生I-Pre-C保护的报道。但亦有学者认为1次适宜的激发与多次I/R产生的保护作用并无区别，盲目增加预适应次数并不一定能产生累加性保护效应，而且过多反复短暂I/R有可能因细胞膜受体的减敏（desensitization）降低或消除I-Pre-C的效果。一般而言，短暂I/R以重复2~4次较为适宜。

# 第二节　预适应的保护作用

短暂的缺血预适应作为一种损伤性应激原能够迅速有效地调动心肌自身的适应性反应,提高心肌对后续长时间缺血的耐受性。I-Pre-C 的保护作用主要涉及以下几个方面。

## (一)缩小心肌梗死的范围

降低持续性缺血造成的心肌梗死范围是 I-Pre-C 最经典的保护作用。尽管短暂 I/R 的时间与次数有所不同,I-Pre-C 可使狗 40~60min 缺血后心肌梗死面积减少 70%~92%;兔 30min 缺血后心肌梗死面积减少 38%~9l%;猪 60min 缺血后心肌梗死面积减少 78%;离体大鼠心脏 30min 缺血后心肌梗死面积减少 89%。I-Pre-C 显著地延迟心肌细胞坏死的作用是目前任何药物或其他措施难以比拟的。但需注意:I-Pre-C 能延迟而不是防止心肌细胞坏死的发生。

## (二)减轻心律失常的发生率和严重程度

恶性心律失常如心室颤动等是急性心肌梗死患者的主要死亡原因之一。动物实验表明,在体大鼠心脏经 3min I-Pre-C 后,可使结扎冠状动脉 30min 后再灌注的心律失常次数从对照组的 (1046±196)次减少到(76±44)次,其中室性心动过速和心室颤动发生率分别从 100% 与 75% 降低到 50% 与 7%。I-Pre-C 亦可减轻狗、猪和兔持续 I/R 后的心律失常。I-Pre-C 减轻心律失常的作用表现在使再灌注早期心律失常的绝对数量减少,严重心律失常的发生率降低,但不是使心律失常的发生时间后移。

## (三)改善心肌的收缩、舒张功能

短时间心肌缺血,血流恢复后心肌舒缩功能并不能迅速恢复,在一段时间内处于功能抑制状态,这种可逆性心肌功能低下称为心肌顿抑(myocardial stunning)。缺血可因心肌顿抑引起心肌收缩抑制,亦可因心肌坏死造成收缩成分不可逆损伤而导致心功能障碍。I-Pre-C 可明显减轻 I/R 引起的心脏收缩功能降低,提高左心室±dp/dt max,改善左心室舒张期末压力,增强心肌收缩力。目前尚难以区分 I-Pre-C 改善 I/R 后心肌功能是通过减轻可逆性心肌顿抑或不可逆性心肌坏死,还是两者兼而有之。有学者认为心肌顿抑可能通过抑制 ATP 消耗参与预适应的保护作用。但是,结扎狗冠状动脉 5min 能启动预处理保护机制,却不会引起心肌顿抑;I-Pre-C 的早期保护作用一般持续 2~3h,心肌顿抑则需更长的时间才能恢复;5min 缺血可使兔心抗缺血坏死的时间延长 30min,但此期心肌顿抑并无明显改善。这提示 I-Pre-C 保护与心肌顿抑之间可能没有直接关系。I-Pre-C 能显著缩小心肌梗死面积提示持续 I/R 后心功能的改善至少部分是由于减轻了心肌坏死。I-Pre-C 还能改善缺血心肌的代谢状况,使心肌 ATP 含量增高,乳酸生成减少;显著减轻心肌超微结构的不可逆损伤,减少心肌细胞内酶的漏出。亦有研究表明 I-Pre-C 还可减轻血管内皮的损伤,改善再灌注后的心肌微循环。

## (四)改善心肌的能量代谢

多次研究表明经过 I-Pre-C,心肌 ATP 的含量明显增加;在随后较长时间的缺血中,其 ATP 的消耗也明显减少;换言之 I-Pre-C 后的心肌 ATP 储备显著增多,使心肌细胞可以承受较长时间的缺血打击而维持其活力,不至于迅速发生死亡。与此同时,研究还发现 I-Pre-C 可使心肌糖原储备减少,因此,在随后的持续性缺血中无氧代谢所产生的乳酸显著减少,使心肌酸中毒减轻。

此外,在 I-Pre-C 过程中与短暂缺血伴随的再灌注可以冲洗缺血期产生的大量 $H^+$、NH、无机磷酸盐等代谢产物,有助于增加心肌代谢的稳定性。

有实验表明,I-Pre-C 可以减轻持续缺血引起的心肌酸中毒和收缩、舒张功能抑制;而 I-Pre-C 延迟心肌 pH 下降的作用比减轻能量耗竭的作用更明显。这些均提示,在 I-Pre-C 的早期保护作用中,减轻酸中毒远比缓解能量代谢紊乱更重要,减少 $H^+$ 生成可能是保证心肌细胞生存的重要因素。小剂量去甲肾上腺素和异丙肾上腺素预适应产生的心肌保护作用也伴有糖原含量减少,这些研究均支持预适应减轻持续缺血时的酸中毒,进而改善心肌舒缩和代谢的假说。因此,减少代谢产物的积聚可能在 I-Pre-C 减少心肌损伤的保护作用中有重要的影响。

# 第三节　预适应的保护机制

缺血预适应保护的机制十分复杂,目前尚未完全阐明。自 20 世纪 80 年代中期以来,I-Pre-C 的机制研究取得长足的发展,其中很多学说已得到充分的研究和肯定,如腺苷受体学说、蛋白激酶 C 信号通道学说、ATP 敏感性 $K^+$ 通道学说、抗氧化酶及诱导型一氧化氮合酶学说、核转录因子-κB 信号转导机制学说等。近年来,人们以内源性保护介质为起点,以细胞信号转导通路为中心,以 ATP 敏感性 $K^+$ 通道($K_{ATP}$ 通道)为终点,经过潜心研究逐渐形成了"触发剂-调节介质-终末效应器"的理论体系,初步认定作为心肌缺血预适应的保护机制。

# 一、触　发　剂

触发剂又称触发因子,是预缺血适应在局部释放的代谢物和受体激活物。其中代谢物包括腺苷、缓激肽、一氧化氮、反应性氧族(活性氧)等;受体激活物包括内皮素、血管紧张素 Ⅱ、去甲肾上腺素、阿片肽等。它们的主要作用是激活受体(主要是 G 蛋白耦联受体),通过 G 蛋白-磷脂酶 C(D)-蛋白激酶 C 等途径驱动一个或多个信号瀑布,最终激活调节介质。

## (一)腺苷

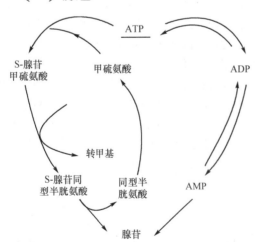

图 13-1　心肌细胞腺苷的生成途径示意图

**1. 腺苷的生成**　腺苷(adenosine)是 ATP 的分解产物(图 13-1)。在正常情况下,心肌细胞内腺苷主要由 S-腺苷同型半胱氨酸水解生成,催化此代谢途径的酶对组织氧张力的变化不敏感。在缺血、缺氧的条件下,胞质 $5'$-核苷酸酶活性增加,加速腺苷酸分解,AMP 去磷酸生成腺苷成为重要途径。在细胞内生成的腺苷经核苷酸载体转运至组织间隙。

**2. 腺苷受体及其亚型的激活**　腺苷受体共有 5 种亚型,$A_1$、$A_{2a}$、$A_{2b}$、$A_3$ 和 $A_4$。$A_1$ 受体与对百日咳毒素敏感的 G 蛋白相耦联。在心房,$A_1$ 受体通过依赖和非依赖 cAMP 的方式介导负性变时和负性变力作用,减弱儿茶酚胺对心脏的刺激。$A_1$ 受体还介导 $K^+$ 通道的激活。心脏 $A_3$ 受体激活可减少 cAMP 生成,但 $A_3$ 受体的作用是否是 Gi 蛋白介导的尚未定论。已经证实鸡和豚鼠心室肌细胞存在 $A_2$ 受体亚型,其与 $A_1$ 受体激活抑制 cAMP 生成的作用相反,A$_2$ 受体亚型与 Gs 相连,刺激 cAMP 生成。冠脉血管平滑肌可表达高亲和力的 A$_{2a}$ 受体,其经 Gs 增加 cAMP 水平,引起血管舒张。冠脉内皮细胞可表达低亲和力的 A$_{2b}$ 受体,它通过 Gs 增加 cAMP 水平,可能参与内皮细胞间隙连接的调节。

　　腺苷受体激活在预处理保护机制中起重要作用。1991 年 Liu 等首先报道采用非特异性腺苷受体阻断剂 8PT(8-sulphophenyhheophylline)和 PD115199 可以消除兔脏 I-Pre-C 的保护作用。狗心 4 次 5minI/R 预处理,持续缺血后再灌注即刻、10 min 及 30min 时,冠状静脉内腺苷含量分别比单纯 I/R 组升高 2、2.7 和 2.1 倍。给狗经冠状动脉输入外源性腺苷,可以明显减轻单纯 I/R 引起的心肌坏死。实验结果表明,短暂缺血可使腺苷水平较正常增加几倍,通过腺苷受体诱导 I-Pre-C 的保护作用。在狗、猪及兔心脏给予 A$_1$ 受体激动剂可以模拟 I-Pre-C 的保护效应。近年的研究还证明:A$_3$ 受体激动剂可使兔心肌梗死面积缩小,培养的心肌细胞的坏死程度减轻,使用 A$_3$ 受体阻断剂可使 I-Pre-C 的保护作用减弱或消失;应用 A$_2$ 受体激动剂则不产生对心肌的保护作用。这些结果说明腺苷受体 A$_1$ 与 A$_3$ 的激活是预处理保护机制的重要环节,其中 A$_3$ 受体激活启动了 I-Pre-C 的保护,与 A$_1$ 受体发挥协同作用;A$_2$ 受体激活抑制了 ET 释放,扩张了冠脉血管,改善心肌的血流供应,为 I-Pre-C 的保护提供保障;A$_1$ 受体激活进一步强化了 I-Pre-C 的保护,与 A$_3$ 受体发挥协同作用,既参与了早期保护效应,又参与了延迟保护效应。有趣的是尽管大鼠心脏也存在着明显的 I-Pre-C 现象,但阻断腺苷受体却不能消除 I-Pre-C 的保护效应,这提示虽然预适应保护是普遍的生物学现象,但其机制存在着种属差异,腺苷受体激活是其重要的但不是唯一的触发环节。

　　**3. 腺苷对心脏的保护机制**　激活腺苷受体对心肌保护的具体机制尚未阐明,可能涉及的途径如下。①改善心肌能量代谢:腺苷可使冠脉血管扩张,增加心肌供氧;而 A$_1$ 受体介导的负性变力作用又可以减少心肌氧耗,有利于维持供氧与需氧的平衡;腺苷对心肌糖代谢也有多方面的影响,如腺苷可增加心肌对葡萄糖的摄取、刺激糖酵解及增加葡萄糖氧化等,这些均有利于 I/R 时 ATP 的补充和高能磷酸物质的保存。能量代谢的改善提高了心肌对长时间缺血和再灌注损伤的耐受性。②对抗儿茶酚胺对心肌的毒性作用:有学者认为腺苷对心肌的保护作用部分是由其对抗儿茶酚胺对心肌的毒性作用实现的。心肌缺血刺激大量儿茶酚胺释放,增加心肌耗氧而加重心肌损伤。腺苷可抑制儿茶酚胺的释放,减轻 α$_1$ 和 β 受体兴奋的反应,特别是腺苷能影响 β 受体对离子通道的调节作用,可能是内源性拮抗儿茶酚胺过度反应的机制之一。如腺苷可减少儿茶酚胺对心肌 L 型钙通道的开放,抑制细胞外 Ca$^{2+}$ 内流,减轻细胞内钙超载,从而保护心肌。亦有资料显示,腺苷可抑制心肌瞬时内向电流(cardiac transient inward current),减少心律失常的发生。③激活 ATP 敏感的 K$^+$ 通道(ATP sensitive K$^+$channel,K$_{ATP}$通道):动物实验显示,刺激心肌细胞 A$_1$ 受体可激活 K$^+$ 通道,抑制此通道可消除腺苷减少心肌梗死范围和改善顿抑心肌功能的保护作用,说明腺苷对心肌的保护作用至少部分是由 K$^+$ 通道介导的。④激活蛋白激酶 C(protein kinase C,PKC):有学者报道,应用 PKC 抑制剂可消除预适应的保护作用,而在心肌持续缺血前给予 PKC 激动剂可模拟 I-Pre-C 对心脏的保护作用,表明 PKC 活化可能是腺苷受体激活产生预适应保护的下游机制之一。图 13-2 显示在兔心 30min 持续缺血前给予 PKC 抑制剂 staurosporine 或多黏菌素 B 并不能改变心肌梗死范围,提示持续缺血可能不引起 PKC 活化,PKC 也不是造成心肌损伤的信号转导分子。心肌持续缺血前静脉给予腺苷受体激动剂 R-PIA 能明显减小心肌梗死范围,其保护作用可为 staurosporine 或多黏菌素 B 完全消除,说明腺苷受体激活产生的预适应保护作用需要 PKC 的活化。但是,目前尚无资料证实腺苷受体激活是如何活化 PKC 的。曾有报道,R-PIA 可增加豚鼠乳头肌 IP$_3$ 含量,此作用可被 A$_1$ 受体阻断剂消除。⑤减轻超氧阴离子对心肌的损伤:超氧阴离子大量生成是造成 I/R 损伤的重要机制。有学者认为,腺苷能减少再灌注时超氧阴离子的生成而减轻心肌细胞的损伤。⑥减轻心肌炎症反应：研究发现，腺苷可下调心肌 TNF-αmRNA、ICAM-1mRNA 的表达，抑制中性粒细胞（neutrophils）的激活、黏附、聚集，减少氧自由基的生成，同时减轻心肌的炎症反应。

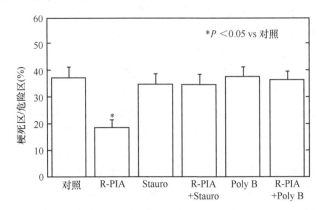

图 13-2　蛋白激酶 C 抑制剂对心肌梗死范围的影响示意图

## （二）血管内皮源性介质

血管内皮源性介质主要有缓激肽（bradykinin）、前列环素（prostaglandinI$_2$，PGI$_2$）和一氧化氮（nitric oxide，NO）等，它们均具有保护心肌的作用。

缺血引起组织 pH 降低，激活存在于血管平滑肌纤维的激肽释放酶原，使之转变成激肽释放酶，后者引起内皮细胞释放缓激肽。其作用于血管内皮细胞上的缓激肽 β$_2$ 受体，诱发某些蛋白激酶 C 同构体迅速而短暂的易位，触发内皮细胞释放 PGI$_2$ 和 NO，发挥心肌保护效应。Feng 等运用家兔离体心脏模型，在冠状动脉内给予缓激肽预适应，发现心肌梗死面积明显缩小，再灌注后心肌功能显著改善。Tang 等研究发现，应用缓激肽 β 受体拮抗剂（HOEl40）或蛋白激酶 C 阻断剂（多黏菌素 B），可取消 I-Pre-C 的心肌保护效应。Schulz 等实验研究表明，当给予单次缺血刺激或缺血时间较短时，缓激肽是必需的 I-Pre-C 触发因子；而在反复多次或较长的缺血刺激下，腺苷则发挥更重要的作用。另外，有研究发现前列环素可能参与预适应的抗心律失常作用，但尚无证据说明其有减少心肌梗死范围的作用。阻断 L-Arg-NO 代谢途径可以消除 I-Pre-C 的抗心律失常作用，冠脉局部注入亚甲蓝阻断 NO 的作用亦可阻断 I-Pre-C 对狗心律失常的影响。这些结果提示缓激肽、PGI$_2$ 和 NO 可能是 I-Pre-C 抗心律失常的重要介质。干扰血管内皮源性介质生成可以阻断 I-Pre-C 抗心律失常作用，但不能减少心肌梗死的范围。这些结果也提示，I-Pre-C 的抗心律失常机制和抗心肌坏死机制可能不同。

Kim 等报道，清醒狗 10min 冠状动脉阻塞，再灌注 6h 冠脉血管对内皮依赖性血管扩张剂的反应开始增加，1~2d 达到高峰，心肌 NO 含量亦同步上升，显示了冠脉 eNOS（内皮型）及 iNOS（诱导型）表达上调，证实了 I-Pre-C 的保护机制与冠脉 NOS 表达上调有关。Jones 等实验证实了 I-Pre-C 能促进 NO 生成增加，升高的 NO 又刺激了 NOS mRNA 转录水平的升高，使延迟相中 NO 水平进一步上升，发挥心肌保护作用。另外，张峰等研究表明，在早期相 NO 水平增高主要由 eNOS 活性增强所致，它激活鸟苷酸环化酶使环磷酸鸟苷（cGMP）水平升高，通过 cGMP 信号转导通路降低心肌耗氧、提高心肌供能及减轻细胞内钙超载而早期保护心肌；延迟相中 NO 水平的升高主要由 iNOS 活性增强所致，它与超氧阴离子结合形成过氧化亚硝基阴离子，经过其降解产生 OH·，通过 ROS-PKC 信号转导通路产生延迟心肌保护效应。

### （三）反应性氧族

反应性氧族又称活性氧（reactive oxygen species，ROS）。在 I-Pre-C 期间，短暂的缺血、缺氧可诱导产生低水平的 ROS，这不仅无害反可驱动 I-Pre-C 的保护效应。一方面低水平 ROS 可激活 PKC，导致 $K_{ATP}$ 通道的开放；另一方面低水平 ROS 诱导机体内源性抗氧化剂（EMPG）的合成，加快体内自由基的清除，从而发挥保护心肌的作用。

### （四）去甲肾上腺素

大鼠心肌短暂缺血后去甲肾上腺素（norepinephrine，NE）释放增加；小剂量应用外源性去甲肾上腺素可代替 I-Pre-C 使鼠心再灌注期心功能损伤减轻；$\alpha_1$ 肾上腺素能受体激动剂苯肾上腺素也可启动鼠心的预适应机制；肾上腺素能激动剂增强兔心抗缺血损伤的能力可被 $\alpha_1$ 受体拮抗剂阻断，用利舍平预先耗竭突触前神经末梢去甲肾上腺素后，兔心 I-Pre-C 保护效应明显减弱。这些资料均提示短暂心肌缺血后去甲肾上腺素释放增加和 $\alpha_1$ 受体激活可能参与 I-Pre-C 的保护作用。已有报道 $\alpha_1$ 受体激动剂对离体大鼠心脏 I/R 的保护作用可为 PKC 抑制剂所阻断；$\alpha_1$ 受体激动剂可产生与短暂缺血刺激相同的促 PKC 由胞质向细胞膜转位激活的作用，提示 $\alpha_1$ 受体的激活可能通过肌醇磷脂信号转导通路活化 PKC，产生 I-Pre-C 的保护作用。也有学者报道苯肾上腺素并不能对鼠心肌 I/R 产生保护作用，$\alpha_1$ 受体拮抗剂 prozasine 不能阻断去甲肾上腺素启动的心肌保护作用。

### （五）血管紧张素 II

应用血管紧张素 II（Ang II）灌流离体兔心能明显减轻 30min 持续缺血后 2h 再灌注后心肌梗死面积；采用 ATI 受体拮抗剂可阻断其预适应的保护作用。心肌细胞 Ang II 受体中的 ATI 亚型通过 G 蛋白耦联磷脂酶信号转导通路，介导 PKC 的激活。Ang II 可激活脂酶 C（phospholipase C，PLC），在早期快速生成二磷脂酰甘油（DAG），继而激活 PKC；Ang II 亦可激活磷脂酶 D，缓慢而持久地激活 DAG，再激活 PKC。

### （六）阿片肽

目前研究证实，阿片肽及其受体广泛参与了机体许多器官对缺血或缺氧损伤的保护。内源性阿片肽除中枢外，广泛存在于心肌细胞膜和血管壁上，对心血管功能具有重要的调节作用。阿片肽类物质参与 I-Pre-C 的机制可能是通过 δ-阿片肽受体与 G 蛋白耦联，激活磷脂酶 C 或磷脂酶 D，使磷脂酰肌醇-4,5-二磷酸（$PIP_2$）分解，生成二酯酰甘油（DAG）和三磷酸肌醇（$IP_3$）。$IP_3$ 可促进细胞内 $Ca^{2+}$ 释放，DAG 可促进 PKC 活化，进而调节细胞的功能与代谢，最终产生对心肌的保护作用。Ho 等研究发现，应用阿片受体激动剂 U50488H 进行预处理，可以激活 PKC 及增加 HSP 来增强心肌的保护作用。

此外，还有学者观察到用蕈毒碱 $M_2$ 受体激动剂处理兔心，可提高 I/R 时心肌 ATP 含量和改善心脏功能，应用阿托品可阻断此作用，提示乙酰胆碱类物质及 $M_2$ 受体也可能通过 G 蛋白耦联受体介导了 I-Pre-C 的部分保护效应。

## 二、受体耦联 G 蛋白

G 蛋白是由 α、β、γ 亚单位组成的异三聚体，对细胞膜受体与选择性效应蛋白之间的信号转导有重要的调节作用。按其亚单位的结构和功能,可分为 Gs、Gi、Gq、$G_{12}$ 四个亚家族。腺苷受体、$\alpha_1$ 受体、Ang II 受体等都属于 G 蛋白耦联受体,通过激活不同的 G 蛋白,产生多种生物学功能。

### (一) Gi 介导的细胞信号转导通路

实验表明,I-Pre-C 时大鼠心肌 Gs 含量及其对腺苷酸环化酶的刺激作用均无明显变化,提示 Gs 可能不参与介导 I-Pre-C 的保护反应。腺苷 A1 和 A3 受体与 Gi 耦联,通过抑制腺苷酸环化酶活性,减少 cAMP 生成,产生 I-Pre-C 保护作用;亦可通过与 Gi 相连的 $K^+$ 通道,调节心肌功能。Thorton 等应用百日咳毒素抑制 Gi 的活化,可以阻断兔心 I-Pre-C 的保护作用。有报道 5min 短暂缺血可使狗心 Gi 功能抑制,随后的再灌注和再次缺血使 Gi 活性恢复甚至超过对照水平,间接提示 Gi 激活可能是 I-Pre-C 时受体信号转导系统的重要环节。用免疫印记法直接检测 4 大鼠心脏 Gi 蛋白的含量,表明持续 30min 缺血或 15min 再灌注可使 $G\alpha i_2$ 与 $G\alpha i_3$ 含量比非缺血对照组分别升高 37% 和 42%,Gi 对腺苷酸环化酶的抑制作用也增强。而经 3 次 5minI/R 预处理后,同样持续 I/R 组大鼠心脏 Gi 含量及功能与对照组相似,这提示大鼠心脏 Gi 蛋白的激活是 I/R 时介导腺苷酸环化酶信号转导系统功能障碍和心功能异常的重要环节,而 I-Pre-C 的保护作用可能不是通过激活 Gi 实现的,但不能排除与腺苷受体相连的 Gi 激活也存在着种属差异性。

### (二) Gq 介导的细胞信号转导通路

$\alpha_1$ 受体和 Ang II 受体与 Gq 耦联,作用的效应蛋白是位于细胞膜上的磷脂酶 C 亚型。迄今已克隆出四种 PLC-$\beta$ 亚型同工酶,称为 $\beta_1$、$\beta_2$、$\beta_3$ 和 $\beta_4$。G$\alpha$q 激活,通过与 PLC-$\beta$ 亚型 C 端富含赖氨酸残基和精氨酸残基的区域结合,可增加四种 PLC-$\beta$ 亚型的活性,促进磷脂酰肌醇-4,5-二磷酸($PIP_2$)分解,生成二酯酰甘油(DAG)和三磷酸肌醇($IP_3$)。$IP_3$ 可促进细胞内 $Ca^{2+}$ 释放;DAG 可促进 PKC 活化,进而调节细胞的功能与代谢。有研究显示来自 Gi 的 $\beta$、$\gamma$ 亚单位可刺激 PLC-$\beta_2$ 和 PLC-$\beta_3$,提示细胞信号转导通路之间可能存在着交互调节。用免疫印记法检测到 30minI/R 大鼠心脏 G$\alpha$q/11 蛋白含量与对照组无差异,提示持续缺血并未激活 Gq,而 5minI/R 预处理使心脏 G$\alpha$q/11 含量升高 45%,这提供了 I-Pre-C 是通过激活 Gq 介导其保护作用的直接证据。

# 三、调 节 介 质

调节介质主要包括 3 个部分的内容。①上游成分:蛋白激酶 C(protein kinase C,PKC)、蛋白激酶 G(protein kinase G,PKG)、磷脂酰肌醇-3 激酶(phosphatidylinositol 3-kinase,PI3K)、酪氨酸蛋白激酶(tyrosine protern kinases,TPKs)及丝裂原活化蛋白激酶(mitogen activated protein kinases,MAPKs)。②中游成分:核转录因子-$\kappa$B(nuclear transcription factor-$\kappa$B,NF-$\kappa$B)及活化蛋白-1(activated protein-1,AP-1)。③下游成分:热休克蛋白(heat-shock proteins,HSPs)、抗氧化酶(antioxidant enzyme,AE)、一氧化氮合酶(nitric oxide synthase,NOS)、糖原合成酶激酶 3$\beta$(glycogen synthase kinase 3$\beta$,GSK3$\beta$)、核糖体 S6 蛋白激酶(ribosomal S6 kinase,RSK)、环氧化酶-2(cyclooxygenase-2,COX-2)及醛糖还原酶(aldose reductase,AR)等。上游成分可活化中游成分,进而促使下游成分如各种保护蛋白及 NO 的合成,通过终末效应器发挥心肌保护效应。

### (一) 蛋白激酶 C

**1. PKC 的概念与分类** PKC 是一类磷脂依赖性蛋白激酶,可催化细胞内蛋白质丝/苏氨酸残基磷酸化,是肌醇磷脂信号转导通路中的重要信号分子,可被许多因素激活,包括生长因子、激素、神经递质等。目前已从不同种属的器官组织分离、纯化出至少 11 种 PKC 亚型,按其生化性质及结构可以分为 4 类:①传统型 PKC(cPKCs):有 α、β$_1$、β$_2$ 和 γ4 种亚型,可被 Ca$^{2+}$、磷脂酰丝氨酸(PS)、DAG 或佛波酯(PMA)激活,均在多种组织表达;②新型 PKC(nPKCs):有 δ、ε、η、θ 4 种亚型,可被 PS、DAG 和 PMA 激活,但对 Ca$^{2+}$ 不敏感,其组织表达特性以 δ 最为广泛,ε 以脑为主,η 主要集中在肺、皮肤、心脏,θ 在骨骼肌最多;③不典型 PKC(aPKCs):有 ζ 和 λ 两种亚型,可由 PS 和 PMA 激活,对 Ca$^{2+}$ 和 DAG 不敏感,ζ 具有广泛组织表达,而入主要存在于子宫和睾丸;④PKC-μ:由 PIP$_2$ 激活,对 Ca$^{2+}$ 和 DAG 不敏感,主要在肾、肺、心、脑表达,但在正常组织中表达较低,在细胞发生恶性转化时表达明显增加。PKC 在心肌细胞内的分布随生长发育的程度而有变化。在乳鼠心肌细胞含有丰富的 α、δ、ε 和少量 ζ 和 η,而成年大鼠心肌 PKC 各亚型含量均低于乳鼠心肌。

**2. PKC 的变化**　动物实验表明,在离体灌流兔心,用 DAG 或 PKC 激动剂 PMA 可模拟 I-Pre-C,明显减少心肌梗死范围。PKC 抑制剂 staurosporine 或多黏菌素 B 可阻断 5min 缺血后 10min 再灌注预适应对兔心的保护作用。PKC 激动剂在大鼠心脏亦能模拟 I-Pre-C 的保护,其作用为 PKC 特异性抑制剂 chelel、ythrine 阻断。狗心用 CaCl$_2$ 预适应能模拟 I-Pre-C,使细胞膜 PKC 活性增加,心肌梗死范围缩小,同时使用多黏菌素 B 则消除 Ca$^{2+}$ 预适应的心肌保护作用。在体外培养的心肌细胞,PMA 能模拟而多黏菌素 B 能完全消除缺氧预适应的细胞保护作用,在细胞水平证实 PKC 活化是 I-Pre-C 保护的重要机制。已有实验表明,苯肾上腺素、AngⅡ、缓激肽及腺苷预适应的缩小心肌梗死范围的作用均可被 PKC 抑制剂所阻断,提示在不同种属的动物,多种方式预适应所激发内源性保护机制,可以通过不同的信号转导通路汇集到 PKC 这一共同环节,产生心肌保护作用。

有学者报道,PMA 在猪心不能产生 I-Pre-C 的保护作用。在 I-Pre-C 的狗心用组织化学方法未能检测到 PKC 活性升高;PKC 抑制剂在猪心不能消除 I-Pre-C 的保护作用,这可能与动物种属、PKC 抑制剂的种类特别是 PKC 多种亚型的作用不同有关。另有研究表明,I-Pre-C 的心肌保护作用只与 PKC 某些异构体的激活、转位有关,不影响 PKC 总活性,与 PKC 总活性无关。

**3. PKC 的转位与活化**　在正常心肌,80% ~ 90% 的 PKC 以非活化状态存在于细胞质,存在于细胞膜(颗粒)部分的约占 10%。短暂心肌缺血可使胞质 PKC 活性降低,而胞膜 PKC 活性明显增加。缺血 1min,心肌细胞膜 PKC 活性比对照组增加 15%,缺血 2.5min 及 5min 时,胞膜 PKC 活性增加 50%。曾有学者认为,短暂缺血引起内源性保护介质释放,经 G 蛋白耦联受体激活 PLC,促进 DAG 生成,诱导 PKC 的构型改变,构型改变后的 PKC 与膜酸性脂质的亲和力增加,从而导致胞质 PKC 向胞膜转移并表现出活性,即转位和激活是同时发生的。近年来,Cohn 等学者提出了二步假说(two-step hypothesis):短暂缺血引起的受体激活使得胞质 PKC 向胞膜移位与胞膜结合,但此时并不伴有 PKC 的激活或磷酸化作用。在随后的持续缺血期间,经 A1 等内源性保护介质受体的再占据,才使先前已转位到细胞膜的 PKC 活化,并促进底物蛋白质磷酸化。在预处理的短暂缺血期抑制 PKC 活性,不能阻断保护作用;而预先用 PMA 预处理使 PKC 发生转位,其对持续缺血心肌的保护作用可被 staurosporine 阻断,这提示在长期缺血之前的 PKC 快速转位是 I-Pre-C 保护作用的基础,而持续缺血时 PKC 的迅速活化才能导致保护效应的产生,这也解释了为什么对未经 I-Pre-C 的心脏应用 PKC 抑制剂不能产生保护作用。Mitchell 等观察到短暂缺血引起大鼠心肌 PKC-δ 和 PKC-ε 的移位。令人感兴趣的是,PKC-δ 向心肌细胞膜转移,而 PKC-ε 则主要转移向细胞核。已有学者证实,在预适应的狗和家兔心脏,PKC-ε 从胞质向细胞膜转移,并与减轻心律失常和心肌梗死的延迟保护作用有关。

**4. PKC 对心肌的保护机制** 由于 PKC 亚型种类繁多、功能复杂,PKC 激活产生 I-Pre-C 保护的具体机制尚不明确,可能通过对信号转导系统及蛋白质磷酸化的调节参与早期保护反应;通过对基因表达调控参与延迟保护反应。

(1) 促进靶蛋白磷酸化:PKC 激活通过磷酸化靶蛋白(如催化 TnI 和 TnT 磷酸化、激活离子通道等)产生多种生物学作用。例如,调节细胞代谢和蛋白质合成、介导细胞生长和增殖的信号转导、调节核基因的表达和功能、影响细胞周期和细胞凋亡等。在培养的乳鼠心肌细胞缺氧预处理使 PKC 活性增强,某些蛋白条带(66 000 和 31 000)的蛋白磷酸化明显增加,而 H7 完全消除缺氧预处理引起的 PKC 激活和增强蛋白磷酸化的作用。说明 I-Pre-C 可诱导 PKC 激活进而引起底物蛋白磷酸化实现其保护作用,但其磷酸化底物蛋白的性质有待进一步研究。

(2) 激活细胞外 5′-核苷酸酶:5′-核苷酸酶(ecto-5′-nucleol,idase,5′-NT)是 PKC 磷酸化的底物。有学者提出在缺血心肌,不仅胞质 5′-NT 促进 AMP 去磷酸化生成腺苷,而且由于腺苷酸从细胞内漏出到组织间隙增多,胞外 5′-NT 活性增加也加速腺苷生成。I-Pre-C 保护作用与胞外 5′-NT 活性和腺苷释放水平呈平行关系;抑制 5′-NT 活性,消除 I-Pre-C 缩小狗心肌梗死范围的保护作用;I-Pre-C 增强细胞对缺血的耐受性和增加胞外 5′-NT 活性的作用可被多黏菌素 B 消除。

(3) 调节基因转录,刺激应激蛋白生成:短暂缺血引起某些 PKC 亚型向细胞核转位可能与调节基因转录、刺激应激蛋白生成有关。例如,HSPs 作为一种心肌保护蛋白可能参与了 I-Pre-C 的延迟保护作用。在温度预适应大鼠肝细胞内 PKC 激活先于 HSP mRNA 的表达增加;PKC 抑制剂可抑制温度预适应大鼠心肌 HSP 的转录,并阻断预适应对心肌的保护作用。亦有报道,PKC 抑制剂能消除 I-Pre-C 的延迟保护作用。上述资料说明,PKC 可能通过调控内源性应激蛋白的转录而介导心肌的延迟保护作用。

## (二) 蛋白激酶 G

蛋白激酶 G(PKG)介导的信号在再灌注早期的保护作用已受到关注。一氧化氮供体或利钠肽家族成员可激活颗粒性或可溶性鸟苷酸环化酶(particulate or soluble guanylyl cyclase,pGC 和 sGC),引起受磷蛋白(phospholamban)和肌钙蛋白磷酸化。一方面增强肌质网钙泵的钙摄取,降低胞质内游离钙浓度;另一方面使肌原纤维对 $Ca^{2+}$ 的敏感性降低,这两者共同作用,降低再灌注心肌由于钙超载引起的过度收缩的危险性。一氧化氮供体还可抑制再灌注心肌白细胞激活和引起血管扩张。实验表明,内皮素受体(ETA/ETB)阻断剂 bosentan 对缺血-再灌注心肌的保护作用是通过增强内皮型一氧化氮合酶(eNOS)蛋白的表达和一氧化氮生成介导的;NOS 抑制剂或敲除 eNOS 基因的小鼠,bosentan 的保护作用消失。但也有学者认为,一氧化氮也可以通过自由基介导的机制或 cGMP 信号途径引起心肌细胞凋亡。

## (三) 磷脂酰肌醇-3 激酶

磷脂酰肌醇-3 激酶(PI3K)介导的 PI3K-Akt 通路是细胞内重要的信号转导信号转导之一,可被生长因子、细胞因子和激素等细胞外信号激活。PI3K 下游的 Akt/PKB 是一种 Ser/Thr 蛋白激酶。激活的 Akt 通过促进 Bad、雷帕霉素靶蛋白(mTOR)、caspase-3、糖原合酶激酶 3β(GSK3β)、内皮型一氧化氮合酶(eNOS)和核糖体 S6 蛋白激酶(P7OS6K)等下游底物磷酸化而发挥抗凋亡和促细胞生存等广泛的生物学效应(详见第二章)。Bopassa 等发现,预适应可以激活 Akt 磷酸化,使用 PI3K 抑制剂 wortmannin 或 LY294002 防止预适应引起的 Akt 磷酸化,并削弱了预适应引起的线粒体通透性转换孔(mPTP)对钙超载的抵抗能力和缩小心肌梗死范围的作用,表明预适应经由 PI3K/Akt 通路抑制 mPTP 的开放。

### (四) 酪氨酸蛋白激酶

酪氨酸蛋白激酶(TPKs)是一类能催化蛋白质酪氨酸磷酸化的蛋白激酶,其共同结构特征是羧基端有典型的 TPK 结构和自身磷酸化位点。该酶可催化自身或底物的酪氨酸磷酸化。通过蛋白质磷酸化的级联反应传递信息,导致生物效应。最近研究发现,I-Pre-C 过程主要激活了 TPKs 亚家族中 src 和 lck 两个成员。Maulik 等通过大鼠离体工作心脏模型研究证实,预心肌缺血前使用 TPK 抑制剂 genistein 能有效抑制 I-Pre-C 所引起的 NF-κB 的活化和核易位而发挥心肌保护效应。

### (五) 丝裂原活化蛋白激酶

动物实验证实,参与 I-Pre-C 过程的 MAPKs 主要有 3 个亚家族:①p44/p42 MAPKs 即细胞外信号调节激酶(extracellutar signal regulated kinase,ERK);②p38 MAPK;③p46/p54 MAPKs,即 C-junN-末端激酶(JNK)。现已发现,MAPKs 可能是 PKC 的下游分子,并且依赖于 PKC 的活化。Maulik 等通过大鼠离体工作心脏模型研究证实,抑制 p38MAPK 活性可以完全阻断由 I-Pre-C 所引起的 NF-κB 的活化和核易位而介导心肌保护效应。在成年心肌细胞过表达 PKC-ε 可使 ERK1/2 活性和 JNK 活性明显增加,但不影响 p38MAPK 激活,这提示 PKC 可通过激活 ERK 和 JNK 信号转导通路参与 I-Pre-C 的保护作用。I-Pre-C 时,PKC 可通过磷酸化并激活 ERK1/2 上游的 Raf-1,进而激活 ERK1/2。已有实验发现缺血或活性氧能增加 p38MAPK 和 JNK/SAPK 的活性,进而调节基因转录。I-Pre-C 也增加细胞核与胞质 JNK 的活性。PKC 抑制剂可消除 JNK 激酶的激活。单次缺血可引起胞质 p38MAPK 及其上游和下游信号分子(MKK3/6 和 MAPKAPK-2)激活,但是单次再灌注可抑制 p38MAPK 激活。可见 JNK 和 p38MAPK 两条应激信号转导通路在心肌缺血-再灌注中的作用是不同的。

再灌注引起的细胞凋亡是再灌注损伤的严重后果。近来的研究表明,I-Pre-C 可以激活促细胞存活的激酶级联反应,特别是磷脂酰肌醇-3 激酶(PI3K)/Akt 和 ERK1/2 通路,通过抗凋亡作用促进细胞存活,起到心肌细胞保护的作用,因而将这两条通路合称为再灌注损伤救助激酶(reperfusion injury salvage kinase,RISK)通路,RISK 通路的提出为促进心肌细胞存活和缩小梗死面积提供了一个新途径(图 13-3)。

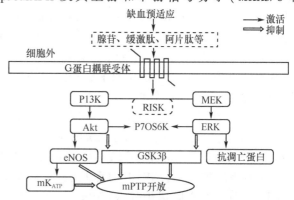

图 13-3　再灌注损伤救助激酶(RISK)通路示意图
eNOS,内皮型一氧化氮合酶;mK$_{ATP}$,线粒体 ATP 敏感钾通道;GSK3 β,糖原合成酶激酶 3 β;p7OS6K,核糖体 S6 蛋白激酶;mPTP,线粒体膜通透性转运孔。

### (六) 核转录因子-κB

**1. NF-κB 的结构、功能和激活**　NF-κB 是一类由 NF-κB/Rel 蛋白家族成员组成的同源或异源二聚体,能与多种免疫球蛋白轻链基因启动子 κB 序列特异性结合并促进转录的蛋白质总称。NF-κB 家族有 p50、p52、p65(RelA)、RelB、c-Rel,其中包括 p50 同源二聚体、p65 同源二聚体、p50/p65 异源二聚体,几乎存在于所有细胞,发挥重要的生理作用。通常所说的 NF-κB 即 p50/p65 异源二聚体,是生理情况下最常见的功能形式。正常情况下,NF-κB 位于细胞质中,其 p65 亚基与 κB 抑制蛋白(inhebitory kappa-B,IκB)单体结合,覆盖 p50 蛋白的核定位信号,使 NF-κB

与 IκB 形成三聚体以失活状态存在于细胞质中。当机体受到外界刺激时 IκBα 被磷酸化与 NF-κB 解离,暴露 p50 的核定位信号,NF-κB 激活,迅速转移到细胞核(核异位),与靶基因启动子区 κB 位点特异性结合,启动基因转录。随后细胞内 IκB 的合成启动,新合成的 IκB 使与 DNA 结合的 NF-κB 二聚体失活,NF-κB 返回细胞质重新利用。

研究已证明,NF-κB 可以单独或与其他转录因子如活化蛋白-1(AP-1)协同,诱导炎症因子的转录合成,参与了许多效应分子如细胞因子、细胞因子受体、Toll 受体、趋化因子受体、抗凋亡蛋白、黏附分子、急性期蛋白、醛糖还原酶、环氧化酶-2 和诱导型一氧化氮合酶等的表达调控,在 I-Pre-C 的心肌保护中起重要作用。

**2. NF-κB 与心肌再灌注损伤**　心肌缺血、再灌注期间 ROS 大量释放,可直接作为 NF-κB 激活的第二信使。Shimizu 等通过离体心脏动物模型研究发现,心脏缺血后 NF-κB 迅速被激活,再灌注期间它的活性可明显增强。Li 等将大鼠冠状动脉阻断 15min 后再灌注 3h 发现 NF-κB 在缺血区 10min 后升高 68%,在非缺血区 15min 后升高 350%,并在再灌注期保持升高;IκB 激酶 β 活性在缺血区升高 180%,非缺血区升高 860%;磷酸化 IκBα 在缺血区(45%)和非缺血区(36%)都降低并在延长缺血期和再灌注期持续降低。结果提示缺血-再灌注能迅速诱导 IκB 激酶活性,增加 IκBα 磷酸化和降解,促使心肌中 NF-κB 活化,导致炎症因子的生成,产生心肌损伤。在活体心肌梗死过程中,NF-κB 活性增强有两个高峰期,即再灌注 15min 和 3h 后,这提示 NF-κB 的最初激活与再灌注早期产生的大量氧自由基有关,而第 2 次激活由第 1 次激活产生的大量促炎症因子所致,表明促炎症因子与 NF-κB 之间存在正反馈效应。NF-κB 是一个氧敏感转录因子,而缺血-再灌注过程中产生大量氧自由基。Sukaguchi 等在结扎大鼠的冠状动脉前,用包含 NF-κB 顺式作用元件的双链寡聚核苷酸片断,转染在冠状动脉内,来抑制 NF-κB 的活性,结果发现,心肌缺血-再灌注后梗死面积显著减小,而且中性粒细胞浸润和白介素-8(IL-8)的产生明显降低,认为是 NF-κB 参与 MIRI 的直接证据。

**3. NF-κB 在 I-Pre-C 心肌中的作用**　近来研究表明,I-Pre-C 对心肌的保护机制与 NF-κB 有极为密切的关系。Valen 等在研究中发现,NF-κB 在 I-Pre-C 的早期相和延迟相中都被激活,应用 NF-κB 特异性阻止剂可以消除 I-Pre-C 的心肌保护作用。张波等在山羊心脏体外循环模型上的实验发现,缺血-再灌注组主动脉阻断 60min 所致的缺血、缺氧,在明显激活 NF-κB 的同时,可引起心肌细胞的凋亡与坏死;而 I-Pre-C 组 NF-κB 活性也有一定程度的升高,但在心脏再缺血 60min 及再灌注 90min 后,NF-κB 的活性受到明显抑制,再灌注后心肌细胞的凋亡与坏死率也显著减小,从而产生心脏保护效应;I-Pre-C + 脯氨酸二硫氨基甲酸酯(profhiocarbamates DTC,ProDTC)组在 I-Pre-C 前、I-Pre-C 过程中应用 NF-κB 抑制剂 ProDTC 后,NF-κB 的活性受到明显抑制,但在再灌注后 NF-κB 激活明显,I-Pre-C 的保护效应消失,心肌细胞凋亡率及坏死率明显高于 I-Pre-C 组。提示,在 I-Pre-C 过程中,随缺血次数的增加,NF-κB 被激活,反过来会抑制再灌注后 NF-κB 激活程度,从而减轻心肌细胞凋亡及坏死,为 I/R 心肌提供一定的保护作用。而 I-Pre-C 中使用 ProDTC 能特异性地抑制 I-Pre-C 后 NF-κB 的激活,从而阻断 I-Pre-C 的保护效应。

**4. NF-κB 对 I-Pre-C 心肌的保护机制**　NF-κB 在 I-Pre-C 中的作用机制尚不十分清楚,多数学者认为与它调节许多与炎症反应相关的基因有关。目前超过 150 个 NF-κB 的靶基因已被证实,它们包括大量的炎症介质,如细胞因子 TNF-a、白介素 1(interleukin-1,IL-1)、趋化因子、IL-8、黏附因子,促炎症反应酶类如诱导型一氧化氮合酶、环氧化酶-2 等。近来研究表明,ROS 是导致 NF-κB 激活的最有效的刺激因素。许多实验证实,I-Pre-C 减低了心肌组织中 ROS 的合成,应用 ROS 合成的抑制剂可以阻止 NF-κB 的激活。Tahepold 等通过对大鼠冠状动脉前降支多次短暂结扎及松开复制 I-Pre-C 模型,发现 I-Pre-C 产生的轻度氧化应激导致在随后长时间的缺血中

NF-κB 活性的下降,并且受 NF-κB 调节与炎症反应相关基因 mRNA 的表达明显下降。Zhong 等认为 I-Pre-C 导致的 NF-κB 轻度激活除可引起炎性细胞因子或黏附因子表达外,还可以介导自身抑制蛋白 IκBa 活化,IκBa 与 NF-κB 结合,使之失活,从而减轻了 NF-κB 所介导的心肌损伤。唐白云等研究认为,I-Pre-C 导致了受 NF-κB 介导的抗凋亡蛋白如 Bcl-2、Bcl-Xl 的表达,从而起到抑制细胞凋亡的作用。目前,大多数研究认为 I-Pre-C 所激发的是轻度氧化应激,在这种情况下,一方面可以使 NF-κB 轻度活化,降低其介导的炎症因子、细胞因子、黏附分子等大量产生;另一方面,活化的 NF-κB 会引起其抑制蛋白 IκBα 及一些保护性蛋白的表达,在随后的缺血-再灌注过程中这些蛋白反过来抑制 NF-κB 的活化,减轻了由 NF-κB 介导的心肌损伤。

## (七) 热休克蛋白

HSPs 按其相对分子质量又可分为 HSP100、HsP90、HSPT0、HSP60、小分子 HSPs(15~28 000) 和泛肽(ubiquitin)等几个亚家族。真核细胞内各细胞器和胞质内均含有 HSPs。在正常细胞内,HSPs 主要以 ATP 依赖性方式作为分子伴侣参与蛋白质的成熟、转运和降解;参与转录因子、蛋白激酶等活性的调节;并与肌动蛋白纤维、微管网等结合,参与细胞骨架及细胞形态的维持。编码 HSPs 的基因具有高度的保守性,在热休克及多种应激原作用下,HSPs 基因可迅速启动、表达、合成 HSPs,具有明显的细胞保护作用。

**1. HSPs 的变化**　1981 年 Currie 等首先报道缺血可引起大鼠心脏和其他组织新合成相对分子质量为 71 000 的蛋白质,经证实是诱导型 HSP70。实验表明,仅 5min 缺血就可引起兔心缺血区诱导型 HSP70mRNA 增加,4 次 5min 缺血或 5min 再灌注则使非缺血区 HSP70mRNA 表达上调,HSP70 含量也增加,并在 24h 达到最高峰。单次短暂缺血仅引起 HSP70 增加,而反复 I-Pre-C 还使 HSP90、HSP27 增加。在不同的动物种属和不同方式的 I-Pre-C,还可以引起 HSP60 和泛肽的增加。学者们发现,HSP mRNA 的表达上调不是由于其稳定性的增加,而是由于其基因转录的增加。在转基因的细胞和动物也证实,HSPs 表达上调可明显增加细胞抗损伤能力。将人 HSP70、HSP90、HSP60 分别转染大鼠胚胎衍生心肌的 H9c2 细胞系,结果表示人诱导型 HSP70 高表达明显增强了细胞抗缺血或热应激损伤的能力;而 HSP90 高表达仅增强细胞抗热应激损伤的能力;HSP60 高表达对 2 种损伤都不具有细胞保护作用。在高表达 HSP70 的转基因小鼠,未缺血前心功能与对照组无明显差异,20min 缺血后 120min 再灌注后心肌梗死范围减少 40%,再灌注 20min 时心脏收缩功能为对照组的 2 倍,肌酸激酶释放降低约 50%。高表达 HSP70 的心脏在缺血期保存较多高能磷酸物质,并减轻了代谢性酸中毒。

**2. HSPs 基因转录的调节**　1987 年 Curtie 等对缺血后引起应激蛋白合成的刺激因素进行了较系统的分析。在 4℃ 条件下,离体大鼠心脏缺血 0.5~4h 对 HSP 合成无影响,在 17h 后 HSP70 含量增加 10 倍;在 20℃ 时 1h 缺血足以刺激 HSP70 合成;在 30℃ 时 HSP 合成更加明显。这清楚地说明不是缺血本身,而是缺血引起的温度依赖性的代谢改变引起心脏 HSP 合成。有学者提出缺血引起的 ATP 不足是 HSPs 基因转录的主要触发因素。动物实验表明,大鼠心脏缺血 10~20min,可使 ATP 含量降低 35%~50%;猪心缺血 10min,心内膜下 ATP 含量降低 50%;狗心 1 次 5min 缺血,ATP 含量下降约 20%,4 次 5minI/R,ATP 含量降低 40%,说明即使是非常短暂的缺血也足以引起心脏 ATP 含量明显降低。

HSPs 基因是由热休克转录因子(haeat shock transcription factor, HSF)调节的。在非应激细胞,HSF 与 HSP70 结合存在,不具有活性。ATP 缺乏激活 HSP 基因转录的假说认为,I-Pre-C 引起细胞 ATP 含量降低,ATP 缺乏作为一个有效的蛋白质损伤因素,使细胞内变性蛋白质或非折叠蛋白(unfolded)升高,其与 HSP70 结合增加,并抑制新生蛋白质从 HSP70 释放,导致游离的

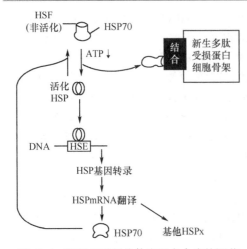

图 13-4 预处理引起热休克蛋白合成的调节
机制示意图

HSP70 减少,促进 HSP70 将结合的 HSF 释放出来,并解除其对 HSP 的抑制作用。活化的 HSF 进入细胞核内,与 HSP 基因上的热休克元件(heat shock elements,HSE)结合,引起 HSP 基因转录(图 13-4)。此外,再灌注期生成的超氧化物、花生四烯酸促进 HSF 与 HSE 结合。缺血细胞内蛋白激酶激活也参与对 HSF 活化的调节。

**3. HSPs 对心肌的保护机制** HSPs 的心肌保护作用主要与 I-Pre-C 的延迟效应有关。HSPs 激活保护细胞的分子机制尚不明确,经预适应的细胞表现为较低水平的蛋白聚集和较高的 HSPs 含量。HSP70 增加可能涉及的保护作用如下。

(1)增加与非折叠蛋白的结合,防止蛋白质凝集:HSP70 含有腺苷酸结合位点,具有 ATP 酶活性。HSP70 与非折叠蛋白质的相互作用可分为 3 个步骤:①当 HSP70 的分子伴侣作用完成后,其与 ATP 结合并释放预折叠(prefolded)的蛋白质,随后分解 ATP;②形成的 HSP70-ADP 复合体主动与新的底物-非折叠蛋白质结合;③所结合的肽链完成预折叠后,HSP70 上的 ADP 为 ATP 所取代,再回复步骤①,在 $K^+$ 存在的条件下将预折叠的蛋白质释放出来。当细胞 ATP 减少时,激活 HSP70 合成,但相对 HSP70、ADP 是过剩的,较多 HSP70-ADP 复合体的存在加速与非折叠蛋白的结合,明显减少蛋白质凝集,使细胞对缺血耐受性增加。

(2)促进蛋白质解聚和再折叠:应激损伤引起蛋白质聚集,增多的 HSP70 作为分子伴侣有利于促进已损伤蛋白质的解聚,并加速解聚蛋白质再折叠,促进细胞修复。这个过程需要 HSP40 和 GrpE2 个分子伴侣的参与。

(3)过多的 HSP70 可与肌动蛋白微丝结合,稳定细胞骨架,促进应激后细胞的修复:近年来有学者认为,小分子应激蛋白 HSP27 对细胞保护有重要作用。心肌缺血或热应激可使心肌 HSP27 表达增加,增多的 HSP27 可与肌动蛋白微丝等结合,维持细胞骨架的完整性,总之,HSPs 作为分子伴侣影响细胞的形态与功能,参与蛋白质的转换,增强内源性保护作用。此外,其他内源性抗氧化物,如过氧化氢酶、超氧化物歧化酶、谷胱甘肽过氧化酶活性升高,蛋白激酶活性增加等均增加细胞对 I/R 损伤的耐受性。

## (八)锰-超氧化物歧化酶

锰-超氧化物歧化酶(Mn-superoxide dismutase,Mn-SOD)是清除超氧阴离子的线粒体抗氧化剂,可由应激诱导产生,具有细胞保护作用。用小剂量 TNF 预处理可以增加 Mn-SOD mRNA 的表达,但对 Cu,Zn-SOD、过氧化氢酶的表达无明显影响,此时细胞对大剂量 TNF 的耐受力明显增强。狗心肌缺血预适应后 3h 或 12h,心肌抗氧化酶活性及心肌梗死范围无明显变化,而 24h 后线粒体 Mn-SOD 活性明显增加,心肌梗死范围减少 46%。如预先使用蛋白合成抑制剂则在减少 Mn-SOD 合成的同时消除了 I-Pre-C 的延迟保护作用,这提示短暂缺血-再灌注时产生的少量自由基能诱导 Mn-SOD 的合成,增强持续缺氧-再灌注时自由基的清除能力,减轻细胞的损伤。

## (九)一氧化氮合酶

Akt 磷酸化内皮型一氧化氮合酶(eNOS),促进一氧化氮产生。一氧化氮可通过抑制线粒体通透性转换孔 mPTP 的开放而发挥保护作用;另外,一氧化氮通过激活可溶性鸟苷环化酶,使环磷酸鸟苷在胞内积聚并激活 PKG,激活的 PKG 促进肌质网受磷蛋白磷酸化,促进肌质网钙摄取,改善心肌的舒缩功能;一氧化氮还可通过拮抗内皮素的作用促进血管扩张、保护内皮功能、抑制血小板聚集及抑制局部缺血-再灌注的炎性反应。如前所述,短期缺血应激心冠脉 eNOS 激活启动早期相保护作用;而 iNOS 活化驱动 I-Pre-C 延迟相心肌保护效应。

### (十) 糖原合酶激酶 3β

糖原合酶激酶 3β(GSK3β)是参与糖原代谢的关键酶。Akt 能磷酸化 GSK3β,使其活性降低,导致糖原合酶(GS)磷酸化水平降低(活性增高),其结果促进糖原合成。实验表明预处理能激活 Akt,促进 GSK3β 磷酸化使其失去活性。失活的 GSK3β 可与腺嘌呤核苷酸转位酶结合,竞争抑制腺嘌呤核苷酸转位酶与亲环素 D 的结合,从而抑制 mPTP 的开放,减轻 MIRI。预先使用 PI3K 的抑制剂 wortmannin 可阻断而 GSK3β 的磷酸化,并消除预处理的保护作用。

### (十一) 核糖体 S6 蛋白激酶

核糖体 S6 蛋白激酶(RSK)是一类特殊的丝/苏氨酸蛋白激酶,体内主要的核糖体蛋白 S6 激酶,对 S6 具有高度特异性。迄今为止,人们共发现了 4 种 RSK 亚型:RSK-1、RSK-2、RSK-3 和 RSK-4。其中 RSK4 只存在于人的组织器官中,其他 3 种亚型在多种生物体内广泛表达。RSK 可通过 ERK1/2 途径被激活,而更主要的是经 PI3K-Akt 途径由 mTOR 调控其激活,因此,RSK 是再灌注损伤救助激酶通路两条途径的共同下游环节。活化的 RSK 通过磷酸化 S6 蛋白使 5′TOP(5′terminal oligopyrimidine tract)mRNAs 的表达上调。所有核糖体蛋白和翻译延长因子的转录片段在翻译起始点均含有 5′TOP 结构,因此,RSK 控制着翻译元件的生物合成,是蛋白质合成的必需激酶(图 13-5)。某些学者在大鼠离体心脏模型上观察到,缺血预处理组 Akt、NOS、RSK 的表达均较对照组明显升高,再灌注早期给予 PI3K 抑制剂 LY294002 或 wortmannin 可削弱缺血预适应的心肌保护作用,表明 PI3K/Akt 及其下游靶点 NOS 和 RSK 的激活可能是缺血预适应发挥心肌保护作用的机制之一。

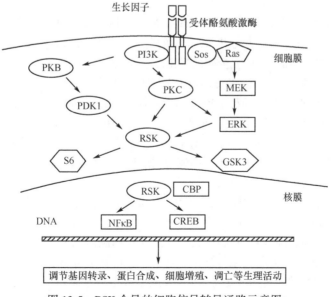

图 13-5　RSK 介导的细胞信号转导通路示意图

## （十二）其他

动物研究证实,短期缺血应激心肌细胞内醛糖还原酶(AR)及环氧化酶-2(COX-2)等蛋白表达,在延迟相有不同程度增加,提示 AR 及 COX-2 的激活可能参与了 I-Pre-C 的延迟保护作用。当然,过氧化氢酶及谷胱甘肽过氧化物酶等抗氧化酶可能也参与作用。有研究表明,COX-2 是一种心肌保护蛋白,可能是 iNOS 的下游分子,有待进一步研究。

# 四、终末效应器

许多研究发现,ATP 敏感性 $K^+$ 通道($K_{ATP}$)很可能是 I-Pre-C 的终末效应器。$K_{ATP}$ 通道是镶嵌于细胞膜上的蛋白质,广泛存在于多种细胞,通过调节细胞内外 $K^+$ 的流动,具有决定细胞静息电位、参与动作电位的复极化、控制心脏起搏、调节神经元放电及腺体分泌等多种生理功能。已知钾离子通道有十多种亚型,$K_{ATP}$ 通道是其中之一,目前已在哺乳动物心肌克隆到 $K_{ATP}$ 通道并获得异源表达。心房肌和心室肌细胞都含 $K_{ATP}$ 通道,心肌中 $K_{ATP}$ 通道主要存在于细胞膜和线粒体膜上。目前大多数研究认为,线粒体膜 $K_{ATP}$ 通道($mitoK_{ATP}$)是 I-Pre-C 发挥心肌保护作用的重要终末效应因子。Itie 等发现,离体家兔心肌应用二氮嗪(选择性 $K_{ATP}$ 通道激活剂)后可明显减少缺血-再灌注后心肌梗死的面积,延迟心肌挛缩的发生,改善心功能的恢复;而给予 $mitoK_{ATP}$ 通道阻断剂(5-HD),则可以取消以上的作用。Mykytenko 等发现,线粒体膜 $K_{ATP}$ 通道的开放,而非细胞膜 $K_{ATP}$ 通道在狗心肌梗死预适应的心肌保护机制中起重要作用。预适应激活再灌注损伤救助激酶通路亦可以促进线粒体 $K_{ATP}$ 通道蛋白的磷酸化,减少细胞凋亡和坏死。

$K_{ATP}$ 通道主要受细胞内 ATP 水平的调节。ATP 在生理范围时,$K_{ATP}$ 通道开放率极低,其内向整流(in-ward rectification)相对较弱,即当膜电位正移时,仍有一定的外向电流通过。当心肌缺血缺氧使 ATP 浓度降低时,$K_{ATP}$ 通道开放增加,使动作电位时程(action potential duration,APD)缩短,减少 $Ca^{2+}$ 内流,产生心肌保护作用。

## （一）KATP 通道开放对心肌的保护作用

已有大量研究证实预适应的保护机制与 $K_{ATP}$ 通道的激活有关。$K_{ATP}$ 通道开放剂 cromakalim、pinacidil 和 KRN2391 等可模拟 IPC 的保护作用。例如,明显促进离体大鼠心脏 25minI/R后心肌收缩功能的恢复,减少酶的漏出,减轻心肌坏死的程度。$K_{ATP}$ 通道阻断剂优降糖能消除开放剂对心脏的保护作用。$K_{ATP}$ 通道开放剂也可减少 I/R 狗心肌梗死范围,减轻心肌顿抑,而且在严重缺血情况下缩小梗死范围的作用更明显。pinacidil 对豚鼠心脏 I/R 模型呈剂量依赖性保护作用。优降糖和其他 $K_{ATP}$ 通道阻断剂可消除 IPC 对心脏的保护作用,这些资料说明 $K_{ATP}$ 通道激活是预适应保护的重要机制。亦有学者发现使用 cromakalim 不能减小 I/R 后狗心肌梗死范围,这可能与他们所建立的 I/R 损伤较轻,梗死范围较小有关。由此可见,$K_{ATP}$ 通道开放时对大鼠 I-Pre-C 的保护作用存在争议。

近来有学者报道,在离体培养的兔心肌细胞,pinacidil 能明显减轻缺氧心肌的损伤,说明 $K_{ATP}$ 通道开放剂的保护是直接作用于心肌细胞水平。有学者发现 $K_{ATP}$ 通道开放剂减轻灵长目动物狒的心肌损伤,增强收缩功能。在临床给经皮冠状动脉腔内成形术(PT-CA)患者口服格列本脲糖,第 2 次球囊扩张时心电图变化与第 1 次球囊扩张时没有差异,心绞痛症状加重,提示第 1 次球囊扩张产生的短暂缺血所激发的 I-Pre-C 效应已被格列本脲所阻断,这说明 $K_{ATP}$ 通道开放不仅是多种动物的保护机制,而且是人类预适应的内源性保护机制。

## （二）KATP 通道开放对心肌的保护机制

$K_{ATP}$ 通道激活是如何产生对心肌的保护作用的尚需进一步研究。在结扎狗冠状动脉左旋支前冠脉内输入 $K_{ATP}$ 通道开放剂，能明显缩小心肌梗死范围，但缺血区局部血流却无明显变化，提示 $K_{ATP}$ 通道开放的保护作用并不是通过增加缺血心肌的血流供应实现的。

**1. 缩短 APD**  较为公认的假说是 $K_{ATP}$ 通道开放使钾外向电流增加，加快复极过程，缩短动作电位（APD）。APD 缩短或膜的超极化均可减少 $Ca^{2+}$ 内流，减轻细胞内钙超载，增强心肌对 I/R 损伤的耐受力。动物实验显示 cromakalim 能明显缩短缺血期 APD，促进 I/R 后心脏功能的恢复。有趣的是在心肌缺血以前 $K_{ATP}$ 通道开放剂 pinacidil 对 APD 几乎没有影响，但在缺血期，其可引起明显的 APD 缩短，这提示 $K_{ATP}$ 通道开放剂的药理学作用可在缺血条件下明显增强。近年来有学者注意到 $K_{ATP}$ 通道开放剂 bimakalim 在缩小心肌梗死范围的剂量下并不引起心肌 APD 缩短。记录豚鼠心肌乳头肌细胞内电位变化也显示 APD 缩短与心肌保护作用并不完全一致，但心肌内钙浓度是降低的。因此，有学者设想 $K_{ATP}$ 通道开放剂的心脏保护位点可能与传统的缩短 APD 位点有所不同，进一步测定其分子结合位点将有利于其作用机制的阐明。

**2. 抑制 mPTP 开放**  线粒体通透性转换孔（mPTP）开放是缺血细胞再灌注后由可逆性损伤转变为不可逆损伤的关键因素，已成为保护缺血细胞的重要靶点。Argaud 等检测了钙超载在触发 mPTP 开放中的作用，先制备家兔单纯缺血-再灌注及预适应的整体模型，然后分别提取心脏线粒体，在体外记录 mPTP 的开放。结果显示，从缺血-再灌注心脏提取的线粒体在钙刺激下 mPTP 很快开放，同时可以观察到线粒体肿胀和膜破裂。而从预适应家兔心脏提取的线粒体，对钙超载的抵抗力增强，mPTP 的开放减慢，电镜下线粒体的肿胀和嵴破裂明显减轻。Serviddio 等通过实验证明：缺氧预适应可减少心肌线粒体过氧化物的产生；在再灌注时给予线粒体 $K_{ATP}$ 通道激动剂可抑制 mPTP 开放。提示 mPTP 在缺血（氧）预适应心肌保护中占有核心地位，且可能扮演着终末效应靶点的角色；线粒体 $K_{ATP}$ 通道的开闭可能是 mPTP 开放的调节因子之一。

**3. 保存高能磷酸物质**  应用 $K_{ATP}$ 通道开放剂可明显减轻缺血心肌 ATP 的下降，因而有学者认为 $K_{ATP}$ 通道开放剂的作用之一是降低细胞的机械活动，减少心肌能量消耗，增强对缺血、缺氧的耐受性，但具体机制不明。由于 $K_{ATP}$ 通道开放剂在心肌缺血前并无明显的负性肌力作用，因此推测其减少耗能并不是通过抑制心肌收缩，可能与增加氧的利用效率有关。多项研究证实：I-Pre-C 后的心肌之所以对缺血、缺氧的耐受力增大，心肌细胞存活时间延长与其 ATP 的保存较好，代谢产物（如乳酸）堆积较少有关；在心肌缺血的情况下 ATP 得到较好的保存，主要是减少了 ATP 的消耗，而不是产生增多。例如，用核磁共振（NIVIR）法研究 I-Pre-C 过程的能量代谢变化，发现短暂缺血后心肌 ATP、磷酸肌酸（CP）显著减少，随后 5min 的再灌注引起 CP 浓度反跳到对照值的 115%，ATP 恢复至对照的 84%，心肌细胞内 pH 恢复至正常水平。在持续缺血 5~10min 时，I-Pre-C 组 CP 含量显著高于非 I-Pre-C 组；在持续缺血 15~20min 时，I-Pre-C 组 ATP 含量显著高于非 I-Pre-C 组，而心肌细胞内 $H^+$ 浓度明显低于非 I-Pre-C 组。

# 第四节  预适应的临床应用

I-Pre-C 能有效激发机体内源性保护机制，增加细胞的抗损伤能力，对于临床上缺血性心血管疾病的防治及器官移植的开展具有重要的应用价值。由于在狗、家兔、小鼠和大鼠等多个动物种属证实了缺血预适应的保护作用，已有学者尝试将其用于临床。目前应用性研究的资料尚不多，主要集中在心脏介入治疗和心脏手术时采用预适应的方法进入干预。

国内研究者对 416 例心肌梗死应用溶栓治疗的患者资料进行了回顾性分析,发现发病前(尤其48h 内)有心绞痛发作史的患者,心肌梗死范围、住院死亡率、心力衰竭发生率均显著低于无心绞痛发作史患者,这提示心绞痛时短暂缺血可能产生了 I-Pre-C,可以缩小患者的心肌梗死面积,改善生存率、左心室功能并减少心律失常的发生,改善了心肌梗死患者的预后。1990 年Deutsch 对因左前降支狭窄进行 PTCA 的 12 例患者进行观察,发现第 2 次 90 s 球囊扩张时患者心绞痛程度、心电图 S-T 段下移均较第 1 次 90 s 球囊扩张时减轻,并伴有肺动脉压降低和心肌乳酸生成减少,提示首次球囊扩张引起的缺血可以迅速对随后的缺血产生预适应保护。给 20 例单支血管成形术的患者预先服用 $K_{ATP}$ 通道阻断剂(glibenclamide)后连续 2 次 2min 球囊扩张中所见的 S-T 段抬高和心绞痛减轻的保护作用消失。对另外 19 例患者预先服用 Al 腺苷受体拮抗剂(bamiphylline)后 2 次球囊扩张中 S-T 段改变也消失,表明在人类 I-Pre-C 中可能也涉及 Al 腺苷受体和 $K_{ATP}$ 通道的保护机制。Yellon 预先给患者钳夹主动脉 2 次,3min 缺血后 2min 再灌注,再阻断主动脉血流 10min 在体外循环条件下行冠状动脉旁路吻合术,发现 I-Pre-C 减轻了 10min 缺血过程中心肌 ATP 的下降。另外研究发现,在离体培养的人心房肌及心室肌,缺氧预适应能提高细胞抗缺氧损伤的能力,表现为乳酸脱氢酶释放减少和台盼蓝摄取率降低。

随着人类对 I-Pre-C 的本质、特点、发生机制的认识和理解日益深入,人们期待将预适应现象用于药理学开发,开发有预适应作用的药物将为这一内源性细胞保护的临床应用打下良好的基础。

(王万铁)

## 参 考 文 献

卢建,余应年,吴其夏. 2011. 新编病理生理学. 第 3 版. 北京:中国协和医科大学出版社,197-228.

Dai AL,Fan LH,Zhang FJ,et al. 2010. Effects of sevoflurane preconditioning and postconditioning on rat myocardial stunning in ischemic reperfusion injury. J Zhejiang Univ Sci B,11(4):267-274.

Dong HL,Zhang Y,Su BX,et al. 2010. Limb remote ischemic preconditioning protects the spinal cord from ischemia-reperfusion injury:a newly identified nonneuronal but reactive oxygen species-dependent pathway. 112(4):881-891.

# 第十四章 多器官功能障碍综合征

## 第一节 概 述

### 一、概念和简史

多器官功能障碍综合征(multiple organ dysfunction syndrome,MODS)是相对较新的医学概念,由 20 世纪 60 年代末期的多器官衰竭(multiple organ failure,MOF)逐渐演变而来。随着医学理论及抢救技术的进步,不少重症患者可经受一些致命的打击而生存下来,并以多个器官功能不全为其主要的临床表现。在第二次世界大战及越南战争期间,美国军医就注意到,一些伤员通过积极的抢救后,幸运地度过了最初的危险期,却往往在此后一周左右死于肾功能或呼吸衰竭。后者表现为严重的肺损伤及呼吸窘迫,故在越战期间被称为"岘港肺"(注:岘港为越南海港城市)。1969 年,Skillman 等观察 8 例重度败血症患者,相继出现应激性胃溃疡、大出血,最终发展为呼吸衰竭、低血压、黄疸,并首次以 MOF 在《美国外科杂志》报道。4 年后,Tilney 等追踪 18 例腹主动脉瘤破裂大出血患者,其中 17 例相继死于多器官功能障碍,死者多从胰腺及肺衰竭开始,并很快发展为上消化道出血及心力衰竭,其中肺衰竭是最主要的死亡原因。此后陆续有其他学者从不同角度和侧面描述各种重症患者出现多个器官或系统的衰竭,引进了一系列相关的概念如败血症综合征(sepsis syndrome)、腹部综合征(abdominal compartment syndrome,ACS)、全身炎症反应综合征/代偿性抗炎反应综合征(systemic inflammatory response syndrome/compensatory anti-inflammatory response syndrome,SIRS/CARS)、MOF、MODS 及 MOSF(multiple organ and system failure)等。但直到 1991 年美国胸科医生(American College of Chest Physicians,ACCP)及危重病医学会(Society of Critical Care Medicine,SCCM)在芝加哥会议上,倡议正式使用MODS,才结束此专题概念模糊和紊乱的局面。

目前,MODS 的基本定义为:急性重症患者 2 周内出现 2 个或 2 个以上器官或系统的功能改变,以致体内稳态严重失调而不得不以器官支持治疗才能维持生命的综合征。"衰竭"一般是个"有"和"无"的概念,若"有衰竭",则蕴含"器官功能已绝对丧失"之意,若"无衰竭",似乎暗示着器官功能是完好的,难以体现 MODS 概念中器官功能障碍的连续和序贯特性,故有学者建议停止使用 MOF 和 MOSF。MODS 强调器官功能不全的早期变化及其可逆性,而且病前器官的功能是完好的,若通过及时合理的治疗,器官的功能可以完全逆转,明显有别于慢性病所致的进行性的器官功能障碍。

## 二、流 行 病 学

国外资料显示,MODS 在重症监护室(ICU)成人及儿童患者中的发病率分别为 11%～40% 和 14%～56%,死亡率较高,为 27%～100%,约占 ICU 死亡病例的 75%。这种宽泛的发病率可能与报道的群体、ICU 监护水平及 MODS 的诊断标准不同有关。一般来说,累及器官的数量越多,死亡率越高。MODS 的危险因素很多,但最常见的是败血症、各种休克及组织低灌注,尤以前者为甚,因败血症所致的 MODS 几乎占 MODS 病例的 2/3。据估计,美国 9.3% 的死亡病例与严重的败血症有关,而且败血症的发病率在逐年攀升(1979 年 82.7/10 万住院患者 vs. 2000 年 240.4/10 万住院患者)。因此,败血症所致的 MODS 也在逐年增多。同时,随着器官支持技术的极大进步,单个器官衰竭抢救的成功率在不断提高,但各器官、系统及损伤-抗损伤因素之间的平衡短期内无法重建,部分患者乃以多个器官功能不全的形式生存,故 MODS 发生率也呈逐年上升的趋势。

# 三、分 类

## (一)原发型 MODS

由原始的、剧烈的损伤因素(如脓毒血症、多发性创伤、重度烧伤等)直接造成的早期器官功能损害,多发生于病后 72 h 内,一般先累及肺脏和心脏,损害多因炎性反应较弱而被局限在少数器官中,此时,机体对致病因素低至中度的炎性反应可能有一定的保护意义。整个病程只出现一次发病高峰,故亦称一次打击型(one-hit model)或单相速发型。

## (二)继发型 MODS

患者在原始损伤因素的作用下,出现第一轮的器官损害高峰,经过自身调整及积极抢救后,度过一段时间的稳定期,约 3d 后在继发损伤因素(主要是败血症)的作用下出现新一轮的器官功能损害,一般先累及肝脏和肾脏,病程中出现两次发病峰值,故也称二次打击型(second-hit model)或双相迟发型。继发损伤因素可以是原始损伤因素经过 SIRS 途径的放大效应(见下述),也可以是新出现的有害因子(如导尿管引发的继发感染)加剧了炎症及免疫紊乱。

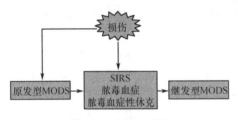

图 14-1　MODS 分型

以上为 MODS 较为常见的分型方法(图 14-1),但近来有不同观点认为,MODS 实际上就表现一个疾病高峰,并不存在二次打击,尤其是钝性外伤致出血性休克患者。

# 四、病 因

原发型 MODS 的病因多为对器官的直接损害因素,如异物不慎吸入导致的吸入性肺损伤(pulmonary aspiration)、肺挫伤、横纹肌溶解所致的肾损害等,器官功能障碍多局限在受累器官内。

继发型 MODS 的病因相对复杂,为原发因素引起促炎-抗炎反应失控,经过一段潜伏期后导致的全身性炎性反应的扩散,进而引发器官血流动力学改变、微循环异常、氧利用障碍等,其初始事件以感染性因素最为常见(通常是细菌感染,也见于病毒、真菌或寄生虫等感染),其次是严重创伤、大手术、胰腺炎、组织坏死等非感染性因素。

# 第二节　发病机制

MODS 因起病急、病情重、致病因素剧烈,其机制注定是错综复杂的,涉及多种细胞交叉通讯障碍、神经-内分泌信号失调、代谢产物异常、氧的输送和利用障碍及细胞表型的改变等众多环节。从 MODS 概念提出至今，已有不少学者从不同角度、不同层面试图解释 MODS 的发病机制，如细胞或组织缺氧、自由基增多、细胞凋亡诱导、肠道细菌或细菌成分转位、免疫功能障碍、微循环障碍、炎性反应失控及线粒体功能障碍等。目前多认为 MODS 是以上因素及其他未知机制的复杂组合。以下介绍几个较为重要的机制。

## 一、器官微循环障碍

因为条件的限制，既往对微循环的观察多在实验动物上进行。MODS 时，微循环中毛细血管的密度明显降低，其中部分毛细血管的血流呈现间歇性灌注或完全停止，微血管灌流不均匀，这些变化几乎发生于所有器官，包括皮肤、肌肉、眼睛、舌头、肠道、肝脏、心脏及脑组织，表明 MODS 时微循环障碍是普遍存在的，而且机制可能是相同的。随着影像学及显微技术的进步，动态观察人体组织的微循环已成为现实，尤以舌下黏膜的可操作性较强，其 MODS 微循环变化基本与动物模型的结果类似。

毛细血管密度降低的后果是增加了氧气在组织中弥散的距离，更重要的是，微血管灌注不均导致组织摄取和利用氧气障碍，进一步引起组织细胞损伤及器官功能下降。微血管灌注不均越明显，器官功能障碍越严重，死亡率越高。

导致微循环障碍的基本过程及机制如下。①微循环缺血、淤血：机体在原发或继发损伤因素的多重打击下，交感神经兴奋，大量儿茶酚胺及其他缩血管物质释放，皮肤、腹腔器官血管广泛收缩，组织缺氧、缺血，无氧酵解及乳酸等酸性代谢产物增多。随着组织缺血时间延长，局部和全身酸中毒加重，因微动脉及微静脉对酸中毒的反应不协调，导致微循环淤血。②组织损伤：长时间的微循环缺血、淤血及低氧，组织细胞代谢紊乱，能量产生减少，钠钾泵失灵，离子交换障碍，细胞出现肿胀、破损。组织损伤多从血管内皮细胞的破溃、活化、脱落开始，导致血管通透性增加，并逐渐引发血细胞损伤、活化及凝血功能障碍。③内皮细胞及血细胞激活：内皮细胞缺血、缺氧时，其表面的多糖-蛋白复合物受损，抗凝及抗氧化能力下降，并释放化学趋化因子，导致白细胞在血管内皮细胞上滚动、黏附活化，释放 IL-1、TNF 等细胞因子及氧自由基。这种变化对杀灭局部致病微生物很有积极意义，但过多的炎性因子及氧自由基可能导致炎症失控及组织损伤加重。④凝血功能障碍：内皮细胞脱落时，暴露其下层的胶原，通过与Ⅻ因子接触激活，启动内源性凝血系统；活化时，细胞膜表达组织因子及上调上皮细胞黏附分子水平，启动外源性凝血系统，同时进一步激活炎性细胞；损伤时，其抗凝能力下降；另外，白细胞、血小板的激活产生炎性因子及氧自由基，红细胞变形能力下降使血流更加缓慢，加重凝血紊乱。这些因素导致血管内大量微血栓的形成，对局部止血及限制炎症的扩散有一定的积极意义，但过多的凝血栓子会进一步加重血流淤滞及组织损伤。

## 二、促炎-抗炎失控

MODS 的发生发展最终都可以归结为促炎与抗炎反应的失控导致全身炎性反应扩散的过程，并伴有血流动力学改变、微循环障碍及氧利用异常。而继发性 MODS 更可认为是 SIRS 的并发症，为 SIRS/脓毒血症/脓毒血症性休克等危重症患者的后期表现。

鉴于感染、脓毒血症、炎性反应等概念之间的密切关系及其在 MODS 发生发展中的重要作用，同时为保证学术交流中信息的可靠性、准确性及有效性，ACCP/SCCM 芝加哥会议及其后的相关会议还规范了几个术语的定义,包括:①感染(infection),为致病微生物侵入无菌组织,引起宿主局部或全身炎性反应;②SIRS,为机体对各种致病过程的全身性炎性反应,表现为 T>38℃或<36℃、心率>90 次/分、呼吸>20 次/分,或 $PaCO_2$<4.3kPa(32mmHg)、WBC>12000/mm³或<4000/mm³或不成熟 WBC>10%,符合此标准中 2 项或 2 项以上即可诊断为 SIRS;③脓毒血症(sepsis),为感染合并 SIRS;④严重脓毒血症(severe sepsis),脓毒血症伴器官功能障碍,伴低灌注、低血压,并可能出现乳酸性酸中毒、少尿及精神改变;⑤脓毒血症性休克(septic shock),严重脓毒血症伴低血压(收缩压<90mmHg,或低于基础收缩压 40mmHg 以上),并排除常见导致低血压的原因;⑥脓毒血症综合征(sepsis syndrome),有类似脓毒血症的表现,但找不到感染源;⑦CARS为机体针对促炎因子的反向性调节反应,混合性拮抗反应综合征(mixed antagonistic response syndrome,MARS),为促炎和抗炎因子并存的炎性混乱状态;⑧MODS,为危重症患者出现严重的 SIRS 及器官功能障碍。另外,因败血症(septicaemia)的概念很不确切,为避免混乱,已建议停用。

## (一) 促炎反应失控(SIRS)

SIRS 是机体应对体内外急性重症损伤因素所产生的非特异性全身反应,是机体固有防御能力的集中体现,适当唤起无疑是有一定益处的,但往往损伤因素是剧烈的、随机的、难把握的,故其带来的适应性反应往往也是难以平衡的。

**1. 病因**

(1) 感染性因素:早年多认为,机体失控及致命的感染是导致器官功能衰竭的主要病因。原发性感染源以腹腔内感染(intra abdominal infection,IAI)及肺部感染为最常见。然而,到了 20世纪 80 年代,IAI 等致命感染已不再是问题,原因是:①腹部伤口的初期处理方法得到改善;②围手术期使用更强力、更有效且剂量计算严格的抗生素;③先进的腹部 CT 扫描使 IAI 早期诊断成为可能;④有效的经皮腹部脓肿放射学介入引流。此后 MODS 的病因多以继发性感染或非感染性因素为主。继发性感染主要与肠道细菌转位或肠道菌群失调有关,故有学者称肠菌为MODS 的原动力,而肠道则为细菌库。肠道细菌转位的概念、原因及其导致远隔器官损害的机制详见下述。肠道菌群失调主要由以下因素引起:①MODS 的抢救过程中使用的各类药物众多、成分复杂,包括抗生素、糖皮质激素、各种抢救药物、肠道外营养等,可导致肠黏膜损伤及屏障障碍;②若患者使用肠道内营养饲喂,一般是精制食物,吸收快,难以到达远端肠道,无法保证回肠后肠段内营养及正常的 pH 环境,易引起致病菌及益生菌之间的平衡失调,一些条件性致病菌快速增长。因此,选择性肠道清洁治疗可减少肠道细菌的转移,降低院内感染发生率,同时早期肠道内营养饲喂,有利于肠道完整性的维持,重塑肠道黏膜屏障。这些措施在 MODS 的综合治疗中已收到明显效果。

(2) 非感染性因素:包括胰腺炎、严重创伤、烧伤及缺血-再灌注损伤等。此时机体表现为脓毒血症综合征,即机体有感染征象,但无明显感染灶,血细菌培养为阴性,故也称为非菌血症性临床败血症。

值得注意的是,尽管感染或非感染性因素导致的 SIRS 和 MODS 都可能与肠道细菌转位有关,而且主要通过肠-门静脉途径,但近来有专家对此提出了质疑。为精确了解肠道细菌转位在SIRS 中的作用,Moore 等对重伤患者门静脉不同时间点的引流液进行细菌及毒素检测,发现30%的患者发生 MODS,但只有 2%的标本细菌培养呈阳性,而且所有的标本均检不出毒素。因此,这些患者发生 MODS 最可能的解释是经肠淋巴途径引发。随后的研究支持了此观点:①结扎主要的肠淋巴管有效地防止急性呼吸窘迫综合征(acute respiratory distress syndrome,ARDS)和

MODS 的发生;②来自休克动脉模型的肠系膜淋巴液可导致中性白细胞活化、心肌和内皮细胞的损害及红细胞功能障碍;③给小鼠或大鼠注射休克动物的淋巴液,可引起 SIRS 和 MODS。由于这些促炎及致细胞损伤的淋巴液是干净的、无菌的,未检出任何的毒素及细菌 DNA,故其引起的炎性反应是非细菌性的,且不一定由细胞因子引发,而可能是通过危险信号途径介导。

**2. 发病过程** SIRS 在上述病因的作用下,导致炎性细胞活化,释放出各种促炎细胞因子(pro-inflammatory cytokines),后者又反馈性地激活其他炎性细胞,使促炎因子在短期内呈级联性放大,最终导致促炎介质泛滥及全身性炎性反应失控。促炎因子包括 TNF-α、IL-1β、IL-2、IL-8、IL-15、IFN 等,多由感染性因素激活巨噬及中性粒细胞等炎性细胞产生,其主要的细胞来源及功能详见表 14-1。革兰阴性细菌通过其内毒素的毒性成分脂多糖(lipopolysacharides,LPS)与脂多糖结合蛋白(LPS binding protein,LBP)结合后,被巨噬细胞膜上的 Toll 样蛋白受体 4(Toll-like receptor 4,TLR4)识别,而革兰阳性细菌则通过其脂磷壁酸(lipoteichoic acid,LTA)或超抗原成分直接与巨噬细胞膜上的 TLR2 结合,驱动核因子 NF-κB 的转录,进而活化炎性细胞,并过度表达细胞因子。感染信号也可通过保守的 PAMPs 分子直接作用于 TLRs,启动固有免疫反应。而非感染因素导致的 SIRS 多由受损的组织释放危险信号介导,如警报素(alarmins)及 DAMPs 分子,激活 TLRs 或其他信号通路,如核苷酸结合寡聚化结构域蛋白(Nucleotide-binding oligomerization domain-containing protein,NOD)通路,进而诱导固有免疫反应。可见,非感染性及感染性损伤因素实际上是通过相同的途径激活和放大炎性反应,产生类似 SIRS 的变化。

## (二)抗炎反应失控-CARS

一般认为,当机体启动 SIRS 时,CARS 随后发生,生成的抗炎因子可中和或对抗促炎因子以制衡 SIRS。若能完全制约,则 SIRS 和 CARS 在新的炎性因子水平上重建平衡;若抗衡不足,促炎因子占优势,机体则持续表现 SIRS;若抗炎因子过强,平衡则向 CARS 倾斜,导致抗炎反应失控(图 14-2)。CARS 的原因和过程基本与 SIRS 相似,但对 CARS 的发生发展及其与 SIRS 和 MODS 关系的认识还在不断成熟中。

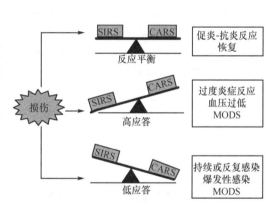

图 14-2 SIRS 与 CARS 及 MODS 的关系

在 20 世纪 60 年代末首次描述严重创伤和脓毒血症导致免疫反应亢进及 SIRS 的同时,已有学者注意到部分患者的免疫系统呈现的是另一番景象,即免疫抑制甚至免疫麻痹,表现为适应性免疫的严重缺陷,包括抗原递呈能力下降、巨噬细胞吞噬障碍、T 淋巴细胞增殖反应受抑、淋巴细胞和树突细胞凋亡增多及淋巴细胞 TH1(促炎反应)及 TH2(抗炎反应)间的表型转换。此种多见于促炎反应发生后的病理过程被冠以"代偿性抗炎反应综合征(CARS)"之名。之所以称之抗炎反应,是基于患者循环中的抗炎细胞因子(如 IL-10、IL-6)和促炎因子的拮抗剂(如 IL-1ra、sTNFRI)水平升高,在内毒素血症或革兰阴性细菌感染的动物模型中,此类抗炎因子水平的上调稍晚于促炎介质(如 TNF-α);在危重症患者中,抗炎因子的升高可达数天甚至数周,而此时的促炎因子已消失。使用 TNF-α 抑制剂封闭 SIRS 早期的炎性反应,可防止抗炎因子的升高,则表明抗炎因子有代偿特性。

然而,SIRS 和 CARS 出现的先后次序及 CARS 的代偿特性很快就受到质疑。在多重细菌所致的脓毒血症模型上,抗炎因子和促炎因子的产生是同时出现的,而并非此前认为的 CARS 延迟

于 SIRS,此种同步性在 Xiao 等对严重钝性伤患者基因组水平研究中得到验证:反映抗原递呈及
T 细胞功能的基因表达下调,抗炎反应基因的表达上调,这些变化均与促炎反应基因的上调呈平
行关系。另外,在后来的多中心重复研究中,不管是在经典的脓毒血症动物模型上,包括盲肠结
扎穿刺法(cecal ligation and puncture,CLP)及升结肠支架置入腹膜炎(colon ascendens stent perito-
nitis,CASP),还是在随机对照临床研究中,阻断早期的促炎反应几乎都无法防止抗炎反应的发
生或改善适应性免疫的抑制状况。150 个旨在阻断脓毒血症患者早期促炎因子的药物仅发现 1
个有效(商品名 Xigris™,主要作用:活化蛋白 C),并获美国食品药品管理局(FDA)批准用于临
床,但这唯一的"特效药"在后期的临床观察及市场调研中被证实效果不明显,最终不得不停止
生产。这种令人失望的治疗结果似乎在强烈地暗示着促炎-抗炎失衡机制超乎寻常的复杂性及
目前对其认识的局限性。尽管如此,此领域的专家还是逐渐达成一定的共识:①SIRS 始终贯穿
MODS 的全过程;②促炎因子和抗炎因子是同时启动,但它们之间的力量对比不平衡是常态;③
这两类细胞因子可相互激活,导致炎性信号放大和失控,使机体进入 SIRS 和 CARS 并存而且失
衡的状态,这种状态被定义为混合性拮抗反应综合征(mixed antagonist response syndrome,
MARS)。

表 14-1 列出了较为经典且功能相对清楚的促炎和抗炎因子。其他与感染和炎症有关的信
号分子还有 PAMPs、LPS、LTA、鞭毛蛋白、菌体 DNA、DAMPs、高迁移率族蛋白 B1(high mobility
group box-1 protein,HMGB-1)、IL-33、受激活调节正常 T 细胞表达和分泌因子(regulated upon acti-
vation normal T cell expressed and secreted factor,RANTES)、单核细胞趋化蛋白-1(monocyte che-
moattractant protein-1,MCP-1)、基质细胞衍生因子-1(stromal cell-derived factor-1,SDF-1)、巨噬细
胞炎性蛋白 1α(macrophage inflammmatory protein-1α,MIP-1α)、线粒体 DNA 等,它们具体的功能
及其在 SIRS 和 MODS 中的作用尚有待进一步的阐明。

表 14-1  SIRS 及 CARS 常见的细胞因子

| 名称 | 来源 | 功能 |
| --- | --- | --- |
| 促炎因子 | | |
| IL-1β | 内皮/巨噬/单核细胞 | 诱导趋化因子及继发性细胞因子分泌;诱导中性粒细胞释放;刺激 T 和巨噬细胞 |
| TNF-α | 巨噬/单核/T 细胞 | 诱导继发性细胞因子分泌;刺激 NK/巨噬/单核细胞;诱导发热和凋亡 |
| IL-6 | T/内皮/巨噬/单核细胞 | 诱导发热;调节 T/B 细胞的生长和分化;诱导 IL-1RA 和 sTNF-R 的释放;诱导急性期反应,抑制中性粒细胞凋亡 |
| IL-8 | 内皮/单核细胞 | 吸引单核/中性粒细胞;激活中性粒细胞 |
| 抗炎因子 | | |
| IL-10 | CD$_4^+$Th2/B/单核/巨噬细胞 | 抑制 T/B 细胞活性,包括抗原特异性 T 细胞增殖;影响单核细胞功能,包括抗原递呈活性;抑制促炎因子的合成 |
| sTNF-R | 见于尿/血清 | 结合 TNF-α 并抵消其功能 |
| IL-1ra | 巨噬/成纤维/角化细胞 | 竞争性抑制 IL-1 与靶细胞的结合 |

## (三) 持续性炎症-免疫抑制紊乱(PICS)

尽管 SIRS 和 CARS 失衡的机制及其在 MODS 发生发展中的作用远未明了,现代危重病医学及
抢救策略的进步还是使不少重症患者成功地抵制了初期致命的伤害,保住了一些重要器官的基本
功能,降低了器官功能衰竭的发生率及死亡率,使他们在 ICU 的平均生存时间延长至几周以上。

　　然而,这些幸存者各器官却长期处于功能不全的状态而不得不以器官支持疗法维持生命,同时,因免疫抑制及代谢紊乱,患者极易继发感染,伴蛋白质分解代谢增强、营养不良、伤口愈合缓慢、肌肉萎缩、体力虚弱等,各指标无法恢复到病前的正常基线,最后需转到长期急性监护室(long term acute care,LTAC)进行留察治疗,甚至重入ICU抢救。这组临床表现目前被定义为持续性炎症-免疫抑制分解代谢综合征(persistent inflammation/immunosuppression catabolism syndrome,PICS)。

　　PICS诊断标准包括:①ICU住院时间>14天;②C反应蛋白(C-reactive protein,CRP)>150μg/dl(反映持续炎性状态);③淋巴细胞计数<800/mm³(反映免疫抑制);④血清白蛋白<3.0mg/dl,前白蛋白<10mg/dl,视黄醇结合蛋白<10μg/dl,肌酐身高指数<80%,住院期间体重下降>10%或BMI<18Kg/m²(反映分解代谢增强)。随着老龄化社会的到来,免疫功能减退的老年人脓毒血症及PICS的发生率呈逐年升高的趋势。

　　生化技术的发展使很多炎性生物学标记的检测已逐渐成为常规项目。因此,根据以上标准,诊断PICS不会有很大的问题,难度还是在PICS治疗的效果上。PICS患者最终能回复到正常生活轨道的几率还很低,由此带来的巨额医疗费用及伦理学问题是患者和家属、医师及社会必须要面临的挑战。有经验的急症医疗中心已不再把治疗重点放在失控的炎性反应上,而是花更多的精力去探寻导致免疫抑制时间延长背后的机制,以优化免疫调节治疗的方案,重塑机体的免疫功能。

　　近来,髓源抑制性细胞(myeloid derived suppressor cells,MDSCs)被认为在人类PICS的病理过程中起着关键作用,临床观察发现,炎性反应越严重,MDSCs的增殖扩张越明显。MDSCs为活化的、不成熟的、具有免疫抑制功能的骨髓细胞系,是机体应对炎性信号的另一个保守的反应体系。其免疫抑制的可能机制是:①表达低浓度的MHC-Ⅱ和CD80/CD86,故抗原递呈能力低下;②产生大量的IL-10、TNF-α、RANTES、MCP1、SDF-1、MIP-1α等炎性介质;③升高iNOS、活性氧(reactive oxygen species,ROS)及精氨酸酶水平,抑制T淋巴细胞的反应;④精氨酸酶活性的升高使MDSCs消耗大量的精氨酸,产生更多的NO、ROS及过氧化亚硝基阴离子,加重促炎-抗炎因子的失衡。

　　MOF概念、机制的进化历程及其与SIRS、CARS及PICS的关系归纳于图14-3。SIRS和CARS的进程、相互作用及转归见图14-4。

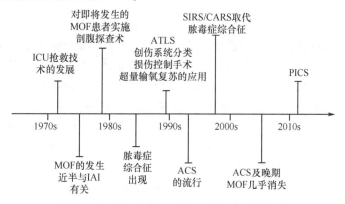

图14-3　MOF与SIRS、CARS及PICS的关系

MOF,多器官衰竭;IAI,腹腔内感染;ALTS,advanced trauma life support,先进的创伤生命支持;ACS,腹腔室隔综合征;SIRS,全身炎症反应综合征;CARS,代偿性抗炎反应综合征;PICS,持续性炎症-免疫抑制分解代谢综合征

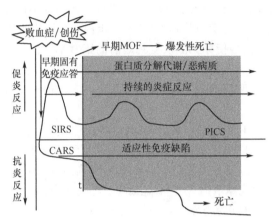

图 14-4　SIRS 和 CARS 的相互作用及转归

# 三、线粒体功能障碍

## （一）线粒体正常功能

除红细胞外，其他细胞均有线粒体。线粒体的主要功能包括：①产能，利用氧气通过呼吸链产生能量，以 ATP 的形式储存于细胞或被细胞利用；②产热及热量调节；③细胞内钙浓度的调节；④凋亡调控，ATP 过低时引起细胞死亡，线粒体释放细胞色素 C 时介导细胞凋亡；⑤产生活性氧（ROS）。生理情况下，ROS 对正常细胞的信号转导、血管张力的维持及血氧浓度的监控是必需的。在代谢过程中，除 $CO_2$ 外，机体还产生另三种内源性气体：CO、NO 及 H2S，它们在线粒体的信号调节中非常重要。疾病状态下（如脓毒血症），这些气体浓度升高，可进行性地抑制线粒体的呼吸功能及 ROS 的产生。

## （二）线粒体功能障碍

MODS 时，因炎性反应失控，线粒体的功能大受影响具体如下。①ATP 产量减少，诱发细胞死亡：因微循环障碍导致组织严重缺血缺氧，无法驱动线粒体的氧化磷酸化及 ADP 向 ATP 的转化；②线粒体结构破坏：为内皮细胞 CO、NO、H2S、ROS 及亚硝酸盐类产生过多，直接损害线粒体蛋白、氧化磷酸化及其他结构如脂质膜所致；③线粒体产能效率下降：多由于某些激素的改变引起，例如，甲状腺素在调节线粒体的活性方面有着重要的作用，但在脓毒血症的早期甲状腺素水平升高，晚期下降，这种紊乱会影响线粒体的功能；④线粒体蛋白转录水平下调。以上环节均可抑制线粒体功能，损害线粒体呼吸酶，并减少线粒体蛋白的合成与更新，最终影响 ATP 产量。

持续的细胞低代谢活性可使 ATP 的产量进一步减少，并可能激活细胞死亡通路。但在器官功能不全时，细胞死亡并非主流改变，意味着大多数细胞必须尽快适应这种低能供环境。线粒体外糖酵解增强可在一定程度上缓解 ATP 的不足，是细胞重要的适应性变化之一，但这种代偿绝非长久之计，不可能完全取代线粒体产能。因此，细胞降低能量需求，主动进入"休眠"状态以适应低能供，无疑是主要的解决途径。在"休眠"状态下，细胞虽然不能发挥正常的功能，但不至于因为过低的 ATP 水平启动细胞死亡通路。一旦细胞环境改善，"休眠"可解除，细胞功能可恢复到正常，若持续时间太长，则可能导致器官不可逆损害。

总之,MODS 时线粒体的功能障碍是肯定的,细胞"休眠"可能是器官重要的保护机制。但线粒体功能障碍是 MODS 的原因抑或是附带的现象还有待于进一步观察,虽然多数学者倾向于前一个观点。

## 四、细胞凋亡失衡

凋亡为细胞激活内源性死亡程序,引导细胞主动死亡并被巨噬细胞吞噬的过程,因没有细胞内容物的外溢,故无炎性反应发生。凋亡在胚胎发育、免疫成熟、细胞更新、衰老等方面意义重大。在急、重症患者,凋亡的表达会发生明显变化。例如,脓毒血症性 MODS 患者淋巴细胞和胃肠上皮细胞呈现广泛性凋亡,同时,TH1 细胞向 TH2 细胞转化增多,而中性粒细胞的凋亡延迟,是脓毒血症患者免疫抑制的主要原因及标志。胃肠上皮细胞的凋亡破坏了肠壁的完整性,导致肠道细菌转位或其毒素进入体循环,加重 SIRS。这些变化已部分得到尸检及动物实验数据的支持,例如,使用凋亡蛋白(caspase)抑制剂来阻断淋巴细胞凋亡可提高脓毒血症患者及动物模型的生存率。值得注意的是,凋亡过度主要发生于淋巴细胞及胃肠上皮细胞,其他器官(特别是肺、肝、肾脏)少有涉及;同时,脓毒血症时细胞死亡途径的激活是很复杂的,单纯抑制某一特定死亡通路并非都能改善生存率,甚至有观点认为,淋巴细胞的凋亡或许还有一定的保护意义,例如,它可诱导受损的细胞往凋亡方向发展,避免受损细胞的坏死及其所致的炎性反应扩散。另外,caspase 也并非一无是处,例如,caspase-1 可水解无活性的 IL-1β 及 IL-18 前体变成有活性的成熟的 IL-1β 及 IL-18,后两者也称 IFN-γ 诱导因子,可诱导 IFN-γ 的产生,以增强机体的抗炎、抗肿瘤及免疫调节作用。几个独立的研究也发现了促炎凋亡蛋白对脓毒血症患者生存的重要性,临床上使用重组 IFN-γ 可改善而不是降低脓毒血症患者的生存率也支持了以上假说。因此,对 MODS 患者凋亡失衡的成熟临床调控治疗尚需时日。

综合上述,MODS 发生的大致机制是,机体在各种原发或继发剧烈损伤因素的打击下,应激系统被激活,交感神经的张力升高,导致敏感器官的缺血、缺氧,微循环障碍,细胞代谢紊乱,细胞损害从血管内皮细胞开始,逐步扩布到邻近的组织细胞及血细胞,最后通过活化的炎性细胞、炎性因子、补体、凝血因子、ROS 等损伤信号经淋巴及血行系统从局部扩散到周边,再从周边到全身远隔器官。但因每个患者的病因不同、严重程度不一、年龄、性别及免疫能力各异,难以用单一的机制解释某个患者的 MODS 的病生生理过程。这也是 MODS 治疗效果差,死亡率居高不下的主要原因。

# 第三节　主要器官系统的功能障碍

临床上,MODS 早期一般表现为高代谢,循环高动力状态,通气过度,免疫反应紊乱,持续或反复脓毒血症表现(如不规则发热、白细胞增多等);后期则以心泵功能障碍、低血压、低代谢为主。累及的器官越多,死亡率越高。

各重要器官的序贯性功能障碍多于病后数天发生,但发生障碍的器官及其发展速度可有很大的差别,而且多少都与各种因素所致的继发肠黏膜屏障破坏有一定的关系。肠黏膜损伤可导致肠道细菌转位(bacterial translocation)和肠源性脓毒血症(gut-derived sepsis)。肠道细菌转位为肠道细菌突破肠黏膜屏障到达肠系膜淋巴结,然后进入体循环并可能引起全身其他部位的扩散及感染的过程。其诊断要点是:在肠系膜淋巴结内找到肠菌。细菌及其毒素经淋巴途径注入锁骨下静脉,到达心和肺,故多先引起肺脏和心脏的损害。肠源性脓毒血症为源于肠道的促炎因子及组织损伤因子(包括细菌性和非细菌性)促进 SIRS 及 MODS 的发生发展过程,多发于各种类型休克引发的交感神经兴奋及内脏血管收缩,是机体对低血压的代偿性反应,此过程伴有或不伴有肠源性感染或肠道细菌转位。其诊断要点是:肠屏障功能崩溃(通透性增加)伴全身性炎性反应表现。损伤因子经门静脉先抵达肝脏,故以肝脏功能障碍为主。

## 一、肺功能障碍

多数情况下,肺脏是首个受累的器官,病情可从轻度功能不全到急性肺损伤(acute lung injury,ALI)/ARDS 不等。ARDS 表现为严重的呼吸困难及进行性低氧血症,病情危重,死亡率高,因与各种休克有关,故亦称休克肺(shock lung),其形成有两个途径:①直接损伤因素,如细菌感染、吸入性肺炎、肺挫伤等;②间接损伤因素,如肠道细菌转位或肠源性脓毒血症、胰腺炎、严重创伤等。其主要病理表现为,肺部白细胞浸润、呼吸膜破坏、肺血管通透性增加、肺泡及其他来源的促炎因子增多,最终导致炎症反应加重、肺水肿、肺泡透明膜形成、I 型肺泡上皮细胞损伤及肺泡表面活性物质的减少、肺不张等。

## 二、心功能障碍

心功能障碍的发生率往往仅次于肺功能障碍,尤其是源于肠道细菌转位者。表现为心室扩张、射血分数下降、低血压及对儿茶酚胺的反应性降低。心功能障碍的原因是多方面的,可大致归结为引起心肌收缩力降低及心肌线粒体损害的产物增多。内毒素、IL-1β、TNF-α、PAF 等细胞因子及内质网损害释放过多的 $Ca^{2+}$ 等因素均可致心肌收缩力下降;补体 C5a 诱导 ROS 产生,一氧化氮(NO)下调心肌 β 肾上腺素能受体的表达及降低胞质钙浓度,或通过 NO 产物亚硝酸盐导致线粒体的氧化损伤,进一步影响心肌收缩力;另外,MODS 时过多的炎性因子可使心肌细胞对神经内分泌信号的反应性降低,导致心脏的自主神经调节出现严重障碍。

## 三、肝功能障碍

由脓毒血症或 SIRS 所致的肝损害可分原发性和继发性。在原发阶段,败血症性休克导致肝脏低灌注,蛋白合成、乳酸清除、糖异生及肝糖原分解均减少,血糖下降,因肝细胞损害导致血浆转氨酶升高,血液呈高凝状态。继发阶段多由于肝枯否细胞激活及随之而来的促炎介质、化学趋化因子、ROS 及 NO 的升高,导致肝脏的进一步损害及功能不全,由于肝脏网状内皮系统是清除肠菌及其产物的第一道防线,因此,肝功损害后患者更易致脓毒血症、急性高胆红素血症、肝转氨酶升高及白蛋白水平降低,个别病例可能有轻度肝性脑病表现,但严重的肝功能衰竭少见。

## 四、肾功能障碍

MODS 时的肾功能障碍表现为急性肾损伤(acute kidney injury,AKI),既往似乎过度强调了肾缺血及急性肾小管坏死(acute tubular necrosis,ATN)在 AKI 中的作用。AKI 有两种形式,其中一种类似于传统概念上的肾衰竭,以肾脏低灌注、缺血、肾小管上皮细胞坏死为主要特征,但此类型临床上其实并不多见。有学者总结了 6 个具有完整肾组织学资料的脓毒血症 AKI 患者的报道,仅 22% 发生 ATN。与此类似,在一些灵长类和啮齿类动物的脓毒血症 AKI 模型上,组织学支持 ATN 的比例分别为 37% 和 23%。可见,此类型多数患者的肾脏组织病理学检测基本正常。另一类型 AKI 较为常见,但与 ATN 的相关性更低,可能为感染后内毒素引起细胞因子(如 TNF-α)大量释放,从而诱导细胞凋亡所致。在这个类型中,多数器官表现为低灌流,但肾脏的血流一般是正常甚至稍有升高,故可理解患者为何无肾小管坏死。目前认为,在脓毒血症所致的 AKI,肾小管出球小动脉的扩张比入球小动脉明显,故肾的血流增加,但肾小球毛细血管压力及肾小球滤过率是减少的,最终导致尿少、氮质血症、代谢性酸中毒及高钾血症等肾功能障碍表现。

# 五、胃肠功能障碍

与其他器官相比,胃肠功能障碍的发生率较难把握,因为对一些概念的理解还未达成共识,评价指标也带有明显的主观性。尽管如此,胃肠功能障碍是客观存在的,表现为胃肠蠕动减少、对食物的消化能力差、出血性腹泻、肠道通透性升高及肠道细菌转位。后者的主要机制是,在致 MODS 剧烈因素的打击下,肠绒毛缺血、倒伏、破坏,肠黏膜的物理屏障损毁,肠道菌群严重失调,共生菌、益生菌对致病菌的制约作用减退,致病菌快速增长,细菌及其毒素通过受损的屏障向他处播散。黏膜屏障破坏可由炎性介质、内毒素的直接攻击及 NO 介导的细胞间紧密连接蛋白减少所致。此外,肠缺血及脓毒血症也可直接导致空肠、回肠的蠕动减少及营养物质的吸收障碍,而结肠因无绒毛,对缺血的耐受性较高,故蠕动加快,收缩力增强,易致腹泻。这些变化的综合结果是脱水、电解质紊乱和营养缺失。

# 六、免疫系统障碍

为机体促炎反应与抗炎反应机制之间的失衡。一般情况下,机体若受到体内外病原(包括致病微生物及其他危险信号)的侵扰,固有免疫系统先被激活,释放一系列的细胞因子介导炎性反应以应对面临的损害,继而激活适应性免疫系统,唤起抗炎机制来制衡促炎过程,使炎性反应控制在合理的范围之内。但在 MODS 时,损伤因素及抗损伤因素之间的平衡是较难维持的,若促炎反应过强,则导致炎症的泛滥,反之,若抗炎反应过强,则可能出现免疫抑制。机体的固有免疫系统可对体内外的危险信号做出快速反应。

危险信号包括病原体相关分子模式(pathogen-associated molecular patterns,PAMPs)和损伤相关分子模式(damage-associated molecular patterns,DAMPs)。PAMPs 为存在于病原微生物表面、结构恒定且进化保守的分子结构,而 DAMPs 是组织或细胞受到损伤、缺氧、应激等因素刺激后释放到细胞间隙或血液循环中的一类物质,为内源性细胞损害的分子标记。在 MODS 的进程中,这两类分子被固有和适应性免疫系统的 Toll 样受体识别,首先激活巨噬细胞,产生促炎细胞因子(如 TNF-α、IL-1β),然后促进其他炎性介质的生成,包括 IL-6 和 HMGB-1,并激活其他白细胞,使炎性反应呈现瀑布式放大。HMGB-1 是一种高度保守的核蛋白,广泛分布于哺乳动物细胞,在晚期促炎反应中起着重要的作用,成为近年危重医学研究的热点之一。活化的中性粒细胞往往有膜蛋白表达的改变,包括凋亡途径下调使其细胞寿命延长,并容易在血管内皮细胞上发生滚动、贴壁,甚至游走到血管外,产生超氧阴离子自由基及 HMGB-1 等,导致更广泛的组织损伤。另外,炎性反应中的中性白细胞的凋亡途径一般被抑制,导致白细胞寿命延长。在促炎因子不断扩布的同时,抗炎介质(如 IL-10、IL-1RA、TNF-R 等)也在逐渐增多,此过程称为 CARS,已如前述。CARS 的产生旨在把促炎反应控制在有限的范围之内,同时又不影响机体对病原的清除。但如果 CARS 反应过度或时间过长则可能导致新的免疫障碍,失控的代偿反应可能使机体进入"免疫麻痹",使机体更容易继发新的感染并带来更严重的损害。

## 七、凝血功能障碍

机体的凝血、抗凝及纤溶系统在正常情况下一般都保持着动态的平衡。在感染时,凝血功能增强,其主要的生理意义是使炎性感染局限化,防止微生物扩散,同时起到止血及促进伤口愈合的作用。但在 MODS 的背景下,凝血、抗凝及纤溶之间的平衡很容易被打破,TNF-α、IL-1β 及 IL-6 等细胞因子会使纤维蛋白生成及微血管内形成增多,促凝反应增强,并下调抗凝血酶Ⅲ、蛋白质 C、蛋白质 S 等抗凝因子,抑制纤溶过程,使凝血反应恶化,重者导致弥散性血管内凝血(DIC),为凝血障碍最严重的类型。凝血酶形成后反过来会正性增强促炎反应过程,使凝血反应恶化,并可能激活补体 C3、C5 等,使微血管通透性升高,加上高凝期过后,因凝血因子被大量消耗,机体可能倾向于出血。

## 八、代 谢 障 碍

MODS 早期,多数患者表现为高血糖,血糖升高的基本机制是:交感神经激活,儿茶酚胺及胰高血糖素水平升高,糖异生增多,肝糖原向葡萄糖转化增强,同时儿茶酚胺抑制胰岛素的分泌,减少组织细胞对葡萄糖的摄取利用,加上循环中胰岛素的拮抗因子(如皮质醇)水平升高、外周组织胰岛素受体下调等使胰岛素的作用减弱。MODS 后期多表现为低血糖,主要为肝糖原储备被大量消耗及糖异生被抑制所致。此期脂肪分解代谢及脂肪酸循环可能增强,易导致高甘油三酯血症,同时肝脏蛋白质合成增多以提高急性期反应蛋白水平,而外周蛋白质分解增强以提供能量供给及维持高能量消耗。为适应大量白细胞活化及其能量需要及肝脏合成抗氧化剂谷胱甘肽,必需氨基酸谷氨酰胺从骨骼肌中被动员利用,蛋白质代谢呈负氮平衡,导致骨骼肌萎缩,体重减轻,重者影响呼吸肌功能,延长机械通气时间,也不利于组织修复、伤口愈合及免疫功能的恢复。

## 九、中枢神经系统功能障碍

原发性 MODS 往往由于交感神经张力的升高、血液重新分配等机制,脑部的血液供应基本能维持正常,一般少有明显的脑功能障碍。而继发性 MODS,尤其是严重感染所致者,可能会发生脓毒血症相关性脑病(sepsis-associated encephalopathy,SAE),其发病率占 ICU 患者的 8% ~ 70%,表现为急性及可逆的精神状况改变,包括意识、认知障碍及行为异常等。传统观念认为,中枢神经系统(CNS)因有血脑屏障的阻隔,在免疫反应方面可能享有特权,免受全身性炎症对脑部的侵扰。但越来越多的证据表明,神经元、星形细胞、小胶质细胞及少突神经胶质细胞均可产生炎性因子及补体蛋白,加上严重创伤及脓毒血症时发生 SIRS,外周的炎性信号可通过迷走神经传入中枢,激活脑血管内皮细胞而改变血脑屏障的通透性,并导致脑血管微循环障碍。此外,脑部 ROS 生成增多,也加重神经元及小胶质细胞的功能障碍,导致脑细胞水肿、凋亡和坏死。

## 十、器官、细胞通讯障碍

机体生理稳态的维持有赖于各重要器官之间正常和持续的神经内分泌通讯。例如,正常的心脏功能需要大脑、肺脏、心脏及脉管系统之间通过自主神经进行高精度的调节。24h 心率变异性（heart rate variability，HRV）的检测可了解大脑对心脏的控制，而化学反射敏感性（chemoreflex sensitivity，CRS）和压力反射敏感性（baroreflex sensitivity，BRS）指标则分别反映心脏和呼吸系统之间及心脏和脉管系统之间的相互关系及通讯情况。MODS 发生时，过高的交感神经张力及炎性因子水平不仅损害心肌的收缩性能，还影响心率随时间而变化的能力，使 HRV 下降，心脏的自主调节障碍，心率升高，而且因为副交感神经被抑制，胆碱能活性下降，使抗炎性胆碱能神经反射（anti-inflammatory cholinergic reflex，AICR）减弱，导致促炎反应失控。CRS 和 BRS 在 MODS 时均有类似的降低，导致心、肺及血管之间的通讯障碍及功能失调。在 MODS 的原始病因及其随后的促炎-抗炎、氧化-抗氧化、凋亡-抗凋亡失控等多重损伤机制的作用下，其他器官、系统之间的正常联系及功能协调也难以为继。

细胞通讯方面，MODS 时血管内皮细胞之间、内皮细胞与血细胞之间及内皮细胞与血管运动神经之间的联系也会发生改变。正常情况下，组织灌注与代谢之间平衡的协调有赖于血管周围神经的反馈调节及内皮细胞之间的信息传输，当某个区域的内皮细胞受刺激时，其膜电位发生改变并把改变的信息传递到邻近细胞及上游微动脉约 1000μm 的区域。但在脓毒血症时，这种信息传送的速率大为降低，同时内皮细胞与血细胞之间的相互作用亦受到影响，尤其是改变内皮细胞表面的多糖-蛋白复合物，该复合物为覆盖于内皮细胞膜上的薄层糖胺聚糖分子，其间嵌有超氧化物歧化酶及抗凝血酶等酶类物质，以保证红细胞流动的通畅并防止白细胞及血小板黏附于内皮细胞。脓毒血症可致多糖-蛋白复合物降解增多，血管内皮抗凝、抗氧化作用被削弱，白细胞易在内皮细胞膜上滚动、黏附并相互激活，同时红细胞的变形能力下降，释放 NO 减少，使炎症及细胞损伤扩散，并促进微血栓形成及微循环障碍。

综合上述，MODS 时各器官功能障碍发生的先后和快慢取决于器官的结构和功能、原发损伤的部位、损伤因素的强弱、损伤因素到器官的距离和途径、器官及细胞间的通讯是否正常及机体的免疫状况等。

# 第四节 防治的病理生理学基础

MODS 的防治应主要针对病因学及发病学两个环节，尽快去除导致 MODS 的病因，恢复器官正常灌流，改善微循环，减轻组织细胞的损伤。

## 一、病因学防治

积极处理导致 MODS 的原始病因，如止血、止痛、恢复血容量、抗感染、清理创伤等。

## 二、发病学防治

### （一）改善微循环

微循环灌流障碍是各型 MODS 共同的发病环节，故补充血容量、改善微循环是治疗 MODS 的根本措施。

**1. 扩充血容量** 一旦 MODS 诊断成立，补充血容量即应开始。值得注意的是，补液总量的估算应结合血压、脉搏、静脉充盈程度、尿量等进行，必要时行中心静脉压（CVP）监控，同时根据红细胞压积等确定输血和输液的总量及比例,正确选择全血、晶体及胶体溶液。一般情况下,前30min 的补液可按此比例进行:晶体溶液 500~1000ml,胶体溶液 300~500ml。必要时根据血压等指标的反应,重复此剂量。输血的指征是组织低灌注恢复后血红蛋白仍低于 70g/L。前 6h 的治疗目标:①CVP:8~12mmHg;②平均动脉压≥65mmHg;③尿量≥0.5ml/(kg·h);④中心静脉血氧饱和度≥70%;⑤红细胞压积,控制在 35%~40% 为宜。

**2. 纠正酸中毒** 代谢性酸中毒是微循环缺氧、乳酸增多的基本表现,也是加重微循环障碍的重要原因,同时酸中毒可抑制心肌收缩力、降低血管对儿茶酚胺的敏感性,影响血管活性药物的治疗效果。因此,必须根据酸中毒的程度,及时补碱纠酸。

**3. 合理使用血管活性药物** 目的是提高微循环灌流量。因 MODS 多与脓毒血症有关,微循环血管扩张多见,故以使用血管收缩药物为主,如去甲肾上腺素或多巴胺,可单次或间歇性使用。使用的基本原则是:充分补液后血压未恢复到正常,血压为动脉插管所测得的血压,一般的肘动脉血压不精确。若去甲肾上腺素或多巴胺效果不明显,可试用血管加压素 0.01~0.04U/min。若患者心输出量低,可用多巴酚丁胺加强心肌收缩力,提高心输出量,若合并有低血压,多巴酚丁胺应与血管收缩药合用。

### (二)抑制过度的炎性反应

阻断炎性细胞信号通路的活化,使用合成的炎性反应拮抗剂,或采用血液透析去除体内过多的炎性介质及其他危险因子,均有可能减轻 SIRS 和 MODS,提高患者的生存率。例如,氢化可的松 200~300mg/d,连用 1 周,可稳定溶酶体膜,减轻炎症反应,是常用的策略之一。另外,从基因组水平评估抗炎-促炎反应失衡情况,通过计算机临床支持(computerized clinical decision support,CCDS)系统确定理想的治疗方案是调节免疫反应的未来趋势。

### (三)细胞保护

使用自由基清除剂、钙拮抗剂,抗凝血酶等,可减少炎性细胞、血管内皮细胞、组织细胞、血小板等的损害,改善微循环,有利于细胞功能的恢复。

## 三、器官支持疗法

应根据各器官的功能状态,及时采取相应的支持疗法。如 ALI/ARDS 时,需保持呼吸道通畅,并正压给氧。AKI 时应尽早行血液透析。心功能障碍时,注意输液情况,并适当使用强心剂及利尿剂。

## 四、营养及代谢支持

高代谢状态、负氮平衡等是脓毒血症、MODS 的主要代谢特点,尤其是 PICS 患者。因此,纠正代谢紊乱,恢复正氮平衡是治疗 MODS 的基本措施。早期肠道内营养,能促进胃肠蠕动,维持肠黏膜功能,可减轻肠源性脓毒血症的危害。另外,MODS 时多有血糖升高,会削弱白细胞及巨噬细胞清除病原菌的能力,严格的血糖控制也有助于病情的恢复,常用连续的胰岛素点滴把血糖控制在 80~110mg/dl 之间。

# 第五节　问题和展望

## 一、关于 SIRS 和脓毒血症诊断标准问题

尽管一些重要术语的定义已被规范,以保证信息传递的准确性和可比性。但因个别概念的诊断标准本身较难界定,会导致一些临床研究病例的入选标准及研究结果备受质疑。例如,SIRS 的诊断过于宽松,缺乏特异性,可能导致大规模的脓毒血症的临床研究结论不一,部分原因是不同研究所选取病例的异质性太大,结果缺乏可比性所致。因此,为更精确地诊断 SIRS 和脓毒血症,有学者建议引进一些更具体、特异性更强的免疫或生化指标,即 PIRO 标准,包括各指标的既往标准、拟行附加项目及其理论基础(表 14-2),相信对 SIRS 和 MODS 的精确评估及有效治疗会有更好的指导意义。其中 P 为诱发因素(predisposing factor),I 为感染的性质(nature of infection),R 为宿主反应特征(the characteristics of host response)及 O 为器官功能障碍的程度(the extent of the resulting organ dysfunction)。

**表 14-2　SIRS 和脓毒血症 PIRO 评估系统**

| 指标 | 既往标准 | 附加项目 | 理论依据 |
|---|---|---|---|
| 诱发因素(P) | 年龄,性别,既往史,宗教信仰等 | 炎性反应相关基因的多态性,病原及宿主相互作用 | 每种疾病可能都存在遗传易感性的问题 |
| 感染(I) | 细菌培养,药敏试验,病原菌控制 | 病原微生物相关成分(LPS、甘露聚糖、细菌 DNA 等)及基因转录格局 | 损害的特征及机制决定个性化治疗方案 |
| 宿主反应(R) | SIRS、脓毒血症及休克表现,C 反应蛋白水平 | 非特异性标记,炎性激活标记(如降钙素原、IL-6 等),宿主反应缺陷(如 HLA-DR 表达降低),特异靶向治疗(如针对蛋白 C、TNF、PAF 等) | 疾病的死亡率及对治疗的敏感性与各种非特异性指标及疾病的严重程度有关;炎性介质的类型及活性决定其特异性靶向治疗的有效性 |
| 器官功能障碍(O) | 功能不全器官的数量及评分 | 细胞水平反应的动态监测:凋亡、细胞性缺氧、细胞应激等 | 细胞水平靶向治疗的前提是要明确损伤的过程及通路 |

## 二、肠道细菌转位问题

临床上,MODS 病程中肠道细菌转位现象是常见的,尤其是腹部大手术后感染并发症多与肠菌转位有关,细菌及其毒素往往通过门静脉进入体循环并扩散到其他器官。但肠道细菌转位不能完全解释其他病因所致的 MODS 的发生发展,此时机体可表现有感染或脓毒血症征象,一般由非细菌性组织损伤因子经缺血损伤的肠黏膜和肠系膜淋巴途径引发,但循环中并不一定检出细菌或毒素,这就是 MODS 的肠-淋巴假说。因此,精确地探索肠黏膜障碍的机制及肠源性、非细菌性促炎因子的功能,将有助于发现可减少机体炎性紊乱的药物作用新靶点,改善 MODS 的临床结局。

## 三、关于 PICS

PICS 是新近提出的概念,其核心问题是迁延不愈的脓毒血症及免疫抑制。虽然 PICS 的诊

断标准明确,但机制复杂,因此治疗尚面临很多困难。目前主要的挑战是:①详细机制不明,可能涉及多因素、多途径及它们之间的交叉对话;②难以做到早期诊断和早期治疗,因为不少诊断指标的检测需要先进的设备,故难以在条件不足的 ICU 推广;③治疗不规范,多数单位还是凭经验而不是根据循证评估的结果来制订 PICS 的治疗方案。因此,未来的趋势是,利用 CCDS 对各种临床及实验室数据进行综合的分析,使 PICS 的诊断、分型及分期标准化,以制订出理想的个性化的 PICS 治疗方案。

# 四、关于 MDSCs

MDSCs 是一组异质性较高且欠成熟的骨髓细胞群,在急性炎性反应时,包括癌症、自身免疫性疾病、创伤、烧伤及脓毒血症等,其数量明显增多,故亦称急性骨髓细胞生成(emergency myelopoiesis)。MDSCs 首先发现于癌症患者,其强大的免疫抑制功能可能是癌细胞失控性生长的基础。然而,除了免疫抑制,MDSCs 还具备其他有意义的特性,例如,它可提高 ROS 及细胞因子水平,而且在几乎所有的致炎因素下 MDSCs 均呈现快速增殖,表明其免疫监视及增强固有免疫反应方面的作用远大于免疫抑制作用,这些变化无疑是很有利于病原菌的清除的。因此,在脓毒血症性 MODS 时,如何正确地调控 MDSCs 的功能以减轻促炎-抗炎反应的失衡,将是 MODS 机制及治疗学的另一个研究方向。

(彭均华)

## 参 考 文 献

王建枝,殷莲华. 2013. 病理生理学. 第 8 版. 北京:人民卫生出版社,176-184.

周太成,陈双,周军,等. 2007. 腹腔筋膜室综合征. 岭南现代临床外科,(1):70-72.

Alverdy JC, Chang EB. 2008. The re-emerging role of the intestinal microflora in critical illness and inflammation: why the gut hypothesis of sepsis syndrome will not go away. J Leukoc Biol,83(3):461-466.

Bantel H, Schulze-Osthoff K. 2009. Cell death in sepsis: a matter of how, when, and where. Crit Care. 13(4):173.

Castellheim A, Brekke OL, Espevik T, et al. 2009. Innate immune responses to danger signals in systemic inflammatory response syndrome and sepsis. Scand J Immunol,69(6):479-491.

Cuenca AG, Delano MJ, Kelly-Scumpia KM, et al. 2011. A paradoxical role for myeloid-derived suppressor cells in sepsis and trauma. Mol Med,17(3-4):281-292.

De Backer D, Orbegozo Cortes D, Donadello K, et al. 2014. Pathophysiology of microcirculatory dysfunction and the pathogenesis of septic shock. Virulence,5(1):73-79.

Farina JA Jr, Rosique MJ, Rosique RG. 2013. Curbing inflammation in burn patients. Int J Inflam,715645.

Gentile LF, Cuenca AG, Efron PA, et al. 2012. Persistent inflammation and immunosuppression: A common syndrome and new horizon for surgical intensive care. J Trauma Acute Care Surg,72(6):1491-1501.

Hongliang T, Rong Z, Xiaojing W, et al. 2012. The effects of continuous blood purification for SIRS/MODS patients: A systematic review andmeta-analysis of randomized controlled trials. ISRN Hematol,986795.